U0067244

戲劇治療

✦概念、理論與實務✦

王秋絨
吳芝儀　校閱

洪光遠◆李百麟◆吳士宏
曾蕙瑜◆吳芝儀　譯

Drama Therapy

Concepts, Theories and Practices

Second Edition

Robert J. Landy, PH. D.

本書作者：
羅伯特·藍迪

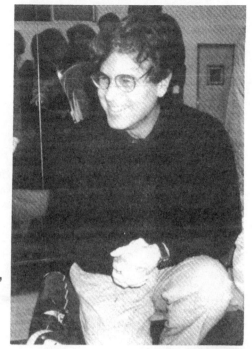

右三為本書作者羅伯特·藍迪，
左一為校閱王秋絨

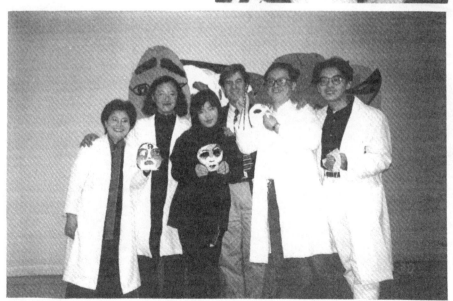

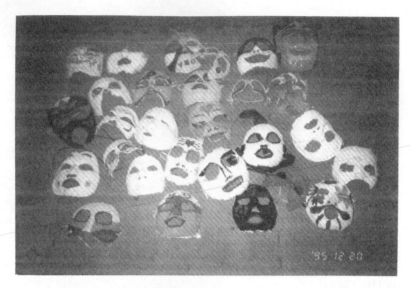

戲劇治療所用的面具

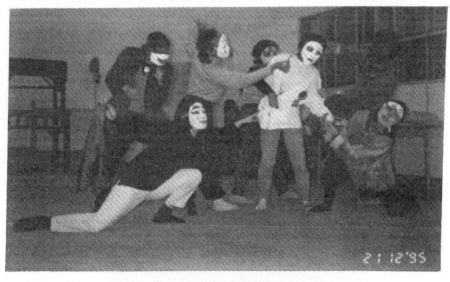

羅伯特在臺的戲劇治療實務研習活動

作者簡介

　　Robert Landy是一位戲劇治療界之領導人物，常應邀於國際間巡迴演講及訓練。由於他有35年之臨床經驗，其治療過的兒童及成人，包含他們的精神、認知及適應等症狀；他也曾研發課程，使用於紐約司法矯治單位，以治療精神疾病患者及一般民眾。Landy博士為紐約大學教育戲劇及應用心理教授兼戲劇治療學程主任（該系於1984年為其所創立）。

　　Landy博七是一位學者，同時也是位戲劇作家。其著作等身，已經發表過無數的戲劇治療相關書籍、論文、影片、戲劇等，例如：電視劇系列的「教育戲劇」（Drama in Education）、「站在高處」（Standing Tall），以及「學習戲劇治療的三種方法」（Three Approaches to Drama Therapy）等皆膾炙人口。最近並發表相關新書《長沙發及舞台——文字與動作在心理劇的結合》（*The Couch and the Stage: Integrating Words and Action in Psychotherapy*），提供有興趣者參考。他也榮獲許多獎項，包括：紐約大學教學卓越獎、Fullbright獎金贊助赴Lisbon大學講學、Gertrud Schattner獎項肯定其在戲劇治療界之卓越貢獻及紐約大學之卓越研究獎。除了學術外，他還創作詞曲，如他最近之音樂劇「上帝住在玻璃杯裡」（God Lives in Glass）頗獲好評，已在美國各地巡迴演出。

譯者簡介

王秋絨（校閱）（第十一、十二章）
學歷：台灣師範大學教育學研究所博士
現任：育達科技大學健康照顧社會工作系講座教授

李百麟（第五、六章）
學歷：美國德州理工大學教育心理學博士
現任：高雄師範大學成人教育研究所副教授

吳芝儀（校閱）（第十一、十二章）
學歷：英國雷汀大學社區研究博士
現任：嘉義大學輔導與諮商學系教授

吳士宏（第七、十章）
學歷：政治大學臨床心理學與社會心理學碩士
現任：好時光文創傳媒創辦人、台灣動漫創作協會副理事長、
　　　台灣微電影創作協會理事、藝術創作／評論／研究／策展人

洪光遠（第三、四、九章）
學歷：台灣大學心理研究所碩士
現任：國防大學政治作戰學院心理及社會工作學系兼任副教授

曾蕙瑜（第一、二、八章）
學歷：美國密西根大學社會工作碩士
曾任：台北市政府社會局研究員

作者原版序

　　什麼是戲劇治療？是一種藝術還是科學？是提供演員所用的治療？還是爲精神病患或身心障礙者所提供的表演？是一種性幻想劇場的形式？還是一種重要且具有情緒宣洩功能的工具，用來提供壓抑情感發洩的水閘？它和心理劇一樣嗎？還是與遊戲相同？僅用於兒童身上嗎？是一種遊戲？一種即興表演？還是角色扮演？事實上，戲劇活動的治療性質早在數百年前即開始爲人所認識、檢視甚至曲解了，這最早可追溯到亞里斯多德所提及的，劇場對認同劇中人物者具有情緒宣洩作用。然而，一直要到1970 年代，戲劇治療才被認爲是一種學科、一種教育、娛樂及心理治療的形式。所以，這本書的目的就是在回答「什麼是戲劇？」這個問題。

　　自這本書首次出版至今，戲劇治療的專業領域已在許多方面加以擴展。有更多的學生接受訓練，更多受過訓練的執業者，更多的案主接受戲劇治療，更多的期刊及書籍出版，更多的技巧發展及更多種不同的案主群，還有與分析及發展架構、劇場表演及其他創作藝術等方面更多的連結。而受過訓練能以批評的角度回答上述問題的個人也越來越多。隨著量的增加，教育與訓練，及治療與出版物的品質也跟著提昇。

　　這項品質提昇是因爲這個領域的理論已經發展出來，足以提供戲劇治療各種應用的澄清及意義的功能。在 1985 年這本書第一版出刊時，戲劇治療的概念已在歐洲及美國萌芽，但是相關的理論卻還付之闕如。

　　儘管有越來越多的學生、案主及進行實務工作、發展理論及出版刊物的專家學者，但是整個歐洲及美國的至今僅增加了一個訓練機構，即英國倫敦柔漢普頓學院(Roehampton Institute)的戲劇治療中心(Institute of Dramatherapy)。不過，如果這項專業已經準備透過研究、紀錄來進行進一步發展，並有信心認爲戲劇治療在治療多種心理及社會問題上的確有獨特的效果的話，那麼這個情況也許會改變。

　　爲了準備這下一步的發展，我在這本書中增加了相當多的理論資料，提供許多理論家目前的一些想法。另一個重要的增加部分，是提供相當豐富的戲劇治療歷程的練習及案例。而且，我擴充了距離理論早期的模式，並朝向角色理論的原型部分研究。透過角色理論，我們將可探索這本書的另一個重要的目的，即發展源自戲劇經驗本身的戲劇治療理論架構。

　　另外，還有一個我想強調的目的，是檢視「表演如何進行治療？」這個一般性問題。在詳述戲劇治療運用不同場所及不同案主群時所用的概念、理論及實務等時，我們將會將這個問題視爲內容中的一部分來討論。

　　這個版本與第一版同樣有個重要的考量，就是區別出戲劇治療這個領域的界線所在。這項調查並不在於描寫那些平坦的地帶，而是在對比與矛盾的部分。正如第一版一樣，這版將會提供許多實務者及理論者的看法。身爲本書的作者，我將會將自己的觀點與所有觀點混和，並對我的偏見、過失及疏漏負起全部的責任。

　　我的觀點是依據日常生活中自然產生的戲劇及其在治療功能上的潛力而來。我認爲人類是追求平衡的，僅能由體驗某件事的

另一面來學習這件事，並僅能經由與沒有秩序的傾向奮戰來達成秩序。從身爲戲劇治療師的觀點來看，我認爲角色爲個人學習、尋求及平衡的事務。人們在成爲角色習得及扮演者後，可以形成自己內在的角色人物陣容，並蹣跚地朝向生活於戲劇角色的矛盾中的方法走去。

　　正如在第一版所提及的一樣，我一直相信戲劇的動作在本質上就是一種肯定的動作。而我還要加上的是它也是一種力量、慈悲及勇氣的動作。還有，戲劇動作也是一種治療動作。

　　整本書中所用的男性第三人稱代名詞「他」只是爲了文體上的需要而已，我一直希望這個領域中，無性別分野的態度可以普及。

曾蕙瑜譯

特別感謝

我要感謝我的學生及案主對我的持續性的鼓勵,他們由內在生活中相信我,並提供了一面鏡子讓我可以重新檢視自己,就像初次檢視一樣。

我同時也要感謝在國內外戲劇治療及創作藝術治療的同僚們對我的影響,特別是參加在新哈文 (New Haven) 由 Alida Gersie 所召集的國際訓練者會議的學生專家們。我也要感謝 Sue Emmy Jennings,她錯過了這次盛會,我要對她這些年來在這領域傑出的合作關係致上我的感謝。

我的家人曾挑戰我,讓我深入挖掘父親、丈夫、受喜愛的提供者及愛人、孤獨的自戀狂與學者等的角色。我永遠感謝我們能如此相聚在一起,互相牽絆卻自由。

我也要對這個充滿創造力,並在這本書的結尾畫出可愛小花的女人,致上我的特別感謝。同時,我感謝紐約大學 (NYU)1992 級的研究生。最後,我要讚美奇妙的哈雷路亞!

作者中文版序

很高興再次為《戲劇治療──概念、理論與實務》一書寫序言，我於 2010 年再度回到台灣藝術大學帶領戲劇治療工作坊。1996年時，我曾受中華戲劇學會之邀請，帶領一群台灣各界的朋友，發展了一齣戲劇治療活動──「濟公問症」。在這 14 年來，我的戲劇內涵一直在探索如何及為何戲劇能夠幫助人們生活得更加平衡，同時我也旅遊各國，嘗試去發現人類存在的各個不同面向間「生活平衡」之證據。

最近，我赴希臘之 Delphi 城旅遊，這個地方的祖先們習慣上會向有智慧的阿波羅神（Apollo），詢問生命中的重要問題；從某個角度來講，有點像是台灣民眾去寺廟求神問卜。在 Delphi 城，神諭廟口建築於山上。當我靠近神廟，我面前即是古希臘圓型劇場。這時，寺廟（人們尋求智慧與心靈治療的地方）與劇院（人們尋求啟發與娛樂之處）之聯結對我而言是如此清晰；我生平第一次了解古希臘之治療與表演間之聯結。我往上走，到達奧林匹亞運動會前身之競技場，我終於了解古希臘人是多麼的聰明啊！他們微妙設計了人類存在之三種主要面向之平衡象徵物：我們的「身」（競技場）、「心」（劇院）、「靈」（廟宇）。

14 年前我人在台灣時，我浸淫道家哲學，了解到其如何存在於矛盾中之概念，也明白其要我們放開執著，並建議我們生活中充滿「氣」之能量。戲劇治療就如同傳統治療醫術，嘗試去幫助人們於矛盾中生活得更好：它視人為「身、心、靈」之整體。2010年我在台灣戲劇治療工作坊之主要目的為探討三個戲劇治療之方

法：角色、理論及方法、心理劇（劇中角色）發展轉換，這三種相同者多、相異者少，它們重視的都是透過戲劇「去做」而達到治療的效果，它們也都論及角色扮演及故事戲劇化；不同點則是它們使用不同的接觸、話語行動間、虛構與真實間、情緒與距離間，及與導演的距離等皆有差異。這 3 年來，我使用這三種戲劇治療取向來看一個 30 歲成年人的個案，我們看到了這三種取向的精妙處，如果戲劇治療對我們的學生及專業人員是有相當助益，它也應該可以適用在一般人，使其生活更加美好。

我最近的研究是有關虛構故事之應用，這些年來我了解到戲劇治療光使用「角色」是不夠的，亦即我不但在生活中扮演一個角色，我還使用此角色與別人互動，我稱之為「我的故事之自我表達」。在戲劇治療中，我們要求案主說出他們生活中的角色故事，經由角色方法，我們常要求案主編造一個故事，再轉換成虛構故事，經由此程序，產生了所謂的「情緒距離」。我常使用古典英雄故事於案主情節中，例如：我使用荷馬史詩中奧德塞（Odyssey）的故事，來敘述一位主角返鄉之探索，我相信有很多中國的傳統故事中，男女主角在其探索自我及世界的情節時可用於戲劇治療活動，如「濟公」即為一個不錯的例子。

故事英雄的旅程構思源自於古典的騎士文學、神話故事及悲劇，例如：C. G. Jung 及 Joseph Campbell 等人之概念，我進行戲劇治療之架構如下：1.主角探索生活之意義或試圖了解一些問題；2.此旅程有其終點（一個地方抑或是一種心智狀態）；3.劇中主角常會遇到真實或虛構的障礙，該障礙常以「壞蛋」的角色出現；4.主角可能不確定或害怕，尋求克服障礙之引導；5.「引導者角色」可出現或不出現；6.主角與他心中障礙之「對質」可透過引導者

角色之見證而出現，「對質」也可能在缺乏引導者角色時出現；7.劇中主角有時會歌頌即將面對之困境；8.主角從探索之旅返回，了解一些問題或面對自己後，有更深層的領悟。

　　在戲劇治療活動中，我使用繪畫、說故事或肢體移動來幫助案主探索自我，之後，與小組成員戲劇化其故事，進行反思、探索虛構故事與真實生活之間聯結。基本上，透過此過程帶領成員經歷戲劇治療中之「角色方法」，其過程如下：1.喚起角色；2.角色命名；3.角色扮演；4.探索正反角色及引導者角色之間的關係；5.反思角色：角色本質、功能及形式；6.將虛構角色與每日生活聯結；7.統整角色並創造功能性角色系統；8.社會楷模：了解劇中角色行為如何正向影響他人。

　　戲劇治療一般始於暖身，包括肢體活動、說故事或其他形式之表現。暖身之主要目的為幫助成員喚醒角色，達成後，將角色命名及表演，治療者協助找到角色之相反角色及引導角色。戲劇治療師有時只會尋找一個主角，使其與整個團體成員互動，較常同時與所有成員一起創作故事，探索集體關心的事。

　　例如，25歲的婦女Marie罹患數年的憂鬱症，治療時，她的團體成員被要求在一個室內移動並將其心裡所想的意象表達於身體移動中。當治療師要求將意象命名時，她名之曰：「女兒」。治療師問：「女兒的反面角色是什麼？」Marie選擇「母親」為反面角色，而後選擇「憂鬱」或「表達」為引導者角色。Marie將團體中的成員「雕塑」出此三種角色，治療師引導她創造一幕劇來聯結此三種角色。最後，她完成了一個三角色合一之雕像。

　　接著，治療師引導成員討論Marie對這些角色的反思及如何與日常生活相聯結。團員正向回饋Marie，並告訴Marie有關他們自

己的「母親」、「女兒」、「憂鬱」及「表達」的角色故事。

經由戲劇治療的活動與反思，戲劇治療師的目標就是要幫助成員們對於這些角色能統整並使其達到平衡，很多尋求治療的人可能生活上缺乏「引導者」角色，治療師此時可以創造並內化一個「引導者」角色，以幫助被治療者在主要角色及相對應角色間能達到平衡。對於Marie而言，與憂鬱症對質，使其更能接受其母親對她造成的症狀，並有效的創造一個慈母的角色，好好對待自己及女兒。經由此戲劇治療活動，Marie可能與憂鬱症（負面引導者）角色好好相處。

最後階段的角色方法是社會楷模，當團體成員中之一人改變了，所有其他人也會跟著受影響而改變。以Marie的例子來看，她最後變成了一個更堅強的母親、對女兒及處境能表達更好的人，同時她也成為其他成員、家庭或其他團體的正向楷模。

很多時候當別人問我在戲劇治療裡做了什麼時，我總是回答：「我幫助人們說他們的故事。」有時候其實這樣就夠了，雖然有時為了加深經驗，將故事戲劇化以產生足夠之距離，使他們能找到其兩難點。藉著重新建構故事及角色，成功的戲劇治療可以幫助被治療者發現更多方法去過一個更完整和諧的生活，也能在生活中各個角色中得到平衡。

角色方法及主角的成長探索與戲劇治療中的兩個最重要元素是相關的——角色及故事。角色是人格的重要成分之一種象徵形式，而故事則是讓角色得以呈現出來。

李百麟譯

校閱者序

王秋絨

　　劇場技巧的特色在於以行動展現一個人的思想、觀念與行爲。戲劇治療即是運用劇場的「行動演出」結合治療的專業基礎、心理學、社會學、教育學等的方法，作爲心理治療、輔導的工具，而不像傳統的諮商，以「語言」爲主要的助人工具。在國外，戲劇治療約於 1970 年代才成爲一個獨立的學科。我國有關的戲劇治療，除了呂旭立基金會每年邀請國外工作者進行講習外，中華戲劇學會也於民國 84 年 12 月，由馬楊萬運、張曉華教授共同邀請紐約大學戲劇治療學程主任藍迪 (R. J. Landy) 來台，進行一個月密集式的戲劇治療研習，其中包括理論及實務演練部分，對培育戲劇治療人才，貢獻不少。本人有幸也成爲該研習會的成員之一，對戲劇治療有了初步的認識，並產生探索的興趣，一方面於 85 年 1 月成立「鶴丘教育劇坊」，實驗教育劇在教育方法上的可能革新，另一方面邀集曾參與該研習會的成員政戰學校心理系副教授洪光遠先生、輔仁大學李百麟先生、文化大學吳士宏先生；中正大學犯罪研究所助理教授吳芝儀女士及台北市社會局研究員曾蕙瑜女士，共同將藍迪 1994 年所著的「戲劇治療：概念、理論與實務」（Drama Therapy：Concepts，Theories and Practices） 第二版譯成中文，希望對國內正在萌芽的戲劇治療有所幫助。

　　「戲劇治療：概念、理論與實務」一書主要從心理學、社會學、人類學、教育學等觀點，探討戲劇治療的意義，並從角色理

論試圖建構戲劇治療的理論。全書共分五篇十二章，第一篇探究
戲劇治療的不同背景，共包括二章；第二篇說明戲劇治療的概念
基礎，計有二章；第三篇說明戲劇治療的技術，共有三章；第四
篇爲戲劇治療的運用背景，包括三章；第五篇爲戲劇治療的研
究，計有二章。

作者藍迪融合他對多元文化的了解，對戲劇治療的來源、理
論、運用的技術及研究，有很清楚的陳述，可供社會工作、輔導
人員、精神科醫生、心理治療師、教師等人員從事戲劇、戲劇治
療或運用角色扮演之參考。

原作者藍迪爲美國加州聖塔巴巴拉大學博士，其專長爲戲
劇、心理學與教育，現爲紐約大學戲劇治療系系主任，他的戲劇
治療之「道」在於使人們具有追求其和諧和平衡的動力。

五位譯者分別爲輔導、社會工作、心理、教育的專家，對戲
劇治療並有實務的經驗及濃厚的興趣，在翻譯過程中，曾由本人
多次召集開會討論翻譯事宜，其譯文都具有相當的正確性、可讀
性。曾蕙瑜、吳芝儀不辭辛勞協助閱讀譯稿，吳芝儀並負責索引
編輯工作，在此致上十二萬分的謝意。

譯書不易，出書也不易，感謝心理出版社概允出版，尤其許
總經理麗玉，吳總編道愉，不斷的催稿，功不可沒。譯者在百忙
中抽空翻譯，其資助專業新領域之熱誠，更令人讚嘆。藍迪並於
百忙中抽空爲中文版作序，均一併致謝。最後尚祈專家學者對譯
文之不足部分，多加批評指正爲感。

目 次

第一篇　戲劇治療的脈絡背景

第三篇 戲劇治療的技術

第
一
篇

戲劇治療的脈絡背景

第一章
戲劇治療的脈絡背景

戲劇在敎育、娛樂及治療上的應用

戲　劇

戲劇，drama，一字源自於希臘文中的 dron 一字，字面上的意義爲完成事情的意思。從歷史與發展二方面來看，戲劇是一個角色扮演的歷程，而這角色扮演對整體人類生活而言，是與生俱來而不需學習的。戲劇的活動不只是簡單地作某些事，就如一個人坐在桌前，在攤開的紙上移動畫筆，不見得是在從事戲劇活動一樣。戲劇的發生是在一定的距離下從事某一件事而形成的，距離（distance）意味著分別或區分（separation）。在戲劇中，一個人或一群人可區分爲數個部分（如一部分在行動，另一部分在觀察；或是一部分在演出，另一部分則沒有）。John Guare 的「分別的六個程度」一劇就呈現了戲劇中的距離。劇中所有的角色都處在一個相互連繫的角色系統中，但每個角色卻又足以和其他角色分別。

戲劇的特色不只是距離，同時也是連繫（connection）。戲劇產生於矛盾的人和事中，其最根本部分就是人們在戲劇中同時

扮演兩種不同身分的角色，一種是「我」（me），另一種則是「非我」（not me）。這戲劇性矛盾（dramatic paradox）在劇場中最能表現出來，在劇場中，演員即扮演著非我的角色。

　　但這在日常生活中就不是那麼清楚了。因為從遊戲與戲劇中創造出來的「我」與「非我」的關係，仍是屬於無意識的行為。例如，一個孩子在遊戲中扮演父母時，不會特別說：「現在我要演我的媽媽，然後像媽媽餵我一樣，餵洋娃娃吃東西」，而是自然而然地假扮著媽媽的角色。

　　從孩子的角度來看，這兩個角色是沒有什麼分別的。也就是說，當他在扮演媽媽角色的時候，他就變成了媽媽一樣，就像有些受過心理寫實主義方法訓練的演員，容易將自己融入虛構的角色中。

　　戲劇不僅在區分「我」與「非我」，也在區分不同的實體（realities）。戲劇化的實體與日常生活中的實體，在空間、時間、與順序上都有不同。譬如說，一個孩子在和洋娃娃玩著扮演媽媽的遊戲時，很可能沒餵洋娃娃十五秒鐘，就被其他的玩具所吸引，而把媽媽這個角色忘得一乾二淨。戲劇中的事件，其發生的時間順序與日常生活中的不見得一樣，就像孩子的行為有些像媽媽，而有些就不太一樣。他餵食洋娃娃的步驟和媽媽在餵食真的寶寶時就不太一致；而且，孩子也可以很容易地把遊戲的空間，從房間中移到草地上、太空船或是其他想像的空間中。所以日常生活中的戲劇式遊戲（dramatic play），並不是依循著傳統戲劇中的時間、地點、劇情之三一律進行的。而是依照個人在某個發展階段中的心理實體（psychological realities）來進行的。在遊戲中，兒童同時處於兩個實體中，一個是在日常生活中

真實的實體，另一個則是戲劇化、想像及虛構的實體。

日常生活的實體透過想像來轉化成戲劇。就如孩子可以透過心目中媽媽的形象，及觀察媽媽的行為、感覺、思考與判斷來表現媽媽的樣子。不管媽媽是好是壞、是溫柔或嚴厲，這些形象都會被投射出來，成為孩子在遊戲扮演中媽媽的角色，並以獨特的方式表現出來。

日常生活中的戲劇，早在人類出現時就已經存在了。一般來說，當人們的頭腦和意識結構越複雜，越能了解「我」與「非我」之間的矛盾，且越能將矛盾象徵化時，就越能做出複雜的戲劇。

因為嬰兒較容易融合角色，而非區別他們，所以在人類的發展初期，戲劇是由反應及模仿的動作所組成的。而當人類的認知越來越複雜，可以從事符號性和投射性的思考時，所形成的戲劇也可以較為成熟的形式表現。

隨著崇拜與儀式系統的發展，日常生活中自然形成的戲劇，開始以象徵性的形式表現，並有了特殊的表演目的。為了確保作物豐收、狩獵滿載或是征戰勝利，參與儀式或祭典的人們會扮演地、水、火、風等自然要素，或是動物、神祇或敵人等具體形象。在角色扮演中，他們會進行一些儀式來象徵他們對戰勝的期望、或對飢餓的恐懼。在法律、戰爭、宗教、醫療、及教育與娛樂等事務，有了更明顯的分野後，戲劇成為一種達成目的的手段，而教育通常為其目的之一。

戲劇在教育上的應用

早期戲劇的教育方式並不是在機構中進行的，也就是說，男孩是在生活中自然而然地用模仿及扮演獵人的角色，來學習如何成爲獵人的。然而，隨著封建制度的來臨，戲劇便進入了機構中。教會首先將戲劇應用於教育中，早在第十世紀時，耶穌復活神諭（Quem Quaeritis Trope）首先改編成戲劇，在復活節禮拜中演出。神諭（trope）是屬於特殊宗教節日禮拜文中的一部分，這種禮拜文通常都配有宗教樂曲。耶穌復活神諭的重要性，在於它是第一個爲了表演而非吟唱所寫的作品。在這個作品中，我們發現戲劇劇本的早期形式。這個劇本指導了僧侶和演員如何演出戲劇或禮拜儀式上的角色。Chlamber（1903）透過耶穌復活的戲劇呈現，讓許多不識字的教徒，也得以學習到復活節的故事，並因而可以較充分地參與彌撒中具有象徵意義的活動。

戲劇教育早期發展成果，在各地都已被良好地記錄下來（Courtney, 1974）。從 1930 年代開始，戲劇在美國、英國及其他許多國家的學校中，已成爲一項廣爲接受的教育方式。所用的方式通常有兩種，一種是將戲劇視爲一門獨立的學科，讓學生學習戲劇及劇場的藝術；另一種則是利用戲劇及劇場的方式來教導其他學科，特別是歷史與英語的教學。

運用戲劇教導歷史

教師們利用戲劇來教導歷史時，通常會選擇兩種模式。第一種模式，是讓學生們進入了某一時期的情境中（如美國獨立戰

爭），藉由浸淫於十八世紀的服裝、動作、飲食、哲學、音樂、藝術、戲劇及政治等文化經驗中，讓學生們體驗那個時期的感覺。而且，經由假扮獨立戰爭中的知名人物，他們也可以學習到十八世紀美國人所擁有的動機、思想及生活型態。

第二種模式，則應用較多處理內在思想的方法。學生們不僅假扮十八世紀中期的人物及情境外，而且探索當時有關的政治、社會、文化及傳記等文物，然後與他們在現代社會中所經驗的衝突與矛盾相互對照。例如，透過戲劇表演的歷程，他們變成了維吉尼亞州一個小鎮中的居民，正試圖決定是否參與對抗英軍的戰役。他們利用了歷史知識與個人主觀看法，設計出一齣對獨立戰爭較具全面性看法的戲劇。團體在這種即興創作後，也許可以從歷史及自身經驗上來討論其突破性的想法。

運用戲劇教導英語

在 1960 年代晚期，英語教學深受 James Moffett 的影響，他將戲劇視爲一種直接體驗的時刻，是從幼稚園到大學英語課程中的所必備的基礎與要素（Moffett, 1968）。他也認爲語言的學習，決定於兒童運用字彙與聲調的能力，而非學習文法的能力。當兒童開始與其他人進行開放而自然的對話，並可以像結合不同角色一樣地結合他們的語言時，他們就已經可以了解到那些口語溝通中的各種意義了。

閱讀與寫作的技巧，可以經由演講與戲劇等方式直接教學。當學生開始可以以自然、即興而不需多加思索的方式寫出演講稿時，那些寫作上所面臨的困難和限制就可以克服了。學生們在扮演具有特殊說話模式的角色時，就有機會創造出特殊風格與形式

的語言。透過這種簡單的角色扮演中所創作出來的講稿，可以用錄音機錄音下來，或是由擅於寫作的學生抄錄下來。接著，可以對學生們重複播放或朗誦，讓他們在參考劇本後，進一步發展及修改他們的文章。

這個方法似乎最適用於具創造性與個性化的寫作。然而，這項角色扮演的方法也可以應用於需要比較客觀立場的說明文上。這方法包括許多步驟，如主題報告、將主題轉換為學生較為熟悉的角色或經驗中、角色扮演，以及依照角色扮演情境所寫的說明文。

例如，一位六年級的教師，想讓學生們寫一篇有關核廢料棄置於社區的說明文，在他介紹主題之後，便開始協助學生創造某一個有特定意見的社區人士（如憤怒的中產階級市民、試圖緩和事件的政客、及試圖辯護的公司總裁等），角色可以對調，學生們也可扮演觀點與自己相反的角色。在中間階段，學生們可以透過閱讀書籍及實際訪談社區居民來研究這個主題。在角色扮演與研究工作完成後，學生們便可從某一個角色的觀點來說出或寫下他們的想法與感覺。最後，再要求他們將個人的觀點去除，寫出一篇基於角色扮演與研究而來的說明文。

同樣地，也可利用戲劇來從事閱讀方面的教學。這個方法也是鼓勵學生將文章內容個性化。其中，讀者劇場（reader's theatre）是使用上比較成功的方法之一。這是個以表演為基礎，將故事改編成戲劇的歷程。學生們將已出版的故事改寫成具有對話內容的劇本，再進一步加入其它對話、旁白、音效和道具等，接著分配角色，最後表演給受邀的同學及老師們欣賞。不過，表演取向的方式也可能產生問題。譬如說，學生會有爭取最

好的角色及太過重視取悅觀眾的需求等問題。但也因此，可讓學生將原有故事變成個人化的故事，經由表演而使文章變得有生命。另一個可能產生的問題，是易於將一篇原本複雜的文章變得瑣碎而平庸。這時，教師們需要去協助學生，擴展自己運用演講、思想及語言的能力，並在學生的演譯方式及作品完整性之間取得平衡。

另一種方式，則是利用戲劇來教導口語溝通技巧。事實上，在 1986 年，美國紐約市的公立學校即發展執行一項計畫，利用戲劇來增進說話技巧（Landy and Borisoff 1987），而這項「說話技巧養成」（Reach for Speech）計畫的對象涵括了數百名中學生。

透過這項計畫，英語與社會科學的教師們，必須接受專業訓練來協助學生，經由溝通界定具有社會意義的議題。計畫中先由學生們選擇了像少年懷孕、毒品、暴力及破壞文化藝術等問題；接著，教師們會引導學生們進行研究，不僅是閱讀出版物所刊載的問題，同時也直接觀察社區中發生的情況。

在研究中，學生們會處理許多少年懷孕戲劇中角色人物，每一位學生都必須針對某一個角色作研究，這不僅要注意其行為和動機方面，也要注意到說話的方式，並且對這些為達成目的所使用的語言作出特殊的記錄。

然後，學生們將研究發現帶到課堂上，扮演不同的角色，包括懷孕少女、男朋友、焦急或冷漠的父母、墮胎諮商員，及倡導生存權的運動者等。經過這些語言運用的學習後，學生們不但了解到問題的意涵、看法及解決方式，更可以從演戲的歷程中，學習到說話、行為和動機間的關聯性。

這個「說話技巧養成」計畫的最後一部分是召開市民大會，由紐約市長與警察局長主持。代表不同學區的學生們則以表演的方式表達他們所關心的議題，之後，市長與警察局長以專業角色尊重而嚴肅地回應他們的問題。

計畫的最終評估報告證實了這計畫確能增進了學生們的口語溝通技巧，及對社會議題與個人動機的了解。這項計畫的主持人們也將功勞歸因於戲劇方法的應用。

教育劇場

戲劇不僅可以應用於歷史與英語的教學，也可以成爲課程進行中的重要活動（Courtney, 1980）。經過多次不同的實驗後，在教育劇場（Theatre-In-Education, TIE）中可運用的主題，也隨著發展的腳步而越來越廣泛，像是性別角色的刻板印象和兒童虐待等問題，也都可以藉這劇場在學校中處理（Landy, 1982）。在 TIE 中包含了一群受過訓練的演員或教師，這些人依據教學的主題及觀眾的特性，設計特有的劇場。學生可以在這個劇場表演的進行中或進行後，與演出者直接溝通。

戲劇在教育中的目標

因爲在教育中戲劇的應用方式有很多種，所以很難界定明確的目標。戲劇內容中陳述出來的目標，大多是廣泛的且重複的。教育心理學家 Benjamin Bloom 和他的同事們，提出了一項認知與情感學習的特殊行爲模式（Bloom et al, 1956; Krathwahl et al, 1964）。Ann Shaw（1968）和 Linaya Leaf（1980）二位學者，更將這項研究延伸至創作戲劇學習的領域中。

　　戲劇教育是一種透過藝術與遊戲的美學教育。然而，要指出行為方面的目標，仍有許多難題。Bloom、Shaw 與 Leaf 等學者，在試圖指出行為內在歷程時，一致同意所有學習都是可觀察、試驗及測量的。但事實上可以嗎？戲劇經驗所產生的意義，不見得可以立即顯現出來的；而且，戲劇性的學習也不一定會附帶著某些期望的內涵。就像在獨立戰爭劇中扮演富蘭克林一角的孩子，不一定就會學到許多有關富蘭克林的事蹟。那麼，戲劇上的經驗又教了他些什麼東西呢？

　　首先，他也許會學到如何把戲演好，並且學到一些與動作有關的想法，以及對角色扮演的研究。也就是說，當他越了解歷史人物的生活型態與所處的年代，他就越能以所扮演人物的觀點來說話與動作。相同地，當他越投入在角色扮演中，就越需要多一點的資訊來充實他的角色。這種基於研究所作的行為，與基於行為所作的研究，就成了「學習如何學習」（learning how to learn）的過程中極重要的部分。

　　最後，他會開始學習像個具有生活及科學智慧的人一樣地說話和思考。這樣的目標要比學習十八世紀美國富蘭克林的事蹟要來的重要多了。

　　戲劇的教育目標可包括：

　　　　1. 學習有關戲劇的事。

　　　　2. 學習有關學習的事。

　　　　3. 學習如何思考和說話。

　　這些技巧很難以簡單的行為測量方式來評估。一個人的學習成果，必須經過一段時間的觀察才能知曉；而且這些觀察也需著眼於個人在戲劇演出及自我導向的學習、思考與說話的技巧等的

發展。

　　就像遊戲一樣，多數應用戲劇於教育上的概念都指出，早在正式教育課程開始之前，戲劇就已經是人們自然學習的方法之一了。如果教師們能在學科教學上運用角色扮演與戲劇表演的方法，那麼他就掌握了教學上的一項利器。戲劇性的學習方式，目的不在獲得新工具、新技巧或新的練習機會，而是去除這些東西來塑造一種像嬰兒用來了解世界的歷程──遊戲（play）。

戲劇在休閒娛樂上的應用

　　休閒娛樂（Recreation）這個詞，包含與戲劇相同的意思。它是一種實體的再創造（re-creation），一種改造平常所玩過的遊戲的歷程。就像戲劇一樣，娛樂也含有兩種實體，一種是日常生活中真實的實體，另一種則是想像的、虛構的實體。娛樂有恢復生氣和從工作或讀書中休息的意思，即使是 Sigmund Freud 這個一週六天，每天從早到晚工作的知名人物，也需要在每年夏天放上三個月的假，來恢復慾望和知識上的能量。

　　休閒娛樂的核心活動，就是遊戲，這項近年來研究頗多的活動。許多關於遊戲的理論正檢視它在發展、目標及工具、社會文化及象徵性等方面的關係（Bruner, Jolly, Sylva, 1976）。在理論研究中，我們也發現各種不同的目的，已經透過遊戲的方式來實現，包括解放、練習、中繼溝通、支配、新奇、問題解決、合作及創造等。本書第三章提到，心理分析理論視遊戲爲將潛意識的感覺象徵化呈現的方式。這正可以提供戲劇治療一種直接連結的管道。

對大部分的兒童遊戲來說，其中的媒介（如玩具和玩偶）十分具有戲劇效果。然而也有例外的，包括安靜的遊戲，像是西洋棋和跳棋，以及具有競爭性的運動。如 Richard Courtney（1974）所定義的，戲劇式遊戲（dramatic play）是一種包括角色模仿（impersonation）和認同（identification）的遊戲。而且，戲劇性遊戲在應用玩偶（Puppet）、面具（Mask）、洋娃娃（Doll）、戲服及化妝等東西時，也包含了投射（projection）的歷程。透過投射性表演（projective play）和遊戲，兒童賦予物品一種屬於他自己的特質，並代表了他對現實的看法。

戲劇性遊戲，一般來說具有自發而即興的特點。動作的流程是由遊戲者依據每段時間的注意力與想像力所決定。而兒童劇的結構即依循兒童主觀的經驗，而非成人邏輯及時序性的思考。

英國兒童戲劇專家 Peter Slade（1954）指出，五至七歲的兒童在遊戲中是「繞圈活動」的（acting in the round）。也就是說，兒童依照自己的意願在身體周圍自由移動，而不按照任何遊戲規則。

戲劇性遊戲是一種自然的再創造歷程，提供給學齡前兒童在不需成人介入的情況下進行。有時候兒童劇是在成人指導下進行的，但是兒童每天也會花一些時間演獨角戲，假想父母為觀眾，甚或無視於旁觀者的存在。

當兒童開始上學及參與社區活動時，他會發現一些由大人籌畫的休閒活動，如許多由社區機構組織進行的戲劇活動。從1930 年開始，美國和英國分別在 Winifred Ward 和 Slade 的影響下，開始在小學課間或課後安排戲劇活動。課後的戲劇活動，包括劇場遊戲（theatre games）、創作戲劇體驗及劇場表演

等。在英國，也有一些有遠見的社區規劃者，將荒蕪廢棄的土地改造成「冒險遊戲區」（Adventure Play grounds），在這些社區空間中，兒童在大人們的鼓勵下參與許多創造性的戲劇和劇場，以及其他形式的藝術活動。

青少年、成人及老人參與的娛樂性戲劇遊戲，通常和兒童劇的形式不一樣。在發展階段的青少年，常會認爲玩偶、面具及戲服等東西是「小孩子的玩意」。在這階段，娛樂性戲劇則應轉爲內在的形式，如幻想（fantasy）；或外在的形式，如劇場（theatre）。內在戲劇性的再創造，可以像是一個十四歲的女孩，有過與大人爭辯甚至遭羞辱的經驗後，會在心中重複那一幕情景；唯有透過再創造的歷程，她才可能有機會假扮另一個權威人物來羞辱這個大人。在這個例子中，女孩用心中的幻想來轉換事實，使自己覺得有能力控制事件。這種想像的經驗，也可以發揮在克服預想未來潛在困難的功能上。這種內在的再創造歷程是與生俱來的，而且會發生在幻想、期望、白日夢及作夢等自然形式中。

在娛樂劇的形式中，劇場是最被廣泛使用於青少年以上人群的形式。一般而言，青少年的心理需求不同於需要「繞圈活動」的幼童，他們需要將創造力投注某一方面，也就是投注在可以直接確認他們成果的方式中，因此，課後及社區劇場活動就具有許多娛樂價值，因爲在這些活動中，參與者能朝著共同目標努力，並藉此發掘自己在設計、寫作、指導、表演、歌唱及舞蹈等方面的能力。但其中也有其主要的困難，就是參與者容易將這種歷程視爲和其他活動歷程一樣，而集中注意力在爭取主角和獲得掌聲方面。所以，只要劇場活動能維持愉快經驗，並且將心力放在經

驗本身的話，那麼就能增進娛樂的價值。而爲了達到這樣的目
的，則需要一位具有敏感度的導演來平衡合作與愉悅，及競爭與
自戀等多種不同的情境。

另外，在應用於老人的娛樂劇中，被證明最具價值的形式，
就是生命史劇場（life history theatre）了。生命史劇場是起源
於 Robert Butler 的生命回顧（life review）概念，在這個概念
中，人們檢視整個過往的生活，並進而瞭解其中的意義。Susan
Perlstein 和她的同事即在美國紐約市 South Bronx 和其他地
區，發展許多以 Butler 的生命回顧爲基礎的生命史劇場。Perls
tein 的「老人藝術分享」（Elders Share the Arts）組織正致力
於「摧毀刻版印象，改變老人自我認知，減少對年老的恐懼，認
識每個生活階段的美麗，並同時增強原本在步向死亡時已被社會
所阻斷的資源。」（Lippard, 1984）等概念的推動。

這種生命史劇場通常由演員透過即興創作、討論等方式自行
設計劇情，且將重心置於過去的重要經驗中。在表演給同儕、朋
友及其他觀眾後，這些觀眾也可以參與演員之間的對話，並分享
生活中相似的經驗。

許多提供給青少年以上年齡層的娛樂劇，並不像生命史劇場
那樣具有某種程度的企圖心。一般應用於休閒場合的戲劇内容比
較傾向於表面化，而較少與表演者的生活連結。然而如果表演者
願意透過角色認同來探索及改造真實生活經驗的話，那麼即使運
用現有陳舊的劇本演戲，也可以有某種程度的價值。例如，機構
中的老人經歷著孤獨及與世隔絕的生活，劇場對他們而言，娛樂
目的就重於其他高尚的目標，就如住在紐約市一家猶太老人養護
機構中的 87 歲老人所說：「劇場很重要，因爲它可使我保持忙

碌，而寂寞是件大事，要如何克服它呢？就做一些有趣的事情吧！」（Landy, 1982）。

基督教會與猶太教堂，也是利用劇場爲成人娛樂活動的社區機構之一。從 1950 年代開始，美國的教會與猶太教堂，就成了社區劇場的主要活動場所。有些作品具有宗教性，包括原始的儀式劇及文學作品，如 T. S. Eliot 的「教堂中的謀殺事件」（Murder in the Cathedral）一劇。但有些作品則僅碰觸一點點宗教的部分，反而是著重在政治及社會方面的議題上，如種族主義、性別主義、戰爭與和平等。在 1950 及 60 年代，紐約市中推行了早期「離開百老匯」的劇場活動，而一些教會所屬的社區劇場在這波活動中，也從以娛樂爲目的，變成這些前衛劇場活動中的美學主力。在傑德森紀念教堂（Judson Memorial Church）傑德森詩人劇場（Judson Poet's Theatre）中的導演 Reverend Al Carmines 便經常處理一些重要的社會議題（參見 Landy, 1982）。他和其他人就保持著劇場是一種僅代表某項社會議題，以及將真實生活在美學觀感上再創造的概念。他們的目的當然不是在對現況做老舊方式的摘要，而是對日常生活的議題與其象徵意義，做出更基本的探索。

劇場也可用於監獄中的娛樂活動上。其中，部分的理由是在紓解獄中規律單調的生活，並協助受刑人重新燃起對生命的希望。然而，和老人的生命史劇及教會中前衛的社會劇場一樣，許多獄中劇場，也是有著許多社會及政治的目的。當 Herbert Blau 在 1950 年代中期將他在舊金山所做的「等待果陀」（Waiting for Godot）一劇帶進聖昆汀（San Quentin）監獄時，受刑人就很能了解劇中本質上所要傳達有關存在的訊息，而

這個訊息卻是從首演開始就使中產階級觀眾困惑的東西。他們知道隨著世俗儀式流逝的時間，也知道遲遲不來的希望，他們更知道那些來去不會稍作停留，更沒有留下承諾的信差等種種意義。從那時開始，其他的劇團也在世界各地的監獄從事表演，更重要的是，受刑人也開始創造屬於他們自己的劇場（我們將會在第十章檢視幾個獄中劇場的例子）。

Blau 在聖昆汀的演出，所表達的意義就娛樂劇而言，是較具政治意味的。這些被囚禁在較具人性的司法體系中的受刑人，在受到劇場的影響後，將這些再創造劇場的活動，視爲對現實生活的重新建構，所以演員與觀眾們能以新的眼光來看待這樣的劇場。更值得一提的是，在 Blau 於聖昆汀監獄所進行的實驗後，Susan Sontag 更將新版的「等待果陀」，帶進另一種形式的政治監獄──1990 年代在軍事包圍之下的塞拉耶佛（Sarajevo）巴肯市（Balkan City）中。儘管敵軍從城邊高地砲轟城內，試圖進行「種族淨化」（ethnic cleansing）的企圖，但是塞拉耶佛人仍能從這齣劇中，想像一種不顧一切奮鬥的美麗情境的誕生。在 Berkett 筆下具有存在主義的丑角──Gogo 與 Didi、Pozzo 與 Lucky，就好像是人性的一面鏡子。在看著這面鏡子時，人們不是只看到了這座古城的荒涼無際，而且還看到了新的希望。Sontag 這位知性的批評家、作家及人道主義者，不僅從事表演的工作，也同時扮演戲劇治療師的角色。

戲劇在治療上的應用

戲劇治療（drama therapy），結合了教育劇與娛樂劇的目

的，但除此之外，還有著比二者總和還多的目標。它的目的在於學習、更新與再創造上，不但如此，也包括了劇作家、心理分析學家、發展心理學家及社會學家等的目標。在 1981 年這個新領域中的第一本論文選集出現時，這個選集的編輯們 Gertrud Schattner 和　Courtney 稱呼這本書爲「治療中的戲劇」（Drama in Therapy）。爲什麼不是戲劇治療呢？這個介系詞（in）只是附帶存在的嗎？還是編輯們可能也沒發現之間的連貫性。他們儘管蒐集多篇文章來考證戲劇技巧在心理治療歷程上的運用，但是卻不願跨出另一步，來接受戲劇治療是治療中一種獨立存在形式的事實。他們的書經過了幾年的製作，而他們思考也早在 1970 年代中期即開始了。從那時開始，戲劇治療以一個專業的形式迅速成長，這項成長可以在研究、刊物及專業訓練課程及組織的成長獲得相當的證實。

　　戲劇治療的前身是應用戲劇技巧及歷程的心理治療方式。其中，應用戲劇於治療中的幾個重要實例即出現在完形（Gestalt）、心理劇（psychodrama）及遊戲（play）等動作取向的治療法中。在這些領域中的治療者深入地應用了角色扮演技巧及自發的創作歷程來協助病患表達問題，並進而解決問題。他們雖然使用了戲劇歷程的方法，但大部分的人並沒有接受戲劇或劇場的藝術訓練。因此，他們僅能視爲在治療中應用戲劇的治療者，而和其他傳統的心理治療師一樣，他們的工作也提供了戲劇治療這個新興領域一些運用的資源。在下文中，我們將會檢視這些工作。

戲劇治療與其他心理治療間的關係

　　儘管舊型態的心理治療已有改變，而新型態的治療方式也已蓬勃發展，來迎合現代的需求，但是一些基本理論仍可以提供許多已被廣泛應用的方法做爲比較的依據。在建立戲劇治療的背景時，我們將先檢視一些與這項新領域最有關連的基礎理論。其中包括 Freud 的心理分析理論（psychoanalysis model）、Jung 的分析理論（analytic model）、Reich 生理功能理論（biofunctional model）、Laing 的存在理論（existential model）、Rogers 和 Perls 的人本理論（humanistic model）、Moreno 的心理劇理論（psychodrama model）、Skinner 的行爲理論（behavioral model），及 Satir 的家族治療理論（family therapy model）等。

心理分析法
（Psychoanalysis）

　　心理分析法，以純 Freud 模式來說，在許多方面已經過於陳舊了。由分析師冷靜而疏遠地坐在躺於沙發上自由聯想的病患後面那種治療架構，現在已不普遍了。從 1930 年代開始，Freud 的技巧和理論，已經做了大幅度的修正，治療師傾向成爲病患的夥伴而減少距離和冷漠，案主也不須躺在椅子上，可以直接與治療師互動，另外，對於案主生活上的問題，也採取比較直接的處理方式，不再是一種純粹歷史回顧式的方法。在許多情況

下，原本每周四至五次的療程，也被減少爲一至二次即可。

今日依循 Freud 的模式，可以視爲心理分析式的心理治療
（參見 Kovel, 1976）。古典心理分析與心理分析式的心理治療
兩者有著共同的教義： 1.強調案主內在與潛意識（uncon
scious）的生活，以及被壓抑情緒所產生的影響； 2.決定目前行
爲的嬰兒期性經驗的顯著程度； 3.日常生活行動中具有象徵性及
防衛性的概念，以及 4.依據情感轉移或移情（transference）解
釋的治療互動觀點，及戲劇化呈現過去心理事件。

許多以心理分析教學爲主的學派，在 20 世紀逐漸發展起
來，其中包括目標取向、自我心理學（ego psychology）及自
我心理學（self psychology）的教學。儘管這些方式均是延伸
或修正 Freud 的理論及應用，但他們都採用心理動力導向
（psychodynamic orientation）的診斷與治療。

技術

心理分析原本是一種使用口語方式的治療，案主或坐或躺地
對治療師說話，而治療師大部分時間則扮演著傾聽者、反映者及
解釋者的角色。但是這種談論事件發生的故事敘述形式，通常會
轉換成實際去體驗事件發生經過的動態形式。也就是說，當案主
情感達到某一點上，如將對父親這個角色的情緒移情到治療師身
上時，他便進入了一種心理分析劇的歷程中了。基於移情作用的
中立性，心理分析技巧的應用是建立在治療師與案主的關係上，
這同時也包含了一種意義，就是治療師必須去探索自己對案主的
感情和聯想上的反移情（counter-transference）的問題。

另一個技巧是對案主抗拒的分析，包括限制案主回想壓抑來

源的移情作用。治療師透過傳統自由聯想（free-association）的技巧——以口語自然表達思想與情緒，或透過現代所使用的較具引導性的口語表達方式，來帶領案主解決移情性精神官能症方面的問題，並檢視造成現在功能失調行爲的幼時困境。

目標

心理分析的主要目的在於改變心理意識，使案主從壓抑（repression）到表達（expression）的活動，而不是改變行爲。正如心理分析家 Joel Kovel（1976）所陳述的「這個目的在於鼓勵自我反應，直到個人可以自行從事這樣的歷程爲止。」在心理分析治療中，是由案主自己指導自己的治療歷程，治療師則是協助案主發掘自己精神官能症的型態，瞭解引發功能失調行爲的歷史因素，並且強調經由連結過去來更清楚地瞭解及透視自己。有許多分析家認爲相似的行爲改變，也會隨著上述的歷程而發生；然而，行爲改變並不是他們的直接目標，他們所重視的是在於案主內在生活的改變。

案主

心理分析通常屬於長期性的治療，需要投注相當的時間與金錢。這種治療較不適合精神病患或不能使用口語溝通的案主，而比較適合治療精神官能症與可用口語溝通的案主，及那些必須處理生活中問題一再重複出現的案主。

透過 Anna Freud、Melanie Klein、Margaret Lowenfeld、Virginia Axline 和 Erik Erikson 等人的研究，Freud 的許多概念已經應用在兒童的心理治療上了。基於遊戲爲兒童主要的語

言，及情緒困擾兒童會透過遊戲來表現內在衝突的假設，遊戲治療師正可以幫助兒童，透過媒介來指出自己的困擾問題。

對戲劇治療的意義

　　心理分析與戲劇治療連結後，可用來瞭解利用防衛技巧概念解釋的戲劇辯證歷程。也就是說，一個人在防衛自己洩漏性、愛及權力方面需求不滿的恐懼時，會壓抑這些需求，並細心地在心中建造一堵牆，同時會將憤怒轉移到在其他方面，來防止自己洩漏這些情緒。而為了讓自己不會感到懦弱無能，他也會認同較為強勢的人物，並且模仿他們的外在行為，另外，為了避免面對心理所愛恨的對象，他會將這情緒轉移到治療師身上，就像他將對母親的期望轉移到治療師身上。投射、認同及轉移這三種防衛技巧，提供了戲劇治療概念架構極重要的部分。

　　Freud 的潛意識概念不僅對戲劇治療方面，甚至對二十世紀整體思潮上，都可稱得上有著最顯著的貢獻（Freud, 1943）。那些受到已堆積了許多未表達的情緒，以及對性、愛與權力內在深層渴望的心理倉庫所左右的行為概念，深刻地影響著所有知能上的訓練。這個概念在戲劇治療中的應用，可以很清楚地呈現在將語言及行為做可觀察的象徵化或表徵化的歷程。心理分析技巧在針對兒童遊戲治療應用上所做的調整，是根據案主的潛意識，可以在利用象徵性方法，釋放被壓抑情緒時觀察出來的概念所進行的。同時，兒童也可以藉由在遊戲中重複表現被壓抑的問題，而從潛意識的壓制中獲得某種程度的釋放。

　　潛意識（unconscious）的概念是美學經驗的核心。無論對專業藝術家或是藝術治療歷程中的案主來說，這種藝術的創造都

是一種情緒狀態的表達形式。透過動作、聲音或視覺想像的表現，具體展現了潛意識的表徵，也就是說透過美學的形式，我們可以檢視藝術家和案主的內在生活。而就治療方面而言，案主的創造活動，可以做爲離開壓抑的黑暗世界，朝向整合的光明生活的方法之一。

最後，Freud 的三我——本我、自我、超我（id, ego, superego）理論，也提供了一項平衡的概念，這項概念對戲劇治療的認知很重要。健康是決定於一個檢查和平衡的心理系統，及一個調和本我的本能需求（享樂原則）與外在世界需求（現實原則）的「自我」。精神官能性及精神性疾病，可以說是控制衝動行爲的「本我」和控制強制行爲的「超我」二種特質的不平衡所產生的。將這個理論應用到舞台上的演員、或是日常生活中需要平衡多種角色的人身上，我們便可發現診斷及治療心理不平衡狀態的利器。

許多戲劇治療師認爲他們的工作是以心理分析爲基礎的。Eleanor Irwin（1985）這位最傑出的治療師，即曾受過幾位以分析及動作取向來從事兒童治療的心理治療師的訓練及影響。

分析心理學
（Analytic Psychology）

分析心理學是 Freud 的同事——C.G Jung，跨出個人心理經驗，根據宇宙意識（cosmic conscious）創建一項新的技術，也因此超越了 Freud 的理論體系。Jung 的集體潛意識（collective unconscious）將個人的經驗與人類民族史及共同經驗連結

在一起。根據 Jung 的理論，人類的行為、夢及幻想是人類共同經驗表徵化再創造的行為，這些經驗有其隱藏的意義，也曾被分析過，可以用來解釋現實世界的本質。因此，心智也就成了一種刻印時代智慧與文化的卓越現象，其中包含了概述人類存在重要意涵的原型（archetypes）或共同印象（universal images）。（Jung, 1964）。

Jung 第二項突破 Freud 的思想，是重視未來成長及創造潛力的實現，這項理論對接著下來的完形（Gestalt）及 Rogers 的治療法有很重要的影響。Jung 更進一步將這項概念，延伸至人類對重生的渴望。

Jung 主張人格特質結構含有八項基本互動概念。第一個是自我（ego）或稱為意識心靈（conscious mind），包含對自我（self）及世界的認知及概念。第二個是個人潛意識（personal unconscious），負責連結自我與集體潛意識，這個潛意識含有意識可用的物質，但是和 Freud 的前意識（preconscious）一樣被部分壓抑著，集體潛意識結合了整個人類進化歷程中共同經驗的原型，它連結人類之間及人類與自然及超自然之間的活動。第四個人格結構是角色人格（persona），是用來與社交世界相連的面具或角色，也就是個人在日常生活中表現自己的社交原型。

Jung 主張人類本質上是雌雄同體的，他提出二種人格的原型結構：陰性特質（anima）──男性內在中的女性特質，及陽性特質（animus）──女性內在中的男性特質。接著，Jung 也提出人類內在中的黑暗，如動物般的原始本能部分，就如影子原型（shadow archetype）一樣。最後，Jung 認為統合自我（self）為人格的核心概念，統合自我包含了人格特質中的其他

結構，並提供了個人獨特性及完整性的特質，這統合自我也代表
了個人朝向整合及實際行動的原型。

就如在 Freud 的理論一樣，Jung 認為這些結構是互動而趨
於平衡的，而這些結構間的衝突，則是構成創作存在的因素。
Jung 的理論系統融合了多種領域的學問，不僅包括心理學，還
有宗教、人類學、藝術、文學、神話及玄學等。

Jung 影響了許多治療師運用美學及精神領域的知識，同時
也有部分現代治療及評論受到 Jung 研究的影響，這類的治療及
研究稱之為原型心理學（Archetypal Psychology）。James
Hillman 即貢獻了很多心血在這個領域，他早期的「治療小說」
Healing Fiction（1983）一書，擴展了 Jung 的研究範圍，並以
具體呈現個人及共同事實的大綱小說方式來結合藝術治療。

技術

儘管 Jung 的分析理論增加了以積極性想像（active
imagination）為基礎的技巧，但是基本上來說，Jung 的分析和
心理分析一樣是屬於一種口語方式的治療。透過這種具有表現性
的技巧，使案主開始如做夢般的想像，就像是藉由一種創造性的
表達歷程，將想像的事務自然地表露出來，案主可經由動作或畫
圖方式來探索想像事務的變化，並將潛意識中的原型透露給治療
師，接著治療師藉由放大的技巧，協助案主瞭解他的想像如何與
日常生活及人際經驗結構相關連。治療師同時也會反覆地探尋個
人或種族文化與過去歷史中造成問題的原因，並且持續工作以確
立個人整合的目標。Jung 派的分析師比較積極，並扮演著先知
的角色，而不是心理分析者的角色。因為治療師將案主的精神官

能症問題，放在一個較廣泛的層次上，而非在個人歷史中，因此
案主較不會覺得自己要對心理問題負責，反而比較能回應治療師
對問題的解釋。

目標

分析心理學的目的在鼓勵案主將自己的生活，視為一個已充
分發展的、區別的且互動的人格結構之集合體。分析師更進一步
協助案主達成某一個程度的個別化（individuation），也就是一
種心理的完整性（psychic wholenels），這種個別化是整合個
人歷史、人類共同經驗及朝向未來實現的努力來完成。

案主

Jung 派的治療師認為分析心理學適合所有型態的情緒困
擾，包括精神官能症、精神病及邊緣人格症狀。然而在實際治療
上，Jung 的理論似乎多用在那些具有創造性或依據直覺行事的
個人，這些個人試圖從生活中發現深層的意義及目的，且能接受
超自然方式（transcendent approach）。目前 Jung 理論應用在
精神病患及邊緣人格症狀的患者上，究竟有多少效用還不是很清
楚，因為這類型的病患需要著眼於現實生活及個人意識，而不是
集體意識上。

對戲劇治療的意義

Jung 的理論是植基於 Freud 的理論基礎上的，例如他的轉
移及投射的意涵。但是，防衛技巧並不是他的治療方法中的中心
部分，Jung 派的分析有個與戲劇治療相關的特性，就是強調人

類本能及創造的部分，也就是透過做夢、反應及幻想中發現的內在戲劇化歷程，來參與再創造的迷思及原型的部分。Jung 的夢境治療（dreamtherapy）特別適用於戲劇治療中，這種夢境治療視夢境的個人觀點（personal view）爲個人生活劇本的一部分，而夢境共通觀點（universal view）則爲一齣展現人類存在的基本主題的古典戲劇。

而且，Jung 將印象轉換成表達形式的積極性想像概念，也提供給所有創作藝術治療法一種可用的模式。藉由延伸人格結構爲角色人格（persona）與影子（shadow）及陰性特質與陽性特質等的戲劇原型，Jung 進一步提供了戲劇治療利用面具、角色扮演及人們心中不同面向的對話方式等工具的參考模式。

個人的生活史及共有的童話、神話與傳奇都是戲劇治療的部分。因此藉由 Jung 在分析心理學中初期的研究，可以來瞭解及分析這些故事。事實上，也有很多治療師的工作是依據 Jung 的理論與實務方法，如 Parker-Lewis（1989）、Gersic（1991）、Kwott（1994），及 Knott（1994）。

生理功能治療法
（Biofunctional Therapy）

Reich 的治療法和 Freud 的心理分析一樣，在創始者死後已改變很多。從 Reich 發展這個理論時，開始便結合生物能量學（bioenergetics）、Alexander Lowen（1967）的研究及其他身體導向（body-oriented）的治療。生理功能治療法的共同特質，就是著重於由身體導向的治療師，經由處理身體問題來治療情緒

問題的方式。和 Freud 不同的是，Reich 對心理狀態的探索沒有興趣，而著重在生理部分的探究。

　　因此，Reich 發展的心理治療法，基本上是屬非口語及指導性的。因爲治療師扮演了主動的指導角色，所以在 Reich 的方法中移情的機會較少，也僅佔很小的地位。然而，他在歐洲時所做的角色特質分析（Character analysis）早期研究中，口語成分佔得很重。對 Reich（1961）而言，角色是生理上的面具，一種避免個人潛能與力量完全表達出來的防衛機制。

　　舞蹈與動作治療（dance/movement therapy）的領域，即反應了 Reich 認爲身體是心理及宗教治療的基本資源的想法。而且，東方也有許多透過身體與心理的治療方法，由中國及印度的傳統功夫如氣功、太極（T'ai Chi）、瑜珈及其他類似活動等發展而來。

技術

　　在治療歷程中，Reich 會指出並分析案主從可察覺出來的身體狀況，如頸部僵直、叉腰及僵硬笑容等所表現出來抗拒。Reich 經由口語分析身體武裝所表現出來的抗拒，試圖發掘案主的角色特質。

　　接著，Reich 著重於身體的處理，如按摩及呼吸技巧等，而較少運用語言分析。Reich 在他的生命後期，將實驗重心放在癌症及其它生理疾病的治療實驗上，這種實驗是在控制的環境中，進行一種平衡身體力量的治療。

目標

Reich 的治療法的目的在釋放身體的武裝,來達到完全的高潮力量,這種力量是所有性能量的全部流放。Freud 對知識的認知目標及 Jung 對整體性的超越目標,並沒有影響 Reich。對 Reich 來說,精神疾病是因為性能量被阻塞,一旦釋放就能重建健康的功能。

案主

Reich 的生理功能治療法最適合精神官能症,或那些藉由性功能失調或明顯肌肉緊張來表現問題的個人。對於較嚴重的情緒問題,這種透過按摩及表現技巧的治療法有其潛在的價值。但是這種深入的按摩及身體處理,對精神病患而言可能會具有很大威脅性。儘管 Freud、Jung 及 Reich 都有治療精神病患的經驗,但是他們的技巧,目前並沒有應用在治療重度精神疾病上。

對戲劇治療的意義

Reich 的治療法和表現性創作藝術治療有直接的關係。它依賴非口語經驗為精神疾病治療的基礎,而因為它依據生理行為及強調動作和身體的合作,與舞蹈及動作治療可以說是最直接相關了。而角色特質概念則和經常處理角色及人格特質的戲劇治療相關。

在劇場活動中,個人不會將扮演別的角色視為防衛的表現,而演員也會創造一個角色來與觀眾溝通。Reich 的概念應用於戲劇治療上可以作為診斷及治療之用。戲劇治療師由 Reich 的觀點

來從事治療時，會檢視案主如何利用角色來阻擋所有的情緒表達。例如，一個相當膽小的案主會在角色扮演（Role playing）中，選擇飾演具有侵略性的角色來防衛自己侵略性的傾向，這角色內外表現的差異，正可以協助治療師分析案主的矛盾。接著治療師可以鼓勵案主表現侵略性的部分，來協助案主瞭解自己生活中膽小的角色，及其防衛被壓抑侵略傾向的行為。

最後，Reich 對於受限制的能量必須做身體上的釋放這個概念，與戲劇化地瞭解情緒宣洩（catharsis）問題有關。戲劇治療中在攻擊或性方面的能量，通常是透過戲劇化的投射技巧（Projective technigues）來完成安全的釋放。心理能量（psychic energy）平衡的概念，對於瞭解情緒宣洩應用於戲劇治療上是相當重要的。

存在主義治療法
（Existential　Therapy）

存在主義治療法在 1960 年代因為 Rollo May（1969）及 R. D. Laing（1967）的研究而風行一時，這種治療法是以「除非自己感到疏離，個人並不會主動開始去思考、感覺及行動。」（Laing, 1967）。Laing 認為精神疾病並不是個人精神功能產生問題，而是因為所生活的家庭或社會使無法適應疏離狀態的人變得瘋狂而造成的。存在治療認為個人是從自己、家庭及社會中疏離，所以試圖協助個人透過與治療師及治療環境的互動來建立反應力（responsibility），即 Martin Buber 的反應能力（an ability to response）的概念（Buber, 1937）。

存在治療法的重點在於治療師與案主間的相互關懷的關係，這種關係可以替代二者在生活中較少出現的屬於正向性的親密關係。Iruin Yalom（ 1989 ）在老年案主的臨床研究中，就由個案分析記錄下這樣的關係。

技術

在存在主義治療技巧中，儘管大部分是採一對一的語言互動模式，但是也用了來自 Laing 治療社區（ therapeutic communities ）的實驗。 Laing 在倫敦金思列禮堂（Kingsley Hall ）和其他治療社區中，打破傳統社會及政治中將案主與治療師及有權與無權者分離的架構，使所有住在治療社區中的人，不管有沒有精神病、是治療師或案主，都要參與社區生活維護的事務。在整個療程中，人們共同討論生活上的問題，而且不參考任何病理學、潛意識歷程或身體武裝等的知識。政治是 Laing 的中心隱喻思想，他認爲精神疾病和其他現代生活的事件一樣，都是具政治意義的，而解決問題的方法就是改變統治與被統治者間傳統的政治動態。因此，Laing 派的治療師在治療歷程中和案主的參與程度很深，包括了整個疾病的治療歷程。

這種治療法並不重視精神病理學中有關心理與生理的基礎觀念。整個治療都發生在某一個特定時刻，一個直接發生而沒有媒介的此時此地（ here-and-now ）。這樣的觀念已成爲完形（ Gestalt ）和其他人本治療法的基礎。

目標

Laing 和後繼者的目標在提供精神病患一個足以產生反應的

支持系統，讓他們可以面對自己的問題，進行「通過瘋狂的黑暗旅程」（dark voyage through madness），並重新組合一個更完整、負責的存在狀態，且更能回應所處的社區環境。

案主

Laing 的案主以具有嚴重精神症狀的精神分裂症（Schizophrenia）患者爲多。Laing 在拒絕讓精神醫療機構對精神病患做標籤化的行爲後，將案主安置在治療社區中進行治療工作。他的精神疾病概念與主流思想相當不同，他認爲這類疾病是社會上所界定的，而不是生理或心理所決定的。

一般説來，存在治療最適合的案主，是尋求比較實在的社會關係，並學習如何對自己存在的矛盾負較多的責任的人。

對戲劇治療的意義

Laing 的治療在 1960 年代後便與劇場結合。生活劇場（the living theatre）在他們的啟示劇「今日天堂」（Paradise Now）中就包含 Laing「經驗政治」（The Politics of Experience）一書中的文句：「如果我可以啟發你，如果我能帶領你遠離邪惡的心靈；如果我可以告訴你，我會讓你知道」這句話成了台詞一再重複吟唱，代表了 Laing 認爲瘋狂是一種視覺的經驗及精神分裂症的黑暗航程，而精神分裂則是一種從文明趨於瘋狂的本質。從那時起 Laing 即寫了許多半戲劇化的詩句及寓言，這些作品以表現主義及非線形的文字及印象，來描畫人際關係及政治經驗中存在的實體特徵。

Laing 用遊戲及表徵性的方式來使用文字及想像力，並藉此

來描述存在事實的特質，如此和純粹利用語言想像的詩作治療（poetry therapy）有相當的關連性。在生活劇場的例子中，Laing 的詩也可作爲一種解放性戲劇（liberationist drama）的基礎。

值得一提的是，Laing 的實驗對於精神疾病的治療，並沒有什麼持續性的影響，尤其在 1980 及 1990 年代的研究都著重在精神疾病的生理因素及化學治療上，以致 Laing 的觀點現在顯得浪漫而天真。

然而，Laing 對治療師的角色及其與案主關係的重新定義，對戲劇治療有很大的影響。戲劇治療經常介入案主的角色扮演中來協助建立反應力的結構，治療師可透過角色扮演引導案主進入較具反應力而不疏離的狀態，進而發現生活中的權力結構及角色中的科層體制。

存在主義治療法藉由著重案主現在及主觀的經驗，且不採用分析方法的舉動，來促進完形戲劇治療的發展。

羅吉斯派及完形治療法
（Rogerian and Gestalt Therapy）

1960 年代的人類潛能運動引導了許多心理治療法的發展。大多數的方法都採用美國式樂觀主義的特質，Freud 的理論被認爲太過悲觀而黑暗了。存在主義的思考方式比較接近於這些方法，強調個人反應力、對話（Dialogue）及此時此地取向的意圖，然而存在主義的哲學源頭是來自 Kierkegaard、Heidgger、Husserl 和 Sartre 的思想。他們想像人們是孤獨、疏離和絕望

的，這樣的思想對美國樂觀主義者而言是太晦暗了。這些人將思想轉成較爲樂觀的哲學思想，這樣的轉變奠基於 John Dewey（1966）和 William James（1948）的早期工作，Carl Rogers（1961）非指導性治療則做了最直接的例證。

　　Rogers 認爲人類有著基本上可稱完好的核心自我（coreself）。他不再強調潛意識爲心理學上基本的考量重點。Rogers 和 Laing 一樣，堅信治療師應該與案主建立起同理心的關係，並提供案主無條件而正向的關懷，也就是完全的肯定。Rogers 派治療師將自己變成一面鏡子反映所有案主對治療師的情緒宣洩行爲。如果來自治療師對案主的反映是正向的肯定時，案主也會以正向的角度來看待自己。

　　一些根據 Rogers 及人類潛能的思想所形成的治療法中，以完形治療（Gestalt therapy）最能表達這些思想。完形治療的創始人 Frederick Perls 像 Rogers 一樣採取正向的態度，以假設自我都有潛在的完整善良的一面來從事治療工作。Perls 將魔法及潛意識的心理力量降至最低，而以明顯的表面行爲及此時此地的方法來從事治療工作。

技術

　　Perls 的技巧，本質上是屬於非口語及情緒方面的。正如 Perls 自己多次說過的話：「真正的溝通是超越文字的」。（Perls, 1969）。然而 Perls 技巧在許多方面的應用上，也需要談話性的活動。Perls 相當倚重戲劇技巧，這種技巧在許多方面都和他的前輩 J. L. Moreno 所發展的心理劇技巧很相似，例如，Perls 經常利用空椅子來代表和案主有未完成事務的另一個

人或另一部分的自我。案主和空椅子的對話，可以表達出對另一個人或另一個部分自我的情緒。情緒表達在完形治療及其他治療法的使用上，都是引導案主大量情緒宣洩的重要技巧之一。Perls 也從事許多夢境治療，利用戲劇技巧讓案主扮演夢中出現的不同人物及物品。對 Perls 而言，夢代表了自我中分裂出來的不同部分，在扮演這些部分後，案主得以重新認識它們，進而接受完整的自己。

完形治療的療程很短，通常不會超過 3 個月。如果採密集工作坊方式並包括 20 小時的治療時，療程可能會更短。

目標

完形治療的主要目的在協助案主了解，自己是一個整合了認知、感情及行動等功能的有機體。治療應用「完形祈禱者」（Gestalt Prayer）及「我做我的事，你做你的事」（I do my thing and you do your thing）的概念，來協助案主學習脫離治療師與其他權威人物的影響，並開始對自己生活負責。

案主

接受完形治療的案主通常屬於較具口語能力、較具理性及知識性的人，這些個人的目的在尋找較好的感受力。完形治療現在已變成情感的教育課程。因為 Perls 拒絕黑暗的潛意識力量，並強調光明及視覺的方式，使得完形治療成為受那些目的不在尋求心理治療的人們所歡迎的治療之一。更因為強調經驗表達而使完形治療普遍使用於藝術、個人及團體中。另外，因為強調情緒緊張及情緒宣洩的經驗，基本上是不適合困擾程度較重的個人使

用。

對戲劇治療的意義

　　完形治療在應用上和戲劇治療關連性很大。空椅子的技巧、夢境的扮演及強調行動和自發性都屬於戲劇治療的領域中。但是就哲學意義而言，完形和戲劇治療並沒有那麼相近，因爲它拒絕使用移情作用、歷史經驗及精神中意識及潛意識力量間的辯證矛盾，使得它不同於戲劇的本質，因爲這本質是包括過去與現在、意識與潛意識及角色與相對角色間的緊強狀態。

心理劇
（Psychodrama）

　　心理劇是由 J. L. Moreno 在 20 世紀初期時於維也納發展的治療法，它進一步取代完形，成爲戲劇治療理論與實務的核心。事實上，戲劇治療很難脫離 Moreno 先驅工作的內涵（1946, 1959）。Moreno 的工作不在於將戲劇簡化到清楚明瞭的程度，而是清楚地檢視戲劇經驗中具有深度表達及社會心理性的本質。他的事業成就非凡，不僅發展了「治療性劇場」（therapeutic theatre）這個早期即興劇（improvisational drama）的概念，也形成團體心理治療（Group psychotherapy）的初期型式。他最重要的發明應該是將角色扮演應用到心理治療上。對 Moreno 而言，心理治療成爲一種戲劇技巧，案主稱爲「主角」（protagonist），而治療師是「導演」（director），戲劇是治療的中心而非枝節活動。就像完形和存在主義治療一樣，Moreno 也重

視現在時間的架構及自發的時刻。他並不否定 Freud 的潛意識概念及早期發展的重要性，但是這些並不是他治療法中的重點。

Moreno 尚且超越了他的維也納及美國同儕，將治療轉移入社會劇（sociodrama）及社會計量學（sociometry）的領域中。沒有人不懷有雄心壯志的，Moreno 也一樣，他想藉著社會劇的技巧，將人類社會轉換成較少壓抑而充滿人性的世界。

技術

心理劇的技巧是一系列的角色扮演歷程，根據四種要件互動而成的，這四個要件分別爲：導演，由治療師擔任；主角，由案主擔任；輔助自我（auxiliary egos），案主生活中的重要他人；替身（doubles），主角內在的聲音，案主透過與演員們的互動發掘他在團體生活中的問題。另外，第五個心理劇的要件是參與心理劇的團體或觀眾，他們認同主角的矛盾，並在心理劇結尾（closure）分享他們自己的生活經驗。有時，觀眾也可以在劇中扮演替身或輔助自我的角色。

社會劇技巧也和心理劇使用相同的架構，只是主角所扮演的不是個人的角色，而是一種集體性的角色，如男人或女人、黑人或白人等。

目標

Moreno 最偉大的目標在不斷地創作新的心理劇和社會劇，並用他的技術來取代那些煽情虛僞的電視肥皂劇。Moreno 視心理劇爲連結心理分析及行爲主義的工具，他的目的在使行爲變成可觀察及可測量的，然後在主角的心中重新整合這些行爲。他更

進一步將焦點放在發展個人自發性（spontaneously）表現的能力上，使個人能發現面對新環境的適當反應，並以新的反應來處理舊的環境。另外，在社會的層次方面，他則將目標朝向治療人類團體的壓抑問題。

案主

　　心理劇發展下來，其技巧已可以用在各類型的案主群上——包括兒童、老人、精神症患者、智障者、情緒困擾者及一般健康者等。心理劇的大部分是屬於口語性質的；但是，也應用了許多表情及非語言的活動，如動作、藝術及音樂。

　　因爲它是屬於一種情緒宣洩且具有潛在反覆無常特性的治療法，所適用的案主群需要能夠忍受高度的情緒表達要求。心理劇雖然經常是依據幻想內容而來，但它也曾使用在精神分裂症患者身上，根據事實來進行角色扮演活動。其他的案主群如酗酒者及受刑人，也都成功地使用過這些治療法（參見 Moreno，1944, 1946, 1959; Weiner, 1981 and Agler，1966）

戲劇治療的意義

　　因爲心理劇是治療法中最具戲劇性的，那麼它和戲劇治療又有什麼不同呢？就如我們稍後會閱讀到的一樣，心理劇提供了戲劇治療理論上的依據，及被戲劇治療師廣泛使用的技巧。它在角色扮演、即興創作、幻想及表達上的應用和戲劇治療十分相似。但是戲劇治療還使用了許多其他的戲劇及劇場的媒介，如玩偶、面具、劇場表演、說故事及故事改編（story dramatization）爲戲劇等。戲劇治療師和心理劇治療師不一樣的是，因爲戲劇形成

歷程所產生的創作經驗，是他們治療工作的基礎，所以他們需要接受即興劇（improvisational drama）及戲劇藝術的訓練。戲劇治療使用相當廣泛，它在許多不同國家同時發展，特別是在英國、美國及荷蘭，這項治療被許多執業者和理論者認同，且繼續改革及教育給下一代。

另一方面，心理劇在美國及其他國家的發展六十多年後，並沒有顯著地超越 Moreno 這個創始人的成就。心理劇應該檢驗其傳統的內涵，並向前邁進繼續發展。

重播劇場（Playback Theatre）的發展是一項創新的行動，這個劇場綜合了心理劇及說故事的特性。這個方法是由 Jonathan Fox（Fox, 1987; Salsa, 1993）所發展的，著重於儀式、故事改編戲劇及源自早期劇場的傳統表演形式，與戲劇治療有相當的連結。在重播劇場中，個人有機會敘述生活故事或想像的經驗。這些故事由受過訓練的演員或音樂家來扮演，以發掘故事中的中心議題及想像內容。

心理劇有著悠長且卓越的歷史，而且不僅影響戲劇治療也影響了心理學、劇場、社會學及教育等領域。雖然戲劇治療和心理劇都以角色扮演及戲劇活動為中心，但是二者在治療者的訓練、技巧及歷程的應用上有所不同，從最基礎的部分即有分野。

行為治療法
（Behavioral Therapy）

採行為主義法的治療方式，是將重心由案主的內在及想像的生活轉為外在可觀察的行為。行為主義（Behaviorism）一詞是

由美國心理學家 J. B. Watson 所創造的,他採用了 Ivan Pav-
lov 心理學導向的研究成果。行爲治療反對 Freud 和 Jung 較重
主觀而直覺的方法,在美國成爲顯學可歸因於當時以行爲科學來
測量可覺察的心理的潮流所影響。

行爲主義者比其他治療師更注意環境因素——那些決定個人
行爲的外在力量。潛意識經驗、想像力、自我與角色、反應力及
幻想的概念在行爲治療中被減至最低,而且經常是不存在的;這
些概念被刺激與反應、嗜好、驅力、暗示及增強(reinforce-
ment)等概念所取代。行爲主義重點在於學習論,根據研究者
Miller 及 Dollard(1941)的概念,學習的條件包括一個人想要
某件東西(驅力,drive),注意到某件事(暗示,cue),做某
些事(反應,response)及獲得某些東西(獎勵,reward)。

技術

行爲治療的實施深受 B. F. Skinner(1969)及 Joseph
Wolpe(Wolpe and Lazarus, 1966)的影響。它通常屬於短期
治療。在這種治療中,治療師診斷出某些以特定症狀表現出來的
問題,然後爲案主擬定一系列矯正工作計畫。治療師和案主間的
關係並不在治療的基本考量中,因此也不重視移情與反移情的問
題。

Wolpe 最廣泛被使用的技巧是系統減敏感法(systematic
desensitization),基本上用於治療恐懼症(phobias)和焦慮症
(anxiety conditions)。這個方法所注重的是任務的分層發
展,治療師首先引介僅可能引起極低焦慮的低層次任務,讓案主
很容易達成,接著進行較困難部分,以漸進的方式達到恐懼症中

最感害怕的程度。

Skinner 的條件性制約（operant conditioning）係改變環境來使案主做到所期望的反應。治療師透過嘗試錯誤方式，試圖發現適當的增強物來鼓勵正向的行為，並阻止負向的行為。增強物可以是負向的，如以一連串的電擊來處罰反應錯誤的動物；也可以正向的，如以糖果來獎勵和治療師作眼神接觸的自閉症兒童。Skinner 在二本新書中延伸他的理論，在他的烏托邦概念小說「沃登第二」（Walden Ⅱ）中，透過行為動力來觀察社會生活，而在「自由尊嚴之外」（Beyond Freedom and Dignity）一書討論全球政治，對 Skinner 而言，行為主義不僅是一種治療法，而且是一種提供社會與政治哲學及對現代社會疾病的全球性處方。

目標

行為主義的目的在去除不被期望的負向行為——焦慮、沮喪、恐懼及被虐待的傾向，代之以期望的正向行為。儘管行為的選擇大部分是由社會環境所決定的，但治療師可以在許多方面決定何種行為是被期望的，而何種不是。

案主

最適合使用行為治療的案主群，是有著嚴重症狀但對深度治療沒有反應的患者。自閉症（Autism）兒童的治療就廣泛使用行為治療法，以系統化步驟及不鬆懈地應用增強作用的治療方式。行為治療也經常使用在性方面問題、恐懼症行為及其他明顯表現在行為症狀上的功能失調的治療上。

對戲劇治療的意義

　　雖然行爲主義者對具體化行爲和將主觀經驗減至最低的立場，和創作藝術治療象徵化經驗的立場不太一致，但是仍有許多研究與戲劇治療直接相關。對行爲研究的最重要考量是模仿（immitation）及認同（identification）的戲劇歷程。儘管許多行爲解釋上的模仿是比較機能性的，但是 O. H. Mowrer（1960）提出了一個雙重因素理論，認爲模仿行爲產生的條件不只增強作用，也包含了滿意度這個較屬内在的架構。而且，Mowrer 主張模仿是基於「認同」，一種他認爲是同理心（empathy）的情緒與内在歷程。在討論嬰兒語言學習時，Mowrer（1960）則提出了描述的戲劇化概念：

　　他們用非常原始而根本的感覺來試圖描述母親，如用自閉及半魔法的方式讓母親再出現……，但是，嬰兒接著會學著一般的語音，這是屬於第二階段的語言功能出現，現在他會説出特殊意義的字，以文學方式來代表母親，並且回憶、重新補捉及創造母親的形象……等，現在嬰兒不是僅玩文字遊戲，而是在讓句子活動起來。

　　扮演母親的角色並以她的語氣説話的概念被 Bandura 及 Walters 加以延伸擴展。這二個人認爲角色扮演是行爲治療中有效的工具（1965）：「角色扮演可以是創造行爲改變的一項特別有效的工具，因爲……進行角色扮演的人會被動地接受所指定的角色，然後會經常因爲仿傚楷模行爲受到讚賞而增強原有的行爲。」

　　和 Moreno 及 Freud 早期對角色扮演的情緒宣洩效用的概念

不一樣的是，Bandura 和 Walters 相信透過直接或代理的角色扮演能使個人更進一步認同角色楷模（role model），他們在對攻擊性行爲的研究中發現當個人認同攻擊性的角色楷模時，並不會因情緒宣洩而減少攻擊行爲，反而是繼續從事攻擊行爲。

儘管行爲治療法在許多方面限制了表達式治療法的應用，但的確提供了模仿、認同及角色扮演等歷程的另一種解釋。而且最重要的是因爲它注重環境對行爲的影響，由此提供了對個人整體功能的如何及爲何表現的進一步瞭解。

家族治療
（Family Therapy）

心理分析取向的治療法主張精神官能症方面的問題是來自於家中受困擾的關係，這種關係是發生在個人心理中性發展的早期階段，始於個人對家庭的幻想經過未處理的戀母情結所造成的陰鬱。家族治療與前述觀點完全不同，它檢視現在家庭成員中實際互動的情形。和傳統的治療法不同的是，它同時與數位家族成員進行治療工作，而這個團體在治療的環境外仍能保持相同的關係，不會因爲治療結束而改變關係。家族治療是根據 Harry Stack Sullivan（1953）的人際關係治療所發展的互動治療法，包括了完形的此時此地（here-and-now）取向，行爲主義的可觀察歷程及增強策略，及心理劇的角色扮演工作等。而目前的實施方式則是受到 Satir（1967）研究的影響，Satir 曾寫道：「當家中的某一個人（病人）有病痛並顯出症狀時，所有的家人都會以某種形式感到相同的病痛」。因此，家族治療所考量的是家中所

有成員間互相依賴的關係。這個想法受到 Minuchin（1984）及 Bowen（1985）二位發展家庭系統治療法的學者很大的影響。

技術

　　家族治療有很多方式，但我們僅著眼於 Satir 初期的工作。Satir 通常對已婚夫婦及孩子們進行治療工作，她通常從收集家庭生活年表或歷史開始，歷程包括引出案主陳述伴侶交往、求婚時期夫妻雙方家庭背景及孩子對父母的觀點……等，將問題提出來讓每一個家庭成員分別回答。雖然治療歷程在性質上是屬於高度口語的，但是 Satir 會仔細研讀家庭成員的非語言表現，並協助他們解釋自己的動作。

　　她也在治療工作中用了許多的戲劇性角色扮演及遊戲技巧，例如，要求母親扮演父親的角色，然後再反過來由父親演母親的角色，她同時也會應用心理劇中的角色互換（Role Reversal）技巧在這類角色扮演上。在使用一系列精心策畫的家庭系統遊戲及溝通遊戲時，Satir 會使用即興創作的技巧來探索家庭的動態關係。其中一個例子是救援遊戲，由受贊同的角色、不受贊同的角色及一個不相干的角色所組成，透過即興創作，治療師和案主們共同觀察家庭成員彼此如何攻擊及救援。Satir（1967）協助遊戲參與者由救援遊戲進步到成長持續力遊戲（growth vitality games），這個遊戲的特點在遊戲者間的開放對話，藉此可以「由病態的互動系統轉成製造成長的系統」。

　　根據 Satir 的做法，家族治療師的角色是相當主動的，他是所有家庭成員的媒介，協助澄清問題，並提供成熟的溝通模式。

目標

Satir 的目的在於將病態的關係變成促進成長的關係。她的成長模式是根據家庭成員間相互的動態過程所訂定的，在朝目標進行時，她會檢視行爲和語言，並透過成員間的溝通來達成改變行爲的目的。

案主

家族治療的案主群可以包括任何家族團體，無論是一般的先生、太太及小孩，或是較不平常的同性戀伴侶都可以使用。家庭團體可以是屬於核心家庭或延伸家庭。在家庭成員中被認爲應該對家庭問題負責的人，稱爲「被界定的病人」（identified patient），這位成員也許會表現出精神官能症或精神疾病的症狀，家族治療師在家庭環境中治療輕微或嚴重的情緒困擾問題。治療師所注重的不只是「被界定的病人」，還有家庭系統中所有帶來苦痛的家庭成員。

對戲劇治療的意義

家族治療理論與實務與戲劇治療有高度的關連性。家庭結構是戲劇治療的重點之一，特別是在長期的戲劇式表演（Extencled Dramatization）中更是如此。人際關係理論、系統及溝通理論對戲劇治療師也相當重要，因爲他們必須觀察在所有即興動作中所表現出來的團體動態。

以較廣義的解釋來看，家庭可以用來指稱各種進行中的戲劇治療團體。事實上，有個由前受刑人所組成的傑出劇場團體就稱

爲「家庭」（The Family）。在戲劇治療團體中，參與者常常重新創造自身家庭中的角色及型態，並將這些投射到即興創作的角色中，且轉移到團體中其他成員或治療師身上。因爲真正的家庭成員不在，團體成員可在角色扮演歷程中，以一個安全的距離來檢視個人的家庭問題。

戲劇治療有時也會對真正的家庭進行治療，他們會在從事一般戲劇活動時，檢視夫妻、父母及子女間的互動關係。一個由 Eleanor Irwin（1985）及 Elaine Portner（Irwin and Malloy, 1974）所發展的方法稱爲家庭玩偶訪談法（Family Puppet Interview）。在這方法進行中，治療師會引導家庭成員到一籃玩偶前面，並要求所有成員儘量挑選自己想要的玩偶，接著成員需要用所選擇的玩偶來進行表演，在表演後，治療師會檢視家庭成員所選擇的玩偶及操縱玩偶時所表現的互動情形。這樣的治療是認爲實際家庭動力會在虛構的角色扮演間表現出來，而家庭在瞭解這個虛構的故事後，可以觀察甚或修正平常所產生的互動關係。

戲劇治療和所有主要的心理治療法間都有某些相關，每個方法都表現了個人在受一種或多種因素推動下所產生的獨特而重要的印象。這些因素包括：生物本能（biological instincts）、共通及超越個人的符號象徵、本質完好的核心自我、疏離與孤獨的狀態、增強作用與環境偶發事故，及社會互動等。在心理治療系統中，性質與戲劇最相近的是 Moreno 的心理劇，這個系統認爲人類本質上有戲劇及自發的特質，可以透過角色扮演的歷程來學習如何在家庭和社區中讓自己生活得更好。

戲劇治療理論與實務中重要的應用是綜合各種觀點而成的。

儘管戲劇治療師基本上是接受訓練來成為心理劇治療師、心理分析師或完形治療師的，但是仍需瞭解其他治療方法如何發揮功能，而他們的概念和實務對戲劇治療又有什麼貢獻。

戲劇治療與身心障礙者的戲劇與劇場間的關係

從 1970 年代早期開始，美國全國對於身心障礙者的需求開始重視，一份由白宮發表的身心障礙者文告將身心障礙者（handicapped individuals）定義如下（1978）：

身心障礙者是指個人有身體或精神損傷的狀態，而不利於從事主要生活事務如步行、溝通、自我照顧、社交、職業訓練、就業、交通……等，而這種身體或精神的損傷或狀態，必須是持續一段長時間或慢慢發展的。

公共法（Public Law）94-142，即身心障礙兒童教育法案（Education for All Handicapped Children Act）在 1965 年通過後，身心障礙兒童得以確保免費進入公立教育系統，這系統不僅提供傳統課程，也提供一些相關服務，包括創作藝術等。

這個法案現在稱為公共法 101-476 或 IDEA，它使得越來越多身心障礙者得以體驗戲劇及劇場活動。在這同時，大眾也因許多戲劇活動如電影「回家」（Coming Home）、舞台劇「棒子與骨頭」（Sticks and Bones）和劇場活動「追蹤者」（Tracers）等而提高對身心障礙者，如越戰退伍軍人處境的認識。這些因素促成了許多提供給身心障礙者的戲劇及劇場團體（包括 by, with, for）的產生。

「By」指由身心障礙演員表演；「With」表示戲劇或劇場是在身心障礙團體內與身心障礙者共同創造；而「For」則是指表演戲劇給身心障礙觀眾欣賞。這些在學校、社區、組織及劇場內發展的團體，通常結合了即興表演及非演出性的戲劇活動，但是大部分的團體都相當倚重劇場經驗。

大多數的專業及業餘特殊劇場組織，從 1970 年代中期開始就增加了他們的活動。這種流行全國的現象包括了許多團體如——康乃狄克州卻斯特的國家聾人劇場（the National Theatre of the Deaf），這個專業劇場組織是由聽者及聽障者演員演出創作，或古典戲劇給聽者及非聽者觀眾欣賞，紐約市盲人劇場（Theater by Blind）則以視覺損傷的劇作家及演員爲號召；加州聖塔安娜的「停止代溝」（Stop Gap）演出有關藥物濫用、愛滋病防治及其他社會議題的專業巡迴表演劇團；加州舊金山市無限劇場（Theatre Unlimited）由發展障礙演員演出創作戲劇，供一般及身心障礙觀眾欣賞；內華達州拉斯維加斯的彩虹公司（The Rainbow Company），由肢障演員演出原創劇作並指導發展及肢體障礙學童戲劇工作坊；印地安納州泰瑞胡特的快樂袋表演者（Happiness Bag Players），於學校及社區組織演出原創劇供發展障礙兒童欣賞；華盛頓特區的生活舞台劇場（Living Stage Theatre），創作社會議題的即興劇供特殊需要觀眾欣賞，還有紐約市國家身心障礙者劇場工作坊（the National Theatre Workshop for Handicapped），訓練肢體障礙者成爲演出一般戲劇的專業演員。

而且，許多社區組織也結合許多身心障礙者的活動於娛樂性戲劇計畫中，例如在舊金山市的身心障礙娛樂中心（Recreational Center for the Handicapped）有針對肢體及發展障礙兒童發展身體知覺的社區計畫；在紐約市蒙特西奈（Mount Sinai）醫院，也有以發展成人精神病患社會技巧爲目標的創造性替代方案；在加州史卡頓（Stockton）的亞倫修特（Alan Short）身心障礙藝術中心，則是以訓練成人智障者表演技巧及學習社會化爲目標的劇場。

另外，尚有二個因參與戲劇及劇場活動而獲得極大助益的團體，分別是監獄受刑人及老年人二類，當然，是否將這二類團體歸於身心障礙仍有相當爭議。但是，受刑人通常是屬於惡劣環境下的產物，而且不容易從事主要生活事務，無法隨意獲得工作、遊戲及正常的生活型態；而老人則有著隨著老化而逐漸變壞的身體狀況。受刑人與老人的戲劇及劇場經驗，將會進一步在本書第四篇做討論。

隨著與特殊演員及觀眾群有關的戲劇團體逐漸增多，許多分歧甚至衝突的目標也跟著增加。Linaya Leaf 在閱讀 1957 至 1979 年間出版的相關工作文獻時，將這些目標分成十五類，最上面三類爲最常引用的目標，包括自我目標（self-goals）（如自我瞭解、自我發展及自我覺察），社會目標（social goals）（如社會互動及合作）；和「治療價值」（therapeutic values），這個由 Leaf 提出的名詞，包括「引導情緒作結構性的應用」及「成功地由造成行爲改變的焦慮與衝突中解脫」的目標。這也就是說，在這領域中，大部分的作者都將與身心障礙者有關的戲劇或劇場的目標，放在個人或社會層次的治療作用上。

相較之下，最後三類也就是最少被提及的目標，則包括休閒娛樂、增加對環境的覺察及身心障礙者具潛力的事業等三類。中

層目標雖然在本質上是屬教育性質的（如認知及語言與非語言的學習），但也包括了政治與美學上的目標。

在這領域中的工作是很難一致化的，不僅因爲戲劇及劇場經驗目標及種類都有不同，也因爲不同身心障礙者的需求也不盡相同。

而且，目標中所強調的成長與發展歷程及著重於非表演性的戲劇活動，與目前實務操作中大部分傾向於觀眾取向的戲劇活動，看起來似乎是相互矛盾的。但是，這並不是説戲劇與劇場的概念彼此互不相容，相反的，這二者是密切相關的。然而，這相互的關係經常被強烈喜歡戲劇及劇場中某一項形式超過另一項的人所忽略。此外，一些劇場儘管口頭上推崇戲劇形成歷程的價值，但事實上卻像商業劇場透過「明星級」的人物來吸引觀眾，並推銷作品一樣地來經營劇場。在這樣的意識下，與身心障礙者相關的戲劇或劇場中較具治療性、教育性及娛樂性的目標，就會被嚴重的犧牲掉了。

不過，仍有許多人試圖透過對身心障礙者的戲劇或劇場工作，來實現治療性目標。但正如我們會在第十章看到的，這些人經常不是戲劇治療師，而是戲場藝術家、教師及娛樂活動指導者，使用戲劇及美學的工具來達成治療的目的。

治療性的（therapeutic）與治療（therapy）這二個詞彙必須作區分。Irwin（1979）是位在匹兹堡兒童輔導中心（Pittsburgh Child Guidance Center）工作的研究員、戲劇治療及兒童分析師。Irwin 將治療性的經驗定義爲「任何協助個人體會較大競爭感的經驗」，而治療是「一種特殊形式的介入活動，來達成個人內在精神上、人際關係上或行爲上的改變」，大部分贊

同 Leaf 所列治療性目標的工作者，會在團體成員間透過創作活動歷程，來促成自我覺察、社交能力及身體健全的感覺。他們希望接受戲劇及劇場方面的基本訓練。而儘管了解團體的治療需求及戲劇與劇場的技巧，但他們卻不想成爲戲劇治療師。

　　戲劇治療師和身心障礙團體中的戲劇或劇場指導一樣，也透過戲劇與劇場的媒介來達到治療目的。但是，他們的訓練及技巧的應用是不相同的。戲劇治療師通常直接著眼於心理與社會方面問題，並已處理好自己反移情的問題。而且，戲劇治療師目的在協助案主透過創作活動來發掘自身的健康功能，並以案主健康狀況而不是作品的成功與否來評估成果。

　　治療（therapy）一詞的定義是以由治療師的訓練及目的、案主的期望、及治療師與案主在共同建立健康功能上的互動關係來決定的。許多身心障礙者無疑地可以藉由參與由具有敏感度的領導者所帶領的戲劇或劇場團體，來實現治療性目標。但是治療性目標，也就是創造歷程中的原始目的，卻在劇場進行的主要任務下變成次要的東西，而且不被導演所瞭解，演員也不會將這些目的充分整合進戲劇活動中。戲劇治療師的目的在於澄清創作活動中用於治療的部分，並將它轉換成特殊的概念及實務工作。

　　在許多於越戰之後流傳的故事中，有個故事提到一位年輕的退伍軍人，因爲在東南亞的痛苦經歷而造成情緒困擾。在他回家以後，整天坐在家中，沒有動機去工作、讀書、遊戲或尋找與外界的連繫，雖然接受過傳統精神治療，但是沒有什麼改變。一天，一位朋友鼓勵他去參加由其他退伍軍人所組成的戲劇團體。儘管不樂意，他還是去參加了，最後成爲這個以即興劇及成員經驗爲主的劇場活動團體的常態成員。經過一段時間後，他的行爲

已有顯著改善，他開始進入這個世界，尋求進一步的教育、工作及社交活動。但是這個團體後來因為缺乏經費而解散了，這個年輕人因此變得沮喪，而情緒狀態也開始惡化。他開始參加其他劇團的甄試，但是因為競爭激烈，始終遭到拒絕，他也因此越來越與社會疏離，變得憂鬱而有自殺傾向。他的家人也同樣感到絕望，因為他不適合傳統的治療法，他們也不知道向何處求助。有個熱心的親戚提到戲劇治療也許可以協助這個年輕人，但是那時候這個領域才剛發展，他們並不知道該到那去找這樣的治療。

　　故事的結局並不清楚，因為這故事是在幾年前以匿名的方式敘述的，也因此沒有機會進行後續追蹤。這故事的重點是在告訴我們，戲劇及劇場對身心障礙者有很不錯的治療效果，即使不是由戲劇治療師所帶領的。這類團體的導演或領導者，應該瞭解他們所用的媒介所具有的力量及治療潛能，而且必須在所受訓練的規範下使用這些媒介。戲劇與劇場使用上的危險，不在於治療與藝術的密切關係上，而是因為特殊劇場容易與百老匯一類的傳統劇場相結合，而傳統劇場具有高度競爭性，且目標在於少數明星演員及受歡迎的題材。在前面的案例中，這個年輕的退伍軍人找不到在退伍軍人團體以外，屬於治療取向的戲劇或劇場團體，讓他感到被遺棄，這不僅是被一般社會所遺棄，也同時被一個能以創造性及治療性方式，來改變他內在空虛的媒介所遺棄。

　　當協助身心障礙者的表演性團體將他們的目標與商業劇混淆時，他們的治療價值就會消失不見。就像戲劇治療實務工作一樣，提供給身心障礙者的戲劇或劇場，不應該太具競爭性或以觀眾為中心。戲劇或劇場的功效與戲劇方面的想像力創作一樣，只有在創作者內心最深處才能獲得證實。而且，就像戲劇治療師一

樣，敏感的身心障礙戲劇或劇場領導者，可以透過戲劇歷程協助
個人發展內在自我肯定的方法。

　　同樣地，由於越戰退伍軍人的種種事件，使得康乃狄克州西
哈文市的退伍軍人行政醫院中，發展了一項透過戲劇來治療戰後
退伍軍人的重要計畫。這個針對創傷後壓力失調（Posttraumatic
stress disorder）患者的特別計畫，是由 David Read Johnson
所發展的，它成功地治療了數百位越戰退伍軍人，這些人在參與
戲劇治療及劇場表演後，在生活上產生了重大的改變。

　　以上的討論不是將範圍限制在身心障礙者的議題上，類似的
問題也會發生在一般大眾從事的娛樂性或教育性戲劇或劇場中。
而且，上述所指的身心障礙定義相當廣泛，幾乎包含了我們所有
人在生活中的某些時刻所面臨的問題。因此，這些問題很清楚地
已經成為普遍性的問題了。其中，我們的主要考量是在戲劇或劇
場導演或領導者目的與目標的澄清，儘管這些目標可能是治療性
的，但是卻和戲劇治療師所持意圖有所不同。因此，我們將會在
下一章檢視這些目標。

第二章
戲劇治療的定義

戲劇治療的目標

目標（objective）一詞，相對於標的（aim）、成果（outcome）或目的（goals）而言，有著行為上改變的意涵，而行為改變則是屬於外在而可以直接觀察的。在提及戲劇治療的目標時，我們會使用較廣義的方式來作行為分類。目標、目的、標的及成果等詞，在此同樣都是代表一般或特殊、可見或不可見的改變。這些可經由戲劇治療而產生的改變，包括了認知、思考、感覺、說話、行動、關係、角色取替（Role taking）、角色扮演及價值等。這些改變可以是知覺上的，也就是說，個人可以看見自己與自己本身、他人或所處的社會及政治環境間不同的關係。或是他們也可以是屬於行為上的──個人可以透過治療的歷程，開始成功的對自己、他人及社區表現出不同的行為。知覺改變與行為改變間的關係是相當複雜的。大多數的治療師希望一種改變中包含著另一種改變，也就是在認知上的改變會引導行為上的相對改變，反之亦然。然而，並不是經常能夠如此，心理分析師努力將潛意識意識化，但從案主的觀點而言，就算達成目的，也不必然表示可以成功地轉換成行為上的改變。相反地，行為治療師則希望達成行為改變，但是單是行為改變，並不一定可以引導案

主改變認知。

認知與行為的目標可以由治療師與案主共同規劃。治療師的目標是依據他所使用的理論取向而擬定。如果戲劇治療師所接受的理論訓練是屬於折衷派的，那麼，他們就會界定不同的目標來配合不同的狀況。但如果他們贊成衝突理論的話，那麼就會產生問題。舉例來說，在治療中處理攻擊性這個問題時，Breuer、Freud（1936）及 Moreno 對情緒宣洩（catharsis）的研究中都建議：如果案主可以釋放壓抑的憤怒或敵意時，就可以重新獲得平衡感與信賴感。也就是說，經由假想某個攻擊性角色，可以降低攻擊傾向。然而，Bandura 和 Walters 的行為理論卻認為案主並不會因為模仿攻擊行為模式（也就是表現攻擊性）而去除攻擊性，反而會增加表現攻擊行為的能力。如果治療師同時採用情緒宣洩及行為兩種理論時，那他在治療攻擊性案主時該取何種立場呢？當我們往下看時，會發現有第三種理論，一種距離理論，也就是由社會心理學的觀點來重新檢視情緒宣洩的概念，並提供方法來解決在治療中處理強烈情緒時所遭遇的問題。

這個觀點是說，戲劇治療師在訂定目標時面對採用何種心理治療理論的衝突時，可能需要發現新的或是更周延的理論，來反映戲劇治療中創造性及表達性的特質。在訂定目標時如果忽略了這個觀點，會危及到治療師的工作成果。因為目標的陳述與達成目標所使用的技巧是相互依存的（也就是說，結果與方法是不可分的），所以治療師利用戲劇或劇場的媒介，來從事治療工作時所設的目標，應依照戲劇或劇場的藝術內涵來訂定。

將範圍擴大來談，戲劇治療中特殊目標是依照案主的特質而定，例如說，應用生命史劇來治療老人時，其特殊的目標可能是

在協助個人瞭解過去與現在的關係，並發現在現在生活中所擁有的目標感與自尊。但是，在戲劇治療中，應用於所有案主的一般性及較具哲學性的目標，簡單來說，是在增加案主的角色資料庫及充分演出某單一角色的能力。而廣泛的角色庫則具有選擇性與彈性的意義，也就是可以依不同人群與環境而改變行為的能力，如做為父親的兒子、教師的學生、老闆的部屬。

　　許多情緒困擾及發展障礙者並沒足夠的角色庫，因而受困於固定而僵硬的行為模式，並在每個社交活動上表現同樣行為。藉著實現增加角色庫的目標，可使案主朝二種不同的目的努力：一是達成與他人較為適宜及彈性互動的社會及行為目的，二是視自己為較複雜而不僵化的個人，並能夠不恐懼於面對新的社交活動的個人及概念化的目的。

　　充分扮演單一角色的能力，所指的是在扮演不同角色如兒子、學生、職員或朋友時，思想及行為上隨之增加的彈性。意識的極權主義可能存在情緒困擾者的心中，控制他如何行動。戲劇治療師工作目的在增加角色的廣度，使它不再具有強迫性。也因此，使案主可以在從事兒子的角色時，將自己視為一個能在個人角色範圍內及父母互補角色情況下表達情緒、思想及行動的個人。這個目標所指的是意識上的改變，也就是將自己從原本侷限於角色的特定行為及思想，逐漸發展成為可以多元化的角度來與人相處，如兒子可以不同的方式與父母相處。而且，這個目標也表現在行為上，由角色中有限而被動的動作與感情，轉為較具彈性而主動的表達方式。

　　戲劇治療中的特殊目標是相當多元的。舉例來說，戲劇治療師 Renee Emunah （1983）在加州日間治療機構中對成人精神

病患團體進行治療工作時，就曾列舉了下列的目標：「增加社會
互動，促進情緒的釋放與控制，改變非結構性行爲及角色模式，
發展自發性想像力及專注力，支持自尊與自信。」Emunah 的目
標是兼具個人與社會、以及概念與行爲等方面的目的。

　　在治療較嚴重的精神疾病患者，如非語言性的自閉症兒童
時，也許就需要更特別的目標，對於這群人著眼在行爲目標上可
能是最有效的，因爲即使在促進這些兒童大膽跨出心理狀態的一
小步，都需要高度結構化方法。如建立視線接觸、模仿治療師的
動作及聲音等這類有限的行爲目標，在初期應該是最合適的。

　　瞭解特定人群的生理、心理、社會及環境面向是訂定目標的
基礎。目標必須具有彈性，可以接受個人差異以及智障或精神病
患兒童曾被錯誤標籤，他們可以表現比預期更高的可能性。

　　戲劇治療的目標設定不需要依照 Bloom 等的教育模型，而
且新進戲劇治療師，也不須依前人設定的行爲目標來訂定治療課
程與計畫。但是，他們必須對案主有所瞭解，並透過案主對行
爲、概念、個人與社會方面進行改變的承諾，來進行通盤考量，
並發展治療策略。

　　有許多案例是由案主設定目標，而由治療師依循辦理。例
如，某位老人可能很清楚地表示他所需要的是被人瞭解，並且可
以讓自己感到生活一直是，也將會是有意義的。如果戲劇治療師
沒有聽到這個訊息而將目標訂在增加社會技巧、個人自發能力及
其他相關事務上，可能會破壞治療師自己原本的好意。

應用戲劇於案主治療上的理論基礎

「戲劇是一種隱喻，它的意義不在真實環境，也不在虛擬情境中，而是在介於二者之間的辯證中」。這句話是由 Gavin Bolton（1979）所寫下關於戲劇在教育中的文字，這文字包含了對戲劇極有力的解釋。這種以世界為舞台、人們為表演者的隱喻，數百年來已廣為詩人、劇作家、牧師、哲學家及政治家所採用，而最近更由社會科學家所應用。對社會學家 Erving Goffman.來說，自我（self）是在日常生活中一再被表現及改良的；對哲學家 Martin Buber 而言，人類的互動是以對話為其特質；而對大眾來說，戰場則是戰爭的劇場。

心理治療，也可以視為日常生活的戲劇表現。最戲劇化的治療——完形及心理劇，確實地利用角色扮演從個人的過去歷史重新設計戲劇或對白。心理分析，這個利用口語溝通最多的心理治療，則是利用象徵性的情緒轉移過程，也就是讓治療師與案主在角色扮演時，經由潛意識將對彼此的情緒表達出來並加以處理的方式來進行治療。

利用戲劇來治療案主，部分是因為經由角色扮演及以戲劇方式展現過去經驗的方式，可以讓他們有效地想像出自己功能失調的狀況。在戲劇治療中，他們重新創造這些印象來進一步接受檢視、熟悉及整合，讓具有功能的部分展現出來。戲劇中游移於虛構與真實環境的辯證本質，則提供一種方式來檢視戲劇治療的概念與實務。

應用戲劇來治療的另一個原因，是在劇場中傳統的治療功

能。劇場表演中的儀式及治療功能在歷史上已獲得驗證，而劇場
也被社會所認可爲情緒宣洩、思考、辯論、娛樂等的場所，讓人
們可以從每天的問題及變遷中獲得喘息的機會，也從參與討論某
些戲劇上的論點獲得教育及宣導的機會。

　　爲了描繪觀眾的感情、思想及信仰，劇場也應用許多的工
具，如具有某種風格的的表演、設計、戲服及道具等。治療師在
戲劇治療中應用這些工具時，也會用這種風格化及形式化來做爲
距離化的機制，使案主能夠表現出真正的需求及問題。劇場演員
將自己的想法投射到所扮演的虛構角色中，並藉此與觀眾溝通，
而治療師則在檢視虛構角色背後所存在的投射作用。這並不是
說，戲劇治療師的目的在把角色人物外在剝得精光，就像在
Ronald Harwood 的「化妝師」（The Dresser）一劇中那個主
人，在脫去高貴的服飾、假髮和化裝後，顯露出來的是一個可憐
的老人一樣。相反的，治療師的工作是在協助案主看清面具與真
實面孔，及戲劇式人物性格與真實人格間的差異。

　　演員是個創造平衡自己與他人之間角色的人，而觀眾則是個
利用劇中角色人物來看待自己的人。對二者而言，劇場的形象是
經常游移於虛幻與真實之間的，無論表演風格是印象派或是寫實
派的，都會影響演員及觀眾認同劇中人物的能力。在戲劇治療中
風格及形式化的程度也和禮儀一樣，可以決定案主面對與自身矛
盾所持的距離。

　　劇劇中所使用的工具以及自發的演出，與象徵日常生活的劇
碼，皆提供戲劇治療許多可應用的資源。這些資源被運用於案主
的治療中，是因爲他們可以有效地協助案主瞭解人類存在的複雜
性，以及經由意識發展而介於想像的、虛構的、主觀的生活，與

日常的、真實的、客觀的生活之間，永久存在的差異與平衡狀態。

戲劇治療訓練

在 1994 年時已有許多訓練計畫在美國、英國及荷蘭等地進行，大部分計畫是在大學中實施，有些則在私立機構或個人組織中。其中訓練提供最充分的幾個計畫，是在美國紐約大學（New York University, NYU）中的戲劇治療碩士（MA）課程，及舊金山加州統整研究學院（California Institute for Integral Studies, CIIS）應用心理學系中戲劇治療的碩士課程。

在英國，訓練課程包括赫特福大學（The University of Hertfordshire）和柔漢普頓學院（Roehampton Institute）的戲劇治療學士後研究及碩士課程，瑞彭大學（The University of Ripon）與約克聖約翰南狄翁科技學院（St. John, South Devon Technical College）的學士後訓練課程，及中央語言及戲劇學校（The Central School of Speech and Drama）的芝麻街課程（SESAME）。

在荷蘭也有爲數不少的大學提供戲劇治療教育，包括米頓大學（Hogeschool Midden）、尼梅根大學（Hogeschool Nijmegen）及克利斯李克大學（Christelijke Hogeschool, Noord Nederlands）。

戲劇治療的訓練課程也可由私立機構提供的，包括在康乃狄克州新哈文的 Read Johnson 及其同事所提供的發展法（Developmental method），紐約市的 Robert Landy 所提供

的角色法，及在洛杉磯由 Pam Dunne 所指導的劇本及結構法。
英國也有許多傑出的教育及訓練者，提供許多獨特的戲劇治療工
作坊。例如 Sue Jennings 的莎士比亞（Shakespeare）與戲劇
治療，Alida Gersie 的戲劇治療中的故事創作，及 Ann Cat-
tanach 將戲劇治療應用於受虐兒童上。

大多數的計畫提供了戲劇治療、心理治療及心理學領域中，
許多不同的實務與理論的體驗機會。而教育與訓練的標準，也已
由二個專業組織——美國全國戲劇治療協會（National Associa-
tion for Drama Therapy）及英國戲劇治療協會（British As-
sociation for Dramatherapy）制定。

在 1982 年，Landy 依據 NYU 的碩士課程設計了一個訓練
模式，這個模式雖然已修正許多，但仍是一般碩士課程（M.A
program）所使用的模式，它著重在下列四個部分：

1. 個人（Individual），包括個人創造力及心理認知能力的
   發展。
2. 案主（Client），包括對各種身心障礙及一般人所處環境
   的瞭解。
3. 技術（Techniques），包括戲劇劇場及心理治療的實
   施。
4. 理論（Theory），包括科際整合（跨領域）的概念及哲
   學思考。

個　人

（The　Individual）

訓練課程首要在將自己視爲戲劇或劇場藝術家，這是項相當重要的課題，因爲有些人相信他們不必成爲藝術家就能進入創作藝術治療這個領域。但是，這裡所持的立場是，戲劇治療師必須能完全地應用藝術的形式，戲劇治療的基本假設是認爲戲劇創作的創造性歷程，對創作者具有治療效果。受訓者爲了能充分瞭解這個假設，需要去經歷這個具有創造性的戲劇創作歷程。如果他沒有在戲劇或劇場中的創作工作中，發現對他本人的治療價值，那麼他就應該檢視這其間所隱含的意義，他是否抗拒戲劇創作歷程？他是否接受錯誤的訓練課程？他是否進錯領域？如果這些問題仍未解決，那無疑地將會把這些疑惑轉移到他的治療工作上。

有些人進入戲劇訓練前並沒有什麼戲劇或劇場的經驗，就像許多從事心理劇領域的人一樣。但是，和不需要接受戲劇藝術訓練的心理劇治療師不一樣的是，戲劇治療師需要對劇場表演及即興劇的基本概念有所掌握。

在發展創造力方面，受訓者則必須具有表演、指導及編劇等的能力，不僅從學術觀點來研究這些領域，同時也要能掌握表演、指導及編劇等的實務技巧。

在這些領域中要界定是否具有能力是有些困難的。演員或導演的能力並不一定能從他的作品的數量測量出來，能力在這些領域中是比較屬於質性的問題。這能力可以從學校、社區或專業劇場中某些劇作的表現來測量。專家與自己本身以外的評估者，會

將前述的能力視爲一種能夠尋求方法解決舊的美學問題，並創新方式來處理新的美學問題，且掌握表演及指導基本技巧的能力。另一種測量工具，則是用個人體驗健康感覺上的創造性效果來評估，在此，能力不僅指所完成的作品，更是包括了個人具體的創作歷程，以透過創作歷程中更清楚檢視自己的能力。

受訓者也必須具有一定程度的能力，來從事即興劇的演出與指導工作。作爲戲劇的領導者，也必須要瞭解自己的領導風格與問題。

另外，因爲大多數的戲劇治療課程，都是在研究所以上的程度，受訓者最好在進入訓練課程前，就能發展上述的戲劇或劇場的能力；在接受課程中則必須發展自己的創造力，並瞭解自己的戲劇與遊戲活動，如何影響個人的健康狀態。這些戲劇能力及自我瞭解的能力，並不是處於停滯的狀態，而是一種積極的探索歷程，這種歷程會持續到成爲執業的戲劇治療師後。

個人訓練的第二個議題，則包括了透過心理治療歷程來發展對個人心理的瞭解。學生通常接受了許多不同的心理治療訓練課程，而不曾有過成爲案主的經驗。但是，爲讓受訓者能夠充分體會及接受治療歷程的效果，並進而瞭解到自己可能轉移案主身上的需求及問題，他們必須充分經歷這種案主的角色。這種個人治療可以很多形式來進行，其一，是經由訓練課程將自己的內在展現在戲劇治療團體中，然而，在課堂外，學員仍需要找到以創作藝術或傳統心理治療方法進行的治療師來接受治療。接受創作藝術治療的價值在於自我證明（self-evident），因爲在治療歷程中學員可以體驗自主的感覺。同樣的，接受完全不同導向的治療，無論是完形或心理劇、心理動力或行爲、人本或認知等都可以有

所收穫。這有很多理由，其一就是任何有效的治療經驗，不僅教
導案主認識自己，也教導了治療歷程及治療師是如何運作的。而
且，也可能會發現心理治療的理論與技巧，不見得是促使治療性
改變的關鍵因素。其他如治療師的說服力（See Frank, 1991）、
轉移的張力或人格特質的契合等因素，也可能有同樣的影響力。

案　　主
（The　Client）

　　訓練的第二部分是瞭解案主及其所處的環境背景。戲劇治療
師曾爲下列案主群工作過，包括：情緒困擾、發展障礙、受虐、
藥物濫用、精神病遊民、受刑人及經歷創傷後壓力失調的患者。
戲劇治療師也治療一些並無特殊障礙，但是需要處理特定問題或
重新檢視生活的人。

　　障礙通常是互相關連（如，精神疾病可以併發情緒、社會及
發展上的困難；生理障礙通常也結合了情緒困擾）。所以，戲劇
治療師不僅必須瞭解各種障礙，也應該瞭解其中的互相關連性，
而且，治療師也必須知道標籤化的限制，以及標籤化對案主與治
療師之間的關係及期待的影響。

　　受訓者必須在生態架構下觀察特殊與正常的群體，因爲環境
對於行爲與認知有很深的影響。同時，重要的是，受訓者應該瞭
解案主成長的環境及現在生活的環境。因爲許多案主住在機構
中，受訓者必須熟悉機構生活及其對個人的影響。甚至將選擇房
間這件簡單的事件做成一個治療單元，也可能有很大的發現。譬
如說，團體在教堂進行時，有些人就會受到宗教活動的干擾，而

在餐廳、體育館或電視間進行時，也可能會有其他干擾。同樣地，受訓者也必須注意到任何空間，都很難讓所參與成員沒有任何感覺，治療師也一樣會對所指定的空間有情緒上的反應，特別是當空間太大、太黑或太不舒服時更是如此。所以，必須讓空間的情緒表達出來，然後改造成一個 Johnson（1991）所稱的遊戲空間，一個著重創造工作的空間。

　　爲了瞭解特殊群體，學生們應該從事一些田野工作，包括與不同團體互動及參與他們的環境與生活。而這些實際經驗也可以透過適當的課程及研究來補充。不過，對所有戲劇治療可能處理的案主群都有過深入的實際相處經驗，則是項不太實際的想法。然而，透過田野工作、研究方案及較具深度的實習，學員可以熟悉許多案主群在他們的社會環境中所面對的問題。

　　觀察及處理各種年齡層及不同發展階段的案主群，也是項很重要的工作。應該計畫進行深度實習工作，這樣可以讓學生有機會與二種不同案主群工作，這二種不同的案主群可以是不同障礙、不同環境及不同的發展階段如兒童、青少年、成人或老人等。目前，紐約大學（New York University）所要求的實習時數是 78 小時，與心理劇訓練課程要求的相同。

技　　術
（Techniques）

　　訓練的第三部分是對治療所使用的戲劇、劇場及心理治療技巧的瞭解與應用。儘管借用了許多完形治療，心理劇及其他治療方式的技巧，但是戲劇治療師的工作大部分還是應用戲劇藝術的

媒介如扮演、即興創作、故事敍述、故事改編及劇場表演等。受
訓者應該要瞭解與治療有關的表演事務，也要知道自己在擔任治
療師的角色時及與演員或案主的關係。他的角色扮演方式，無論
是觀察者或演員、指導性或非指導性，都會依據他對關係的認知
而定。即興創作的技巧非常多，受訓者必須學習許多活動方式，
包括在團體中感覺認知的短期戲劇練習、轉化作用、模仿、發聲
與說話、動作與手勢等，以及更進一步的在真實或想像情境中做
角色扮演。他們同時也應知道如何使用玩偶、面具、化裝、道具
及戲服等較具風格及形式的技術。對於需要長期治療的案主群來
說，應用 Bolton 及 Dorothy Heathcote 的長期戲劇式表演，也
可以有很大治療價值的。這個技術讓案主在長時間的發展具有主
題的戲劇中，得以獲得某種角色和系列的反應力與責任感（參見
第七章）。

　　另一個訓練重點是故事敍述與故事改編，受訓者要學習如何
去讀故事、說故事，並引導故事改編成戲劇，而且還要知道神
話、童話、傳奇及寓言在案主生活中的重要性。而在學習生活回
顧劇場的技術時，學員也可以將自傳做為故事來運用。

　　教育劇場（TIE）也是戲劇治療中很有用的技術之一，而因
為依據社會、政治或教育議題所做的創作演出，使 TIE 團體可
以調查出特定觀眾的重要問題所在，而在掌握 TIE 的技術後，
戲劇治療的學生也可以應用在特殊案主群的問題上。

　　最後，學員需要知道的是正式劇場表演的原則與實務，特別
是在表演與指導方面，這項技巧不僅可以讓個人成為創作藝術
家，更可以協助案主達成治療目標。但是學員也必須瞭解劇場表
演的限制，及可能會為了表演出色而犧牲治療歷程整體性的危險

性。如果劇場表演是由已準備將自己表達給觀眾的案主群所選擇的媒介時（如一群應用生活回顧技巧的老人或演出有關監獄生活劇本的受刑人），那麼受訓者則需瞭解如何使用劇場技巧，及如何反映在演出中無可避免的問題。

受訓者應該瞭解各項戲劇治療技術是彼此互相運用的，劇場演出時會應用即興創作技巧，而生命史劇和 TIE 則會使用即興創作及劇場技巧。

而且，戲劇治療技術，應該與特定案主群的需求及特定治療師的能力與喜好等方面共同配合。某位治療師可能喜歡劇場表演，但是他的案主群是情緒困擾兒童、且需求是在檢視自戀的問題及建立內在自我讚許的方法時，那劇場表演對這個團體來說就可能過於刺激了。在選擇適當的戲劇或劇場技巧時，需要考慮許多問題，包括技巧對於特定個人或團體的目的與價值、治療師的能力與需求與機構主管的需求或要求、以及機構環境的本質。

有很多戲劇治療的特殊方法已經發展出來了，但是在使用這些方法時，需要特別注意在應用上的所可能產生的意涵（implication）。Johnson（1991）的發展法中要求對聲音與動作方式的熱身活動的注意，就會引導出在動作及語言方面較爲複雜的運用，這個方法的主要內容稱爲轉化作用（transformation），是一種治療師直接參與案主活動的即興創作技巧，這技巧讓角色與主題在整個治療歷程中可以自由發展與改變。

Gersie（1990, 1991）也曾改進故事創作（story making）的方法，來發掘神話及跨文化故事。治療師可以應用適當的故事，來協助案主澄清並解決一些矛盾，Gersie（1991）曾證實可以應用故事有效處理失去親友的哀傷情緒，以及學習與環境和諧

相處。

　　Jennings 從她的治療劇（Remedial Drama）（1973）開始，並結合藝術治療（Art Therapy）與遊戲治療，在數年間提供戲劇治療相當多不同的技術（Jennings Minde, 1993），她的近期工作則著重探索個人及社會問題的戲劇上。她與史特拉福（Stratford-upon-Avon）皇家莎士比亞公司（Royal Shakespeare Company）合作，將工作重點放在探索莎士比亞劇中與案主日常生活問題相關的戲劇主題上。

　　另外，如我們以後會看到的，Landy（1993）的角色理論也引導了戲劇治療中角色法的發展。這個方法提供了一種方式來刺激特定的問題角色，並利用相對角色來進行治療。此外，角色法和其他方法一樣，也依賴理論系統來瞭解戲劇治療爲何對某些特定案主群有治療功效。

理　　論
（Theory）

　　訓練的第四部分是提供特定實務應用的理論系統。在過去，理論概念來自不同領域，不僅包括戲劇、劇場與心理學，還有遊戲學、教育學、社會學及人類學，近幾年來學生被侷限於研讀與戲劇治療的戲劇本質最有關的部分，以瞭解「表演如何治療？」這個問題。

　　此時許多戲劇治療理論正處於改進的階段，從 Johnson（1991）的工作中，我們發現了發展觀點（developmental perspective）；從 Jennings 中，則發現劇場與人類學的觀點

（Cox, 1992, Jennings, 1994），而 Landy（1993）則是角色觀點。

有些學者曾經認為戲劇治療師需要一個單一理論模型來介紹工作內容，並讓他們瞭解心理治療的歷程（Irwin, 1979），因此，學生們在碩士班的訓練後，多半接著進入博士班，或在著重心理分析、原型心理學（archetypal psychology）、完形、心理劇等方法的私立機構工作。或者，也有在接受碩士課程時，即選擇專攻戲劇治療的某個特定方法（如角色法或發展法等）。

其他學者則認為戲劇治療是由多種模式所組成的折衷模式，而且所包含的比那些模式的總和還多。若是如此，那麼接受戲劇治療訓練的學生就不一定要依照既有的心理治療模式，或特定的戲劇治療法所規畫的戲劇治療課程來研讀了。

無論戲劇治療在理論上是屬於多元的或單一的，每位學生都應對戲劇治療如何及為何成為治療的形式有著概念性的瞭解。個人是否繼續研究所的訓練課程，則大部分由自己對多元或單一理論觀點的選擇來決定。

另外，有些人可能將戲劇治療列入較為廣泛知識領域，如創作藝術治療或表達治療中的一部分來研讀，有些則認為所有治療性藝術是一體的。這樣的話，那麼他們就會對藝術治療做較為一般性的理論解釋。

戲劇治療的碩士課程（大部分依據 NYU 課程所擬），包括下列幾項：

心理學：　　　　　人格理論（Theories of Personality）

發展心理學（Developmental Psychology）從嬰兒到老年

變態心理學（Abnormal Psychology）

或

心理病理學（Psychopathology）

諮商與
心理治療：　心理治療的臨床課題與實務（Clinical Issues and Practices in Psychotherapy）

個人諮商或心理治療（Individual Counseling or Psychotherapy），理論與實務

團體諮商或心理治療（Group Counseling or Psychotherapy）理論與實務

戲劇／劇場：　戲劇文獻調查（Survey of Dramatic Literature）

劇場表演、指導及編劇風格（Styles of Acting, Directing, and Writing for the Theatre）

戲劇表演的理論與實務（The Theory and Practice of Dramatic Play）

教育戲劇與劇場（Drama and Theatre in Education）

戲劇治療：　戲劇治療實務與概念（Practices and Concepts in Drama Therapy）

戲劇治療模範團體（Model Drama Therapy Group）

情緒困擾戲劇治療（Drama Therapy for the Emotionally Disturbed）（可以選

擇其他案主群）

心理劇與社會劇（Psychodrama and Sociodrama）

投射技巧的進階理論與實務（Advanced Theory and Practice of Projective Techniques）

實習與督導（Internship and Supervision）

其他選修課可以包括藝術、舞蹈或音樂治療等領域，以及特定障礙案主群的研究或其它治療法。

依照這些課程研讀後，戲劇治療師可以獲得下列的專業能力：

心理學

1.瞭解人格特質的主要理論及在心理治療上的應用。

2.瞭解人類從嬰兒到老年的正常發展過程，也包括了主要的發展理論。

3.從心理學、社會學及生態學觀點來瞭解變態行為的原因及影響。

諮商與心理治療方面

1.瞭解在精神病院、治療中心或相關機構中的臨床課題、擬定計畫及治療策略。

2.熟悉診斷與評估的程序，並具有判別情緒、發展及生理障

礙的基本型態的能力。

　　3. 能以特定或折衷的理論取向，來帶領一對一的心理治療單元。

　　4. 能依特定或折衷的理論取向來帶領心理治療團體。

　　5. 瞭解在個人或團體治療歷程中的移情及反移情的問題，並能觀察及分析對案主的影響。

　　6. 瞭解團體動力。

戲劇／劇場

　　1. 瞭解戲劇文獻的歷史，包括重複演出的人物或角色型態（role type）。

　　2. 瞭解劇場中表演、指導、設計及編劇的主要風格與理論。

　　3. 瞭解玩偶、面具、化裝、燈光、道具及戲服等戲劇媒介的運用。

　　4. 能夠表演、指導及編寫短劇。

　　5. 瞭解表演所伴隨的焦慮。

　　6. 瞭解舞台與布景及對思考、感覺及動作的影響。

　　7. 瞭解手勢及動作。

　　8. 能在舞台進行非口語表演。

　　9. 瞭解兒童戲劇性戲劇。

　　10. 能扮演成人角色。

　　11. 瞭解在歷史、文化及環境背景下的青少年及成人劇。

　　12. 瞭解戲劇與劇場在教育及娛樂上的理論與實務。

　　13. 能即興創作、帶領及評估即興劇。

　　14. 瞭解 TIE 的理論與實務。

15.能創造 TIE 經驗。

戲劇治療

1. 瞭解戲劇治療、娛樂性戲劇及教育性戲劇與劇場間的關係。

2. 瞭解戲劇治療與其他心理治療及創作藝術治療方法的關係。

3. 瞭解戲劇治療的戲劇基礎。

4. 瞭解戲劇治療的主要目標及技術。

5. 在參與戲劇治療團體時能覺察出個人問題。

6. 能透過戲劇治療協助兒童、青少年、成人及老人處理問題。

7. 具有利用戲劇治療來協助發展障礙、身體障礙、情緒困擾及相關案主群的知識。

8. 能帶領兩個以上不同的年齡與發展層次的團體。

9. 瞭解戲劇治療的概念與理論。

10.瞭解適當的研究問題、研究方法及評估方式。

11.能夠從事戲劇治療研究。

12.能利用心理劇、社會劇及投射等技巧來治療案主。

13.能在醫療機構擔任心理治療團隊的成員。

14.能做初步的診斷及評估判斷。

15.能觀察並分析在帶領戲劇治療時所可能產生的移情及反移情的問題。

16.瞭解治療性人格（therapeutic personality），並能發展這樣的人格。

治療性人格的發展是非常重要的，如果沒有發展出這樣的人格的話，那麼戲劇治療師擁有的知識與技術都是沒有意義的。治療性人格很難形容，第一，因爲這是個理想；第二，它不是一系列單純的特質（attributes）。具有充分發展的治療性人格的理想戲劇治療師，可視爲是人格功能結合的展現，這些人格功能包括了 Jung（1968）所描述的情感、思考、本能及感覺等。在情感的層次，他要能同理案主的矛盾，並透過表達自己的情緒及需求來讓案主認爲他也是個凡人，就如 Laing 存在主義派的治療師會願意進入案主的經驗一樣。在思考的層次，治療師則能夠維持一個適當的專業距離，達成診斷及分析的任務，並協助案主反映在他的角色扮演（enactment）中，而且，治療師也要協助案主計畫實際的策略來解決日常生活問題。

在本能的層次上，治療師要能應用表達及創作的能力，來協助案主經由治療性戲劇活動來進入個人的想法中。他也能依此時此地（here-and-now）及案主的表現行動，自發地從事治療工作。

而在感覺的層次上，治療師能夠掌握現實，並能清楚瞭解案主所表達的想像事物，並能將自己的反移情問題從案主的真實問題中分離出來，且適時將情境導回正題上。

因此，這治療性人格可視爲情感、思考、本能及感覺能充分發展與互動的理想化整體表現。其他的特質則包括傾聽以充分瞭解每位案主需求及問題、避免道德判斷、瞭解移情及反移情的問題，並知道何時與如何處理（見 Eliaz, 1989）、能擔負風險、能維護自己的領導角色而不會作爲私用、相信正向改變的可能性及朝改變努力，且避免給予錯誤的希望與期待。

　　儘管治療性人格概念是一種理想，仍可視爲一種模範及標準來測量戲劇治療師的發展狀態。治療性人格的教學方式不同於與前述專業能力的培養，但可以利用戲劇治療藝術、自我批評及檢視限制真誠與關係的個人人格特質等來學習與發展。

戲劇治療的內容

　　什麼是戲劇治療？已經有許多人試圖作出定義，英國戲劇治療協會提出下列的定義（1979）：

　　戲劇治療是一種方法，用來協助個人瞭解並減緩社會及心理問題、精神疾病與身心障礙；以及促進在個人或團體中以口語與身體溝通的創造性架構來接觸自己本身，並做象徵性的表達。

　　美國全國戲劇治療協會則在它的介紹手冊中寫著：「戲劇治療可以定義爲：有意地使用戲劇或劇場歷程來達成症狀減輕、情緒及身體整合與個人成長的治療性目標。」

　　在這個定義下，Johnson（1982）補充道：

　　「戲劇治療和其他創作藝術治療（藝術、音樂與舞蹈）一樣，是應用創作的媒介來進行心理治療。特別的是，戲劇治療所使用的活動中，都具有案主與治療師之間建立的治療性瞭解，而且治療目標在這些進行的活動中，是相當重要而非意外產生的。」

　　這些定義將戲劇治療的創造性與表達性，以及戲劇治療師的心理治療目標都考慮在內了。英國人強調需要治療的案主群，而美國人則強調戲劇治療中有關情緒與身體的整合及個人成長的主要目標的生物與人文的本質。

　　複雜的領域就像複雜的藝術工作一樣，是不允許簡單的定義與摘要的。與其提出新的戲劇治療定義，不如讓我們重新檢視這個領域的內容。戲劇治療師所要達成的目標，基本上是屬於戲劇性的特質。一般性的目標在協助他人增加角色庫，及有效扮演單一角色的能力；特殊的目標則是依案主的特質與需求而定。儘管是治療性質，但是目標也經常與教育性及娛樂性的戲劇目標相似。而且，戲劇治療與許多主要的心理治療理論有部分相關，像是將案主視爲意識與潛意識歷程、心靈、身體、感情及本能等集合體的具體表現。

　　接著，在我們從這個領域及戲劇治療師的觀點，來考察戲劇治療的概念與實務時，將會把內容進一步擴大討論。下面的章節中，將會討論戲劇治療師從事治療工作所使用的概念、理論、實務及研究策略等內容。

第二篇

戲劇治療的概念基礎

第三章
戲劇治療的科際整合源流

　　在 Rich Courtney 早期理論論述「遊戲、戲劇與思想」
（Play, Drama and Thought）中，他檢視了包括：遊戲、心
理分析、心理劇、社會學、文化人類學及劇場等各相關學科的理
論，而界定了戲劇在教育中的本質及其理論基礎。Courtney 在
此科際整合理論架構中特別重視戲劇歷程的闡述，並指出其間的
一些特別的交互影響元素。他結論道（1974），戲劇教育
（Dramatic Education）（稍後稱作發展劇）（Developmental
Drama），「是人類學習的基本方式──因此是所有教育形式中
最有效的。」

　　與 Courtney 的理論模式一樣，戲劇治療也是根源於許多學
科：人類學、心理學與心理治療、社會學與劇場。我們將分別討
論各學科的下述課題：人類學中──遊戲、儀式與治療；心理學
與心理治療的──遊戲治療、心理劇、心理分析與發展心理學；
社會學中──符號互動論；劇場中的──表演論、劇場史、教育
劇與劇場。選擇每一課題皆因為概念上不僅與戲劇歷程直接關
聯，同時部分歷程也含有治療的功能。

遊戲與遊戲治療

　　雖然目前已發展出各式各樣的遊戲理論，但是其間仍有些共

通性存在。這共同點爲：遊戲的戲劇本質，均將戲劇看成日常實際生活與想像實體之間的辯證，兒童或成人在遊戲時，均透過後者探索前者的脈絡關係。遊戲的情境是想像與自發性的，其特徵將客觀現實轉化成主觀想像。Courtney 即以戲劇遊戲是以角色扮演及認同爲基礎，並以之分辨與一般遊戲不同之處。

　　大多數遊戲論者只在重複遊戲的戲劇性、表徵性本質。如 Erik Erikson（1940），認爲遊戲世界是日常生活的一種縮影；Piaget（1962）主張，兒童將外在世界同化到其心理，透過相關的遊戲與模仿等的戲劇化歷程回頭來驗證得自世界的知識；Freud（1908）則認爲兒童的遊戲代表著「想像活動的第一道軌跡」。根據 Freud 的看法，兒童在遊戲時是在現實與幻想層次間移動，將其潛意識透過遊戲活動象徵化地表現。Melanie Klein 及其同僚（Klein, Heimann, Isaacs & Riviére, 1952）則將自發性、裝扮性遊戲視爲想像的初期形式，一種「擬真（as if）」的思考。

　　與創作藝術治療有最明顯關聯的遊戲概念是 Winnicott（1971）在他的基本著作「遊戲與現實」（Playing and Reality）中提出。依 Winnicott 的看法，遊戲本質上是創造性活動，介於現實與虛幻之間，可用來協助人們調節來自日常生活與想像世界，及「我」與「非我」之間的矛盾與界限。

　　對遊戲的來源與功能，各家看法大相逕庭。Freud（1908）認爲遊戲源於潛意識，其功能在重複表現出被壓抑的能量以掌控現實；Piaget（1962）主張遊戲來自發展中的認知基模，其功能在同化新經驗；對 Johan Huizinga（1955）來說，遊戲是有遺傳基礎的，其功能是用來使人類種屬永續生存。其他理論則從情緒

觀來看，遊戲的功能是在情緒宣洩（Breaer & Freud, 1936）；從生理觀點來看，認爲功能在繁衍（Mitchell & Mason, 1948）；從社會觀點，認爲是社會化與學習合作的途徑（Opie & Opie, 1969; Bruner & Sherwood, 1975）；或採心理動力觀點，認爲遊戲是轉化兩個實體與兩個本體層面（Winnicott, 1971）。

依 Peter Slade （1954）的觀點，遊戲是幼兒所有戲劇活動的發源地。Slade 區分了兩種遊戲類型：個人性遊戲與投射性遊戲。個人性遊戲是體力與活動性的，其特徵是動作與角色扮演；投射性遊戲則是較內在取向，與兒童的想像運用有關。Slade 認爲兒童的遊戲有下列功能：情緒宣洩、自我察覺、社會互動，以及發現韻律、動作與創造性演說。

戲劇性或創造性遊戲通常和運動與玩樂中的目標導向及競爭性的遊戲形式上有顯著不同。我們的重點在於創造形式的遊戲，能達成 Freud, Piaget, Winnicott, Corutney, Slade 及其他學者所提到的各種功能。從這些論者的看法，我們可以指出創造性遊戲的幾個共同特徵：

1. 它是自發性、即興式的活動，而非計畫詳備、具有腳本的。

2. 它是象徵化、想像的活動，透過動作、說話與或思想來表現。

3. 遊戲的許多形式均有投射性，在遊戲中，個人可將其思想、慾望與需求外射到世界。

4. 遊戲存在於表徵的情境中。在遊戲世界演出某些課題，可使遊戲者了解到外在更廣大世界中的事物。

5. 遊戲者常學習並扮演另一個角色人物，藉此將其經驗戲劇化。

6. 遊戲並沒有外在目標（如，完成一項任務或賺錢）；而是朝向較實質、更個人性或社會性的目標（如，熟練或自信）。

7. 遊戲是所有人類重要的心理實體，因此可能有遺傳基礎。

8. 遊戲為思想與行動、意識與潛意識歷程相互影響的表徵。

9. 遊戲是跨越兩個實體與本體層次的創造性活動。

Freud 所主張的兒童遊戲可以與藝術家的創造性活動相提並論的看法，一再被許多心理學家與教育家引用（Klein, Heimam, Isaacs, & Riviere, 1952; Kris, 1953）。個人在遊戲時，一如在創作的藝術家一樣，會經由想像活動與實際身體動作，將現實轉化成新的形式。也與藝術家一樣，會運用許多好玩的方法，從混淆與曖昧中創造出秩序。

與藝術品一樣，遊戲比產物可被當作個人潛意識的成品，一種無法目睹的心靈建構之可供鑑賞的形式。遊戲中的兒童，一如藝術家，會應用遊戲達到對外在寬廣現實加以某種程度操控的目的，雖然我們常自以為正在操控現實。

遊戲治療

由 Freud 的自由聯想（Free-Association）這個語文技巧自然發展出來的，是使用遊戲這非語文的方式治療兒童。如兒童在遊戲時所創造的符號表徵（Representation），治療者的角色在協助兒童像在遊戲中表現得那般熟練去掌控現實。兒童以玩具、玩偶、面具、及其他東西創造他的遊戲結構。他會先做一位雕塑

者與設計家，先建構一個象徵性世界，然後變成表演者，在他表徵的世界中將挑選的人物、東西所代表的角色扮演出來。

　　一個在醫院場合進行遊戲治療的例子，是使用洋娃娃、玩偶、及醫療用品，來協助患重病的兒童，因應他們對治療過程、手術及權威醫師的恐懼。治療者提供一些洋娃娃或玩偶及各式各樣的醫療器材給病童，這些器材包括：注射器、聽診器與靜脈注射導管等。接著他鼓勵兒童挑選一個娃娃或玩偶來玩遊戲。當小孩假裝在注射娃娃或以醫療器材檢視玩偶時，治療者協助他學習扮演醫生角色。治療者可能代替兒童說出醫生的話，或代替娃娃說說病人的台詞。他可能經由認同一位權威的醫生協助孩子體會到情境在掌控中的感受；也可能藉認同一位無助的病患讓孩子表達自己的恐懼。

　　有些時候，遊戲動作可能變得相當暴力，如一位小孩將娃娃斬首。當兒童認同一位擁有無上權威的醫生、一位攻擊者時，兒童會表現出其盛怒或他被侵犯的極端恐懼。治療者會鼓勵兒童在安全的遊戲情境中表現其情感，因為此處不像外界日常生活中，暴力行動不一定會帶來不好的後果。

　　戲劇治療時，兒童常會重複同一行動，直到他覺得能掌控現實的問題片斷。此種情境具有 Freud 重複性強迫論（Repetition compulsion）的特徵，即當事人會一再重複表現具高度情緒性的反應，直至覺得漸漸有能力掌控一度控制他的事物。

　　與一般的遊戲一樣，遊戲治療本質是自發性、符號表徵化與戲劇性的，可能早在小孩兩歲時即開始（Klein, 1932）。雖然遊戲治療主要根源於心理分析模式，但是它是藉洋娃娃、玩偶、玩具及其他物件，將日常生活世界以戲劇方式再創作。

　　兒童的遊戲爲純粹戲劇活動的範例：將個人心理未曾被調節的部分外射到外在世界，而將伴隨發生的外在世界事件同化到個人心理。個人有能力容許同時存在想像與客觀世界的兩個實體，爲人類意識成長的重要發展標記。戲劇性遊戲是存在的早期形式，它爲潛意識歷程提供了一個可觀察的形貌。兒童在健康的發展中，會自然進行遊戲以掌控現實；若發展偏差，則此自發歷程可達到協助兒童安心地表達其問題，且朝向主控現實的治療目標。

儀式、魔法與巫醫

　　人類學也是戲劇治療的源頭之一，尤其是側重在許多文化都有的儀式、魔法與巫醫，充分了解戲劇性遊戲，檢視這些人類學上的常例是急需的。兒童玩洋娃娃的戲劇性活動即有儀式成份。儀式（ritual）是以特定方式重複一種象徵化活動來確保身分地位的永存，鞏固某社區內成員間的共同聯結，並防衞個人與團體免遭危險。儀式是一種保守的活動，它在許多方面均比戲劇來得更具劇場性，主其事者扮演起表演者或主持典禮的角色，並以預訂的台詞及動作照既定的劇本表演出來。例如，將娃娃斬首的小孩可能即以儀式化形式進行，根據內在的腳本重複相同動作系列。

　　這個玩洋娃娃的兒童意象，正提供我們了解其他非西方文化中各種儀式化活動的靈感。最顯著的例子是巫毒教（Voodoo）的儀式，此時，洋娃娃代表敵人，對娃娃表現出既定的暴力動作正代表個人打擊敵人的意願。Geza Roheim 在闡明一些儀式化遊戲或遊戲性儀式時，舉出一些來自不同文化的例證（1934）：

「一位 Vogul 族的寡婦親吻並擁抱一個代表他亡夫的娃娃；Chippewa 人造一個去世小孩的形象來假裝他仍活著，其寡婦則攜帶一捆亡夫的骨頭，並稱這捆骨頭爲「丈夫」；中國人則相信雕像與稻草人是有生命的，或者可能會隨時變成有生命的。

因此，儀式活動是戲劇性的，因爲它要求主事者經由象徵化方式創造一個表徵的世界。此外，儀式活動有魔幻、非理性的特質。例如，孩子藉著斬掉娃娃頭來表現出他的恐懼，而 Vogual 族寡婦則藉擁吻娃娃表演出她失去丈夫的悲傷。這些行動並不影響因果的實際世界，但是會影響主觀的情感世界。在這些例證中，洋娃娃變成有生命的而轉化爲人，使得主人翁能將其情感投射到它們身上。這種投射行動不僅是想像、創造性的，同時也是具有魔法的。

視覺想像學者，Akhter Ahsen 指出魔法（magic）是創造歷程中重要的性質，一如思想之於兒童那般重要。依 Ahsen 看法，此魔力是有關「意願與行動間的親密關係」。他說道（1982）：「因此，以真正有魔力的方式，我們發現了：部分就是整體、接觸就會融爲一體、模仿就成真、意願即是行動。」

想擁有醫師權力的小孩、要丈夫存活的 Vogul 族寡婦、想報復敵人的巫毒教祭師，經由斬首、愛撫與傷害等儀式化戲劇，將願望化成行動，戲劇的魔法可在情感的主觀層次中得到實現。演員在掌控了現實中無法控制的「想像實體」時，滿足了特定的意願。對小孩而言：痛苦已被掌控、弱點已被克服；對寡妻而言，陰陽睽隔與寂寞已被減緩；對巫毒教祭師而言，已達到復仇的目的。

隨時光流逝，魔法的施行會漸漸約定俗成。以目前西方文化

來說，此項功能常被歸於心理治療者身上。此種治療師也常以
「縮頭者」（head shrinker)著稱，意味著治療有魔法特質，且
認同非西方的戰爭儀式——會將敵人的頭割下並縮小。既然治療
根源在此，自然含有諸如催眠與神祕儀式等程序，又再次隱含著
與魔法世界間的關聯性。

　　傳統的治療與占卜包含有預言家、解夢者、占星家、算命
者、神祕主義者及巫醫等魔法方面的服務。在這些人中，最戲劇
性的魔法師／治療師，即是巫醫（shamanism）。

　　巫醫這行業雖只有數百年，但是在傳統文化中仍相當盛行。
巫醫同時有祈福者與治療者兩種功能，藉由魔法協助個人及整個
社區達成和諧感與功能健全。巫醫戲劇化方法包括：在治療儀式
中進行角色扮演、誦經、風格化動作、化妝及著戲服。他有時與
有心理疾病徵兆的個人一起進行儀式；有時則以代表某團體集體
意識的超自然角色與主題之舞台儀式性戲劇，與該社區一起進
行。戲劇的內容常常擷取自神話（Myths），形式則高度儀式
化。巫醫在儀式性戲劇中將扮演超自然的角色人物，且常讓神靈
附身。

　　由巫醫主導的儀式性戲劇，通常具有協助主事者經由情緒宣
洩釋放其壓抑情緒的功能。原因不僅在於參與者會在許多儀式中
消耗體力，他們也會藉此將情緒外放給觀眾。舉斯里蘭卡（Sri
Lanka）的喜劇性儀式戲劇為例。戲劇會允許男性觀眾——那些
擔心會喪失其男子氣慨而變得在社區內一無是處者，藉此機會經
由笑聲釋放他們的淚水。他們以強有力的神祇——Sakra 的角色
呈現，祂的形象卻是衰弱與無能的。認同此喪失性能力卻又極有
權勢的神祇的男士，雖然形同傻子，且遭受一系列戲謔嘲弄，但

他們也可藉此揶揄自己，而得以釋放他們對自己無能的恐懼（R & G. Obeysekere, 1976）。

許多傳統文化均仰賴儀式性戲劇及巫醫進行的過程，創造該社區內的和諧感、個人的心理健康感、以及精神與肉體世界間共有共享的感受。與西方心理治療者專業化科學取向不同，巫醫的重點乃在毫不爲難地施用魔法。他探索神祕的精神世界及心靈的心理世界之旅程，有時是宗教信仰的活動，有時純粹是創造性演出，而絕大多數是想像的活動。

儀式、魔法與巫醫爲戲劇治療的絕佳源頭，因爲它們結合了治療與表演，且藉著想像活動進行。一旦儀式性戲劇最有效、而巫醫被超自然附身後最有權勢時，祭師能夠暫不論其疑惑而投身於戲劇。就個人層次而言，此時可能意味著個人經驗了相當強烈的釋放感與整合感；而就社區層次而言，則意味著社區經歷了強烈的一體感與希望感——五穀會豐收、男人會有強壯有力，女人會懷孕、而社區會興盛。就此二層次而言，儀式、魔法與巫醫的功能，均是治療性的。

心理劇與社會劇

介於宗教與巫醫的魔法及心理治療的行爲科學間橋樑的，是在此再次討論的心理劇（psychodrama）。這門學科乃由 J.L Moreno 所發展的，他一生志業均在探討魔法、科學與宗教的交互影響。Moreno 雖受過醫師訓練，但偏離治療症狀與藥物治療的科學、醫藥模式，轉向致力於治療個人心理、整個社會，乃至整個地球。

　　心理劇的核心論點爲：日常生活中的行動是與劇場中的演出平行的。早在 Erving Goffman 的社會學分析，「日常生活中的自我呈現」（The Presentation of Self in Everyday Life）之前，Moreno 即將戲劇隱諭用來對人類存在作深入的分析，並針對戲劇性目標，發展了一套治療策略。根據 Moreno 看法，演員的目標在於「給創作家的劇本，添加新鮮、生動與戲劇性的成份，以期演出有說服力。」

　　心理劇中的上述目標可藉訓練自發性來達成。自發性是創作歷程與遊戲中重要性質。Moreno 認爲與自發性相反的是刻板化行爲及衝動性行爲。日常生活中的刻板化演員的選擇是有限制的，他安全地演出、固守規則、符合人們期待，是保守而世俗的。衝動演員的日常演出則與社會場合脫節，其行爲常是不合時宜且不顧客觀現實。雖然其行爲顯然十分自發且自由，但是所憑藉的多是需求而非選擇。

　　反之，自發性的個人則較自由。他選擇自己的行爲，清楚瞭解眼前的社會情境，然而他能冒著可能被人反對的危險，而表現自我真實角色。自發性行爲具有存在性質，因爲它以現在、此時此地的時空架構爲基礎，當它將平常轉化成獨特形式時，即展現創造本質。此外，自發性行爲是一種遊戲式行爲，它既非刻意設計，也非目標導向的，而是基於想像與本能性的功能。

　　Moreno 理論中與戲劇治療相當有關的重要概念是「角色」（role）一詞。依 Moreno 看法，角色是主要的「文化單位」，角色先於自我，即自我並非天賦、遺傳的建構，它是社會發展的結果，源自個人習得的角色。Moreno 將角色分四類：

　　1. 幼兒相對於母親的身體或生理角色，包括：飲食者、睡眠

者、排泄者及運動者。

2.個人相對於自己體外魔力與宗教性人物所發展的虛幻或心理劇角色，包括：神仙、惡魔及動物。

3.根據與他人實際關係發展的社會性角色，包括：家人、性別及與工作有關的角色。

4.由某特定環境要求所決定的文化角色，指出個人應如何扮演家庭成員、所屬性別及工作角色。

依 Moreno（1946）的看法，角色功能是「從社會世界中進入潛意識，使之現形，並給予規範。」

Moreno 的理論並不強調潛意識，社會與行為因素比它更重要。然而，由於其理論紮根於藝術、表現性經驗，他自然也檢視本能及不可觀察的歷程。其中之一稱作「契合」（Iele），代表當事人與治療者之間的關係，甚至是團體內所有成員的關係。Moreno 並未否定 Freud 轉移作用的重要性，但認為這只是負面、當事人與治療者間單方面關係。Moreno 認為轉移只是當事人投射到治療者身上一系列的幻想，而契合則反之，是二人關係的正面、互動觀點，它是治療者與當事人對彼此在幻想與投射以外場合的相互直覺性的瞭解，彼此認為對方就是他原貌，因此更加鞏固彼此分離卻又相互依存的關係。契合意味著當事人與治療者的關係，一種有效的人際融合模式。

心理劇中，劇中人物（dramatis personae）（或稱人物卡司）被假設是存在主角心中。導演的角色在協助賦予各人物一個外在形貌，並如何在空間中動作，以簡化主人翁的難題。

社會劇中，劇中人物為該社會情境中呈現的各種社會類型表徵。此時導演較不重視個人課題，而仍使用心理劇相同原則，檢

視社會課題的各個向度。導演在協助處理社會類型間矛盾時
（如，男性 vs. 女性、黑人 vs. 白人、老板 vs. 員工等），會企圖
揭示性別主義、種族主義，以及不僅存在於個人心理，也為社會
固有的剝削問題。

　　Moreno 發展了一套與其社會目標一致的社會計量學，使他
得以檢視每個團體的動力狀態。透過直接針對某團體權力結構及
互動型態所提出的系列問題，能將這些型態圖示。這種圖示，稱
作社會圖，為該團體動力的一個指標。

　　心理劇與社會劇本身是戲劇治療豐沛的源頭。Moreno 的研
究是西方率先企圖將戲劇表演當作正式心理治療方法的學者，他
超越了談話治療與 Freud 式的歷史取向，而進入了自發性、表
現性演出的領域。一如巫醫般，Moreno 應用了直覺創造魔力，
在主人翁心靈內呈現出一個表徵性戲劇實體，得以驅除其體內的
惡魔。然而 Moreno 同時也是一位科學家，他建構戲劇理論成為
一套對個人及社會有療效的模式。與 Freud 一樣，Moreno 發展
出一套分析人類行為及治療心理疾病的系統知識，此系統為戲劇
治療的直接來源，其根本論點在於：日常生活中的正常行為即是
戲劇化的，而且一旦自發地扮演日常角色能力被剝奪時，透過戲
劇重建健全功能是最合適不過了。

心理分析

　　Freud 理論系統中少有戲劇立足之地，沒有相互衝突的實際
角色人物，也沒有指揮它們在舞台上走動的導演。Moreno 相當
熱衷的燈光效果與戲劇性均被 Freud 逐出師門。唯一例外的是

在遊戲治療後期所發展的心理分析劇是想像的，只在當事人心中演出。

心理分析展現了存在的戲劇性意象，個人是與自己交戰。潛意識心理保留了一些不爲意識心理所悉的訊息。具威脅性的經驗與情感被潛抑，因爲它們太過痛苦無法注視而從意識中撤退，而被潛抑的情感卻常以精神官能症形式呈現：一個防止個人不去檢視其心理生活痛苦與困惑的真實面，及所表現的偏差行爲類型。

在 Freud 的範本中還提到心理三部分間的衝突：本我、自我與超我。本我代表原始、自發的心理經驗，是心理具魔法的部分，它追求即時的滿足，而無法分辨願望與現實。

自我則反之，是心理代表性部分，因應外在現實要求。它會安撫本我的衝動，追求滿足的延伸直至適當時機。自我將個人帶向合理的行動，根據的乃是對世界上的事件所進行的評估。

超我，是心理生活中最後發展出來的建構，它是良知之聲，是判斷自我行動並企圖壓制本我衝動性的道德原則。它根源於教導幼兒是與非的父母管教中，後來變成宗教和社會道德與倫理規範的表徵。雖然超我是內化的，並轉化成外在道德，但是常常會損及自我。個人依據其超我的審判會比教室或政府審判來得嚴格與高標準，此種審判常導致憤怒、傷害與熱情的壓抑，並帶來罪惡與羞恥感。

若發展正常，本我、自我與超我是處於心理平衡的，彼此均牽制對方不要過度控制；超我限制了本我非理性、非道德的主觀性；自我安全地疏導本我想在外在世界恣意胡爲的需求。

若發展偏差，即發生失衡，某一部分將主控其他。若由本我掌控則導致個人表現高度衝動行爲；若由超我支配，則表現出高

道德標準、強迫性行為。

　　Freud 理論也是一種發展理論。幼兒先經歷三個初學階段——口腔、肛門、性蕾期，分別代表兒童在該階段身體主要的慾帶。第四階段是潛伏期，代表童年轉變成青少年間的階段。

　　在闡明性蕾期向度時（超我發展的階段），Freud 轉向劇場，他選擇 Sophocles 的主人翁 Oedipus 來闡明兒童發展的中心課題。根據 Freud 看法，在性蕾期時，男童希望完全佔有母親且憎恨父親，因為他被當作是追求母愛的競爭者。正如角色人物 Oedipus 不知情地弒父娶母，兒童也無法將此願望帶至意識層次，卻又不至於發生悲慘後果。Oedipus 深受他近親相姦與弒父罪行的事實折磨，只好弄瞎自己以自懲。想像 Oedipus 一樣達成意願，只好藉壓抑「弄瞎」對該願望的意識，而他的懲罰，則由超我執行的，即是罪惡感。若能根本解決其戀母情緒，了解到自己是獨立的性實體，罪惡感即得到舒緩。若對此獨立分離需求仍盲目無視，則壓抑與罪惡感將保留不變。

　　就女童而言，Freud 提出另一個劇場意象——Electra，主張女童會想佔有父親而對母親隱藏有恨意。雖然他的女性性學並不完整，但是至少顯示他是性別歧視者，基本上認為戀母與戀父情結是孿生的。

　　幼兒性心理的發展，無論是口腔、肛門或性蕾階段，其需求均可能受到阻礙。若然，到了以後青少年或成人階段可能會表現出一些基本上是固著於早期階段特性的精神官能症狀，且透過言行舉止、夢境與幻想中象徵化呈現出來。然而依據 Freud 的看法，最基本的精神官能症來源在於戀母情緒未獲解決，此時個人即無法將他對母（父）親的愛轉向另一個對象。

有四個關鍵的心理分析概念，有助於戲劇治療的理論探討：
移情、反移情、投射與認同，這些全是以象徵性角色獲得的歷程
爲根本。由 Freud 觀點看來，這些歷程主要均爲防衛性的，在
於保護當事人不要見識到其生命中的主要矛盾。稍後我們將知
道，戲劇治療者即在運用這些歷程，促使當事人達到一種治療性
戲劇化形式的平衡。

Freud 曾創造一個將許多戲劇意象加以整合的理論：心理分
析呈現了人與自己衝突的意象、努力找出內在與外在的關鍵、以
及追求即時滿足的需求並合乎現實要求。這些掙扎、衝突得以具
戲劇性形式──Oedipus 意象來呈現，因爲 Oedipus 在得知存在
的一種禁忌、潛意識真相後弄瞎了自己。

個人更可進一步經由普存的移情現象──根據 Freud 的看
法，它主宰了個人與環境關係（Freud, 1925）──重建他的未
來。透過移情，當事人創造了一個在治療期間的表徵性世界，並
藉著將治療者派定爲某重要他人角色而將其過去衝突戲劇化。治
療者分析精神官能者的移情以及投射、認同等。其他相關防衛技
巧時，會朝向解決此心理分析劇的目標。

發展心理學

Erik Erikson 將 Freud 的人類發展模式擴展到整個生命週
期，並將社會、文化因素，連同心理一起視作成長的決定因素。
雖然他的發展模式乃以 Freud 描述的口腔、肛門、性蕾及潛伏
期爲基礎，但是還更進一步解釋青少年、青年以及成人等四個階
段的成長。依 Erikson 看法，每一階段均以正面自我肯定價值及

負面、退化價值間的心理衝突爲標記。爲了化解每一階段的矛盾，個人會發展一個強化的自我，並持續推展到下一階段。

　　第一階段是基本信賴與不信賴間的衝突。這個階段的幼兒相當於 Freud 的口腔期，順利解決幼兒在這階段的矛盾，會使他養成對他人信任、懷抱希望的態度。

　　第二階段，則與 Freud 肛門期相當，其衝突是來自自主與羞慚懷疑。這階段的正常發展，會使兒童獲得意志行動力與自信感。

　　第三階段，主動積極與罪惡感的衝突，則與 Freud 性蕾、戀母情結階段相當。兒童若能解決這個衝突則會帶給他方向感，及對自己當前與未來發展滿懷信心。

　　第四階段是潛伏期，Erickson 認爲其特徵在於勤勉與自卑的衝突，這個階段得解決會使個人有勝任與精熟感受。

　　第五階段是青少年，此時，依 Erikson 觀點，其內心衝突集中於自我認同與角色混淆之間。成功解決這種衝突可以引領青少年發展出自我一致感（相當於其他人）。

　　青年期的衝突爲親密與孤獨間的掙扎。這個階段若獲得解決，則會發展出「愛」的能力。

　　當成人發展成熟了，他的心理衝突是貢獻與窒礙。解決了這種衝突，會使個人發展出關心他人的能力。

　　最後第八階段是老年期，抗爭於自我統整與絕望間。能夠通過絕望考驗的人，將酬以智慧。

　　Erikson 與 Freud 一樣，也提出一個基本上是以個人心理兩個相反元素相互抗爭的模式。就 Freud 言，相反的兩面，一是以本我爲代表的潛意識要求，一是由自我調節的現實要求。就

Erikson 來説，矛盾則存在於自我解決的正面力量與壓制的負面力量。在所有階段中，衝突會因社會要求而加劇，此社會要求是壓制個人的，個人爲發展出良好的自我、希望增長智慧就必須奮鬥。

認爲發展是個人兩個相反部分相抗爭的論點，是戲劇文獻的基礎看法。偉大的悲劇英雄（如 Oedipus, Antigone, Hamlet, King Lear 等）只存在同時經歷到他們的權力與無力感時，才會覺悟。所謂「傲氣」（hubris）指古典悲劇主人翁心裡的那股悲壯傲氣，它本身即是心理極大矛盾的反映：一方面，個人有無限的力量與智慧，似有魔力可將願望轉化爲行動；另一方面，個人又是宿命的，易受代表著神祇、他人、體制、法律與大自然等客觀世界擺佈。

戲劇治療者透過角色扮演來探索存在人類的衝突，並加以處理——個人對抗自我及外在的力量——從而發現可將這個存在戰爭搬上舞台的戲劇形成。存在於戲劇中的矛盾，其後果均沒有 Oedipus、Antigone 與 Lear 等人物來得悲慘。戲劇治療的洞察力可能代表一種象徵性死亡，一種棄絕了發展早期階段的作法。Erikson 在探討其當事人內在心理與人際衝突時，常會轉採戲劇方式，使用戲劇性表演與各種技巧，以小型物品建構一個場景，進行直接觀察。

呈現在發展模式中人的意象，均是指向良性改變、朝向奮鬥成長歷程，其中最具影響力的模式，與 Freud 一樣只論及青少年期以前的，是由 Jean Piaget 所建構的。與 Freud 性心理模式不同的是，Piaget 模式是認知的，它也是戲劇治療的重要來源，提供吾人對模仿與遊戲的戲劇歷程有更進一步的認識。更重要的

是，Piaget 還對表徵的向度與來源有番詳細研究，而表徵又是所有戲劇活動的根本歷程。

依 Piaget 的論點，認知生活之初的特性是感官—動作與智能（sensory-motor intelligence），這個階段的幼兒無法藉由符號象徵表達其經驗。大約從出生到兩歲左右，世界只以他主觀、自我中心形式存在著，只是身體的延伸而已。然而，幼兒在此階段會建構其基本認知與情感架構，來引導往後進一步發展。建構這些架構的方法之一，是經由模仿所見的楷模行為（如模仿他母親手的動作）。兒童模仿的功能在於使自己能與外在世界調和，表現出像母親一樣的行為。

發展的第二個階段為前概念智能（preconceptual intelligence），是表徵式思考的發軔階段。幼兒在兩歲左右開始經由象徵化方式區分自己與外在世界，此表徵化歷程之初，乃以減低自我中心性——Piaget 稱作「去中心」（decentering）——為標記。經由表徵，幼兒方能在心中產生一個現實並不存在的物體或事件，如此方能將外在真實同化進來，此一層次的表徵歷程乃經由遊戲達成。依 Piaget 的看法，智慧的基礎即經由遊戲而同化（assimilation）與經模仿而調適（accommodation）這二方面時相互動。

表徵化遊戲（symbolic play）不同於一般遊戲之處，依 Piaget 的看法，不僅在將外在世界同化進來，而且還是經由兒童創作的表徵化語言進行同化。兒童所使用的這個語言雖然是經由成人社會環境傳遞到他身上，但是與成人所使用的文法式語言還是有區別。當兒童經由遊戲表現其語言時，即具有內在、想像與戲劇的特質。兒童透過其語言，可以表徵或重現一段經驗，而不

僅是回憶它而已。Piaget 及 Inhelder（1969）舉一個小孩爲例，他在早晨時於廚房桌上看到一隻塡鴨，晚上即動也不動地躺在沙發上宣稱：「我是一隻死鴨子！」

　　緊接著概念前思考階段後爲一過渡階段（transitional stage），約在四歲半到七歲間發生。這是直覺思考階段，進一步去中心化的特徵不僅表現在行爲上，而且還在表徵歷程上。之所以發生這些變化的原因，在於語言與社會關係的形成，使得兒童的世界變得複雜多了！兒童所處的實體現在開始佔據了許多觀點與他不同的人，爲了調和這些，他必須學會從不同觀點來看事情。爲達成此一目的，他必須學習社會技巧，這些技巧不僅有認知成份，也有情感與道德成份。

　　從七歲到十一歲大，進入具體運思期（concrete operations），其世界的表徵經由去中心化又有更進一步發展。此階段特點在於有能力以時序的方式推理，並將物品分門別類。此外，兒童早期的世界表徵，也從神奇的變化轉變成較爲理性的因果概念。

　　在具體運思層次也有遊戲方面的變化值得注意。兒童開始偏好有規則的遊戲，而非表徵化的遊戲。關心規則也反映了道德發展，一種是與非的傳統看法。

　　最後階段是形式運思期（formal operations），約始於青少年前期。它是理想化的階段，也是理論性思考萌芽的階段，而思想也開始與具體觀察區隔開來。個人在社會與情感層面上，也開始發展某種程度的自主，使他能期待未來並選擇一種價值體系。他心智表徵的特徵，在於同化了與他當前社會環境看法迥異的觀點。

　　Piaget 的模式算是提供給戲劇治療有關表徵概念與遊戲、模仿歷程最豐富的來源。它還呈現一種診斷年幼當事人的實用方法，並協助他們透過表徵化、表現性的途徑朝向下一發展階段。

　　Piaget 的理論雖以認知爲基礎，卻也是能整合心理動作、情感與社會因素的有機模式，結合了 Freud 與 Erikson 的模式以及晚近發展論者，如 Selman（1980）與 Kübler-Ross（1969）的模式，產生了一個對戲劇治療目標而言很重要的發展觀點。戲劇治療目標被戲劇治療者 David Johnson（1982）簡化爲：「雖然其他派典認爲人類功能失常乃肇因於缺乏某物或失去平衡，需要事物有其定位，而發展觀點則認爲人類失常乃因發展受阻或停滯……。發展的全面性目標……即在……增大表現的範圍，使個人能觸及，且能在所有發展層次間來去自如。」

社會學理論：符號互動論

　　戲劇／劇場確曾爲社會學理論的來源之一，大多數學者均認爲角色概念即是。角色最初指一個對白與劇本寫作依據的對象。劇場中，則將角色視作由演員扮演的劇中人物。

　　將角色應用到社會學最知名的是 Erving Goffman 對英屬謝德蘭島（British Shetland Islands）原住民的主要研究，及稍後對體制內行爲編劇法方式的研究。Goffman（1959）在刻劃個人及其研究對象的社會行爲時，應用了戲劇比喻，將這些人的存在當作一場演出，一場自我在日常生活中的展現。Goffman 還注意到合於角色與不合於角色行爲間的差別，因而依據自我乃戲劇化加工品的論點，建構一套對社會行爲採編劇法觀點分析的理

論。依 Goffman 的看法，自我是由個人相對於他所處的社會環境中扮演的角色所決定。

Goffman 對角色理論（role theory）的研究，刺激了許多社會科學的研究與論述。但是，還有一個對角色論（role theory）影響更廣更大的早期理論：以 George Herbert Mead 為例的符號互動論（symbolic interactionism）。Mead 的想法，雖然是根據「經由角色習得表徵」的戲劇性論點，但是，它卻是像 Piaget 理論，為一解釋自我發展的純粹認知論。

Mead 研究的一個核心問題是：自我如何產生？依 Mead 看法，兒童意識開始發展後，即能如別人對待他般地對待自己，也就是說他成了「自己行動的對象」（Blumer, 1962）。兒童一旦有能力經由思考的表徵化歷程將自己表徵化，類似 Piaget 所述的前概念階段之初，自我即得經由角色取替（role taking）此戲劇化歷程而開始發展。

依 Mead 的看法，角色取替乃在社會情境中發生。最初，兒童將其社會環境中重要人物的各個角色內化，尤其是母親的角色。在學習母親如何對待他小孩時，他也學會小孩該如何與母親對應；此外，當母親不在時，小孩以母親對待他的方式對待他自己。這些學習活動許多都是透過遊戲。Mead 認為此早期遊戲階段的小孩是「永不止息的模仿者」，他不只內化、扮演母親的角色，他也將生活中其他主要人物的角色予以內化。

自我進一步發展在於兒童開始玩規則性遊戲時。他將一套規範內化，而這些規範是當他根據特質規則對待自己時統理行為的。他也開始學習社會團體中——如父母、學校班級、球隊、機構等——概化性角色。Mead 以棒球隊說明此概念：游擊手知道

他必須根據場上與他有關的所有球員所要求的行動程度來表現，因此要扮演好游擊手角色，個人必須對整個棒球概括性了然於心。

自我由兩部分組成：主體我「I」與客體我「me」。客體我是社會決定的自我部分，它是保守與控制的，對衝動行為有監控與檢查作用，與 Freud 超我論點相似。主體我為自我中較衝動、獨立的部分，雖有點近似 Freud 的本我，但主體我是對社會情境負責的。主體我與客體我乃自我中交互影響的兩個成份，代表著一端是獨立與創作，另一端是盡社會責任的兩極。

在 Mead 自我論中，不僅「I」與「me」之間有辯證，自我的主體與客體之間也有辯證。此論點與認為「戲劇性表徵為一種介於想像與現實、主觀與客觀領域間辯證」的看法相當。

Mead 更進一步指出「替身」（the double）的概念，某些傳統文化視之為個人胸口內存在的精神力量，可決定行為及賦予各情緒狀態。他拿替身比做兒童想像玩伴，後者是兒童創作出來表達情感的，如果沒有想像玩伴，這些情感將不會表露。

這些雙重實體的描述，協助我們對治療的戲劇基礎有更進一步的認識，只有透過暢遊到想像空間——替身的世界，戲劇治療的當事人才能對日常較客觀世界有所瞭解。更精確地說，當事人能找出想像與實際間的關聯時，他才能走向更為整合而健康的功能。此論點假設功能不健全是想像生活與日常生活不平衡使然，以 Mead 的用語，是主體我與客體我之間失衡。透過角色取替歷程，平衡得以重建。

符號互動論乃基於此理念：「人類會解釋或界定彼此的行動……因此，人類互動乃經由符號的使用、對彼此行動的解釋或意

義的確認來調節。」（Blumer, 1962）。Mead 稱此符號爲「姿勢」（gestures）。他將動物與人類的互動都看成「姿勢的交談」。人類表徵的姿勢有非口語動作成份與口語聲音成份，所謂重要的姿勢或符號，乃指在互動中人對自己與他人帶有相同意義的姿勢或符號。

「姿勢」的論點及重要「姿勢」，與戲劇治療有密切關聯，因爲戲劇治療目標即在檢視案主在戲劇性互動中所採行的動作與語言。此外，在檢視案主內在戲劇時，戲劇治療師可再次引用 Mead 認爲「思考即是心理內在姿勢的對話」的論點。以 Mead 的用詞，案主進行想像行動及評量其對重要他人或一般人罰則的行動時，即開始內在姿勢的對話。由於具有想像行動的能力，個人才能用不同的觀點與計畫考量未來。依 Mead 看法，心靈（the mind）一如社會世界，也是符號互動的舞台。他人內心的聲音成了個人內在戲劇中的人物，此內在戲劇演出情形將指引個人未來的行動。

符號互動與個人及社會世界間平衡的理念，尚見於另兩個社會模式，第一個是與 Mead 同時代的 Charles Cooley（1922）所提出的鏡中自我（looking glass self）。雖然 Cooley 的自我論不像 Mead 發展得那麼完整，但是它同樣具戲劇性，也重視角色獲得歷程，並視之爲自我察覺的基礎。

Cooley 應用鏡中意象來描述角色取替的過程。出現在個人社會環境中的每位重要他人，均成了一面將自我影像反映到自己身上的鏡子。因此，經由社會互動，個人從他人反映中看到自己，從而習得別人的角色。此時個人與其社會環境間再次達到平衡，他只有將他人意象整合後才能變成自己，且能以他人看待他

的方式觀看自己。

　　社會互動的第二個理論，爲對話論（ dialogue ），是由哲學家與文化人類學家 Martin Buber 所建構的，他也是與 Mead 同時代的學者。Buber 最初是基於探討人與上帝間關係，進行宗教性的瞭解，後來將理論擴展到人類之間的互動上。Buber 在將其模式應用到人際溝通時，指出「對話」一詞源自希臘字源 dialogos：原意爲「推理清楚」。對話中的個人經由習得他人部分（角色）並扮演出自己確認的部分（角色）之相互歷程，而發展出其互動關係。透過這個歷程，兩個角色開始會晤，對話於焉和諧地發展出來。其間若產生失衡，對話——Buber 稱之爲「吾與汝」關係——即會中斷。舉其中一極端（「吾」極）爲例，個人存在於自我中心狀態，沒有能力對另一角色有所見聞；若爲另一極端（「汝」極），個人充滿對集體意識型態的認同（如，宗教或政治哲理）而接受特定的教條，使自己遠離了那種對一個又一個課題進行開放性推理的歷程。

　　Buber 的人類溝通模式與 Mead 的模式其實很相似，它們均奠基於自己與另一部分的平衡關係上，雙方均以社會及戲劇觀點來看自我的成長。Buber 運用了來自戲劇界的「對話」，而 Mead 則借用了「角色取替」概念，但是他們均提供給戲劇治療一個理論來源，一種社會化與溝通歷程的觀點。

表演理論

　　與劇場演出目的、方式有關的廿世紀表演理論，也爲戲劇治療提供了更進一步的理論來源。雖然大多數主要學者均同意：理

想的演員應達到身體、情緒、智能、以及精神方面的平衡，但是每位學者就演員表演而言，均有其重視的層面。此處有三個對廿世紀劇場有深遠影響的理論，而且對戲劇治療概念的瞭解也有直接關聯，它們分別是由俄國的 Constantin Stanislavski、德國的 Bertolt Brecht，以及法國的 Antonin Artand 所發展的。

Constantin Stanislavski

Stanislavski 的理論系統雖已發展多年，且其重點也曾改變，但基本上仍被視爲是從情緒取向探討行動的心理學或自然主義的系統。這種重視情緒的論點在 Stanislavski 早期研究中即已顯現，而在他著作「一個演員的準備」（An Actor Prepares）中更有載入。

Stanislavski 後期的研究則較重視演員的身體動作而少關心情緒課題。在戲劇治療中，我們向 Stanislavski 研究討教的還是在於 Stanislavski 經由情緒性回憶技巧訓練演員。

Stanislavski 在排演時引用一種即興法。即興不僅成了揭示一齣劇主題的方法，也是展示該主題所隱含的副主題、動機、情感及行爲的方法。雖然沒有證據指出 Stanislavski 熟悉 Freud 的研究，但是在他寫作中卻常運用潛意識經驗的意象，並有將壓抑能量以藝術形式昇華的趨向。由來自「一位演員的培養」書中一段話足證（1936）：「次意識（subconsciousness）已將我們生活攪得支離破碎了。我們的問題在於排除那些干擾，而強化能彰顯其功能的任何元素。」

要了解「次意識」，Stanislavski 發展了一種以情感的回憶

（affective memory）為主的技巧，可強化演員與角色、演員與觀眾間的認同。藉此方法，演員可以回憶一段激發、近似目前角色所要求與行動相關情緒的個人過去經驗。然後將此過去情緒轉化到目前，而以宛若初次發生般，將此情緒呈現出來。此時演員創造了：經由過去而活在目前及透過自己來活在他人的生活中一種矛盾的時刻。

因此，依 Stanislavski 的觀點，演員最主要的問題，即在取得過去與現在、自我與他人等兩股力量的平衡，如此他才能展現出一個似真的戲劇性幻想世界。倘若成功了，觀眾將會認同他角色的兩難處境。

Stanislavski 的演員均被教導要將自己的情緒投射到劇中人物上，才能創造出一種美學與情緒上的自然情況。雖然 Stanislavski 訓練的演員與觀賞演出的觀眾，均體驗到治療性的情緒宣洩與／或洞察力，但是 Stanislavski 的主要目的還是美學上的；雖然在戲劇治療中也會發生美學方面的行動，但是主要仍側重在治療的目標。雖然戲劇治療者通常使用角色扮演與心理劇等自然技巧來揭露心理課題，然而，許多戲劇治療實務作法，如玩洋娃娃與玩偶，則較不是一種根據現實的表演形式，而是有距離的。在此，我們將接著介紹第二種表演理論 Bertolt Brecht 的史詩劇場（epic theatre），他是反對 Stanislavski 的心理自然主義。

Bertolt Brecht

依 Brecht 的觀點，劇場是有社會學基礎的。演員的任務不在認同與進入劇中人物的生命，反而在拉大與角色的距離，且對

角色人物的行為進行評斷。依 Brecht 的看法，劇中人物是一種
社會型態（social type），其行為容易受到社會與政治環境的影
響。極端的 Brecht 取向者與 Stanislavski 較以 Freud 理論為基
礎的論點，可說是南轅北轍，因為後者視劇中人物為個人，且容
易受到內在動機的影響。

　　Brecht 在他著名的疏離理論（alienation theory）中指出，
他假設演員乃以較具風格化與疏離方式，呈現一些社會議題而非
心理問題，設法提醒觀眾他是身在劇場而非現實世界，然後觀眾
才有能力去思索這些議題，看到一些不公正，終可激發他們在現
實世界中採取行動。疏離效果（alienation effect）乃基於思考
與情感的區隔。根據 Brecht 的看法，自然主義的戲劇形式只會
激發觀眾世俗化與極端保守的反應，當觀眾無法區隔劇中事件與
自然事件時，他就不能以批判方式進行思考。Brecht 因此藉重
建劇場的幻想來助長個人的批判能力，最後，他經由音樂、設計
及文件紀錄效果創造出美感距離，然後在戲劇主題、設計及演員
行為上，呈現出理念上的辯證（Willett, 1964）。

　　Brecht 的史詩劇場是反情緒宣洩的。巴西學者 Augusto
Boal 與 Brecht 一樣，批判 Aristotle「宣洩即是反動」的理念。
依 Boal 的看法（1979），宣洩是「所有反社會論點的淨化」。
Boal 的革命詩（revolutionary poetics）與 Brecht 的作品一
樣，均在質疑與批評社會及政治秩序，而非追求懷疑、憐憫與恐
懼的淨化。

　　Brecht 自認其劇場是敍述性而非戲劇性的。他企圖敍說一
個偉大、史詩式、且充滿了黑暗與光明力量間掙扎的故事，他的
人物如：Galileo, Joan of Arc, Antigone 與 Mac the Knife 等

均是這種角色。他許多劇作的結構均是小說式的，每一場景的呈現方式宛如書中章節，且有個標題，投射在銀幕上或寫在看牌上。為進一步抽離，Brecht 會要求演員在排演時自稱角色為「他」或「她」而不是「我」。為除去該劇其他主觀的元素，Brecht 常應用面具、玩偶及巨大的道具，將特殊性轉化為一般性、將個人化轉化成類型化。

　　Brecht 式的美學中最諷刺的是，他這個最受歡迎的劇作家與詩人，卻在推廣他的距離哲學及要求政治活動上大大失敗。亦即，觀眾認同了他劇中角色；Macheath 與 Plooy 及 Galileo 與 Mother Courage 間的矛盾，他們在 Mother Courage 的女兒 Kattrin 被殺時痛哭，他在 Chapline 式人物 Arturo Ui 諷刺性地模仿 Adolph Hitler 語言與動作時大笑。Brelin 市民合唱團在德國統一時建立了一個慣例，即多少保有了史詩劇場的模式。「三便士歌劇」（Threepenny Opera）的序曲「The Moritat of Mac the Knife」曾由無數位流行歌者錄製唱片，在電梯與超市中也可隨處聽聞。

　　縱使 Brecht 的史詩劇場提供了戲劇治療一個重要的理論模式，在戲劇治療中的案主常常需要從其矛盾中抽離，並在可觀察的形式中找出安全的方法來象徵矛盾。戲劇治療者藉用如面具、玩偶及具風格化的的道具與洋娃娃等投射技巧，來拉大案主太具威脅性情感的距離。此外，因為所表演的是社會型態而非心理特質，是以說故事的方式而非直接將經驗戲劇化，案主才得以與自己潛在壓倒性情感間保持距離。一般而言，從心理劇自然主義技巧轉向風格化的投射性技術，能留給案主安心地呈現自己課題的空間。

Antonin Artaud

　　第三個重要的表演理論是 Antonin Artaud 的理論，他根據的是在魔法與典禮中的劇場經驗，Artaud 是以情緒宣洩的觀點看劇場，但是卻是與 Aristotle 和 Stanislavski 對宣洩的看法相去甚遠，是個極端論者。他認爲劇場中是可能發生淨化作用的，只是淨化的不是情緒，而是精神與靈魂。經過劇場經驗，人們潛存的殘酷可得到洗滌，將一種轉化的精神釋放。Artaud（1958）將劇場比作一場瘟疫，可以破壞世俗的秩序，顯現出存在的真理：

　　劇場的演出，如同瘟疫，對迫使人們正視自己、摘下面具、露出我們世界的謊言、蕭條、卑劣與僞善……同時向人類集體揭露其邪惡勢力與其潛藏力量，並促使我們以一種優越、英雄態度來面對命運。

　　Artaud 的激進論點導致現代劇場表演主義形式，它是以即興演出爲基礎，依賴極端的非語文動作及聲音表現。依 Artaud 的模式所發展的「殘酷劇場」（Theatre of Cruelty），曾以神學、宗教及玄學方面材料進行實驗。

　　殘酷劇場的演員擔任了巫醫的角色；他的表演成了一種儀式歷程，一種與神靈世界共同參與的歷程。當觀眾開始涉入時，他又擔任起祭師角色，不僅藉強烈的魔法表演炫人耳目，同時經由洗滌自己精神上的僞善而參與其中。許多六十乃至七十年代聲稱屬於殘酷劇場的演出，確實對演員本身比對觀眾更有衝擊性。從觀眾角度言，整個演出有時似乎是演員自我沈溺其中，以致比

Brecht 的劇場更令人感到疏離。然而，有兩個源自 Artaud 理念，而有效且較持久的劇場伙伴：由 Jersy Grotowski 創建的「波斯實驗劇場」（Polish Laboratory Theatre）及 Judith Melina 與 Julian Beck 創建的「生活劇場」（Living Theatre）。此二劇場均著眼於演員的精神解放，再度將演員看作一種祭司，他的任務即在向觀眾揭示人類處境的真理。

Beck 結合了 Artaud 重精神與 Brecht 重政治的論點，生活劇場的目標乃在強化能滲透心靈盔甲以造成心理改變的力量（Beck, 1972）。即使在劇場的精神層面，Freud 仍提供了一個安全的空間。

在提到與心理治療的關係上，Artaud 的理念最接近那些以基本技巧爲主的心理治療取向，如由 Arthur Janov（1970）所發展的主要治療法（Primal Therapy），案主經過一種宣洩的經驗，將深植在心中的童年情緒加以釋放或紓緩的治療法。此種主要治療技巧，由於完全無距離化（underdistanced），效果相當不穩定、價值也曖昧不明。但是 Artaud 重點在儀式、聲音與動作、神話及自發的即興式經驗，則與戲劇治療的實務較有直接關係。相對於劇場的限制、準備妥當的台詞，以及自然主義表演方式的限制，Artaud 所提供的即使不是技巧，也至少提供了一系列朝向更自由、更直覺方式生活的有力意象。

每一個劇場表演理論均有其強調的重點。戲劇治療師在這些理論時，有設想將此三個模式加以整合必要，以有效治療眼前的案主。稍後可知，一個有助我們整合的概念即是「距離化」的概念。

劇場史

　　既然表演理論發展自劇場史（theatre history），現在且讓我們回頭討論此更基本的源頭。要檢視表演的各種概念，我們可以查閱整個劇場史。在戲劇有關文章中有許多元素值得研究，如Anstotle 所提的場景構圖、人物角色、主題、措辭、音樂及場面等。依我們當前的目的而言，且讓我們聚焦於一元素——人物或角色，它與戲劇治療有直接的關係，因爲它是案主學習、扮演及與角色分化的形式。

　　就許多方面而言，角色是戲劇與劇場最主要的部分，沒有擔任角色的想像力，就不會有戲劇。我們可以除去主題、場景、舞台、語言，甚至於觀眾，但是仍有劇場，或者至少有一點戲劇感覺。Beckett, Grotowski 及許多試圖限制劇場元素而不致去除某些主要的戲劇表徵之表演藝術者，曾進行不少此類實驗。研究發現，只要某人扮演起另一個角色時，戲劇表徵旋即發生，儘管該角色只是另一個人或動物的虛幻形象。唯一例外的是，有時Beckett 的風景或後現代畫面所呈現的視覺本身即是主體，而人類生命則可被遠遠地丟置一旁。

　　Landy（1993）在對劇場史下一番功夫後，他發現在整個西方劇場文學史中，有許多重複的角色類型。在整理了 600 齣常在劇場史教科書中被提及、演出與評論的戲劇中，他發現了一些共通的類型，例如，最初出現在希臘戲劇中的崇高悲劇英雄以及在羅馬喜劇中常見的喜劇傻子（邊角）。只有在整個劇場具代表性文章中一再出現的類型才被定名，因此，我們可以看到數百年

來，古典的英雄與傻子角色均依當時時尚而有所變形，但仍然出現。Landy 定名的主要效標在於，若某角色類型人物，在三個主要劇場史階段（即，古典、文藝復興與現代）的代表性劇作中均明顯存在時，即以指認、定名。因此，「傻子」Pseudolus，早期羅馬喜劇中人物，在現代音樂劇——「論壇途中發生的趣事」（A Funny Thing Happened on the Way to the Forum）中仍以同一名字再現。「傻子」也常出現在文藝復興期所謂「藝術喜劇」，及散見於劇場史其他時期劇作中。

　　Landy（1993）對大量角色類型（84）詳細分門別類後，他歸納了六個範疇——人類六大顯著層面：身體、認知、情感、社會、情感與美學——，並予以組織系統化。在 Landy 所完成的角色分類系統中（Taxonomy of roles），他將所有角色類型分成範疇與類別，根據有關的角色類型群來區分。整個完整分類系統將每種角色類型釐清，包含其特質、功能、風格化的表徵、三個劇場階段的實例等。詳見 Landy （1993）的「角色人格與表演——戲劇、治療與日常生活中角色的意涵」。（Persona and Performance-The Mieaning of Role in Drama, Therapy and Evenyday life）。本分類系統的簡要表如下：

Ⅰ範疇：身體的（Somatic）
　分類依據：年齡（Age）
　　1.　角色類型：兒童
　　2.　角色類型：青少年
　　3.　角色類型：成人
　　4.　角色類型：老人（祖父母）

4.1 角色附型：好色之徒

分類依據：性取向（Sexual Orientation）
5.　角色類型：去勢的男子
6.　角色類型：同性戀
7.　角色類型：性倒錯
8.　角色類型：雙性戀

分類依據：外表（Appearance）
9.　角色類型：美女（見純真與荒淫）
9.1 角色附型：誘惑者（女或男）
10.　角色類型：野獸（見肢體障礙與魔鬼）
10.1 角色附型：純真的野獸
11.　角色類型：凡人（見中等階層、迷失者、凡人及反英雄）。

分類依據：健康（Health）
12.　角色類型：心理病患／瘋子或瘋婆子
13.　角色類型：肢體障礙或變形者（見野獸）
13.1 角色附型：特異的變形者
14.　角色類型：慮病者
15.　角色類型：醫生
15.1 角色附型：密（庸）醫

II 範疇：認知的（Cognitive）

16.　角色類型：笨蛋

16.1　角色附型：不貞者、私通者

17.　角色類型：傻子

17.1　角色附型：作弄人者（見仙女）

17.2　角色附型：與存在有關的小丑

18.　角色類型：曖昧不明者。

18.1　角色附型：令人討厭者

18.2　角色附型：替身

19.　角色類型：批評者

20.　角色類型：智者（見夢想家）。

20.1　角色附型：聰明者

20.2　角色附型：假聰明／空談者（見笨蛋）

Ⅲ範疇：情感的（Affective）

分類依據：道德（Moral）

21.　角色類型：純真、無邪（見兒童與美女）

22.　角色類型：惡棍

23.　角色類型：騙子（見野獸、荒淫者與惡魔）

24.　角色類型：道德者（見純真）

24.1　角色附型：偽君子

24.2　角色附型：理想主義者

25.　角色類型：荒淫者

25.1　角色附型：玩樂者、放蕩者

25.2　角色附型：姦夫淫婦

26.　角色附型：受害者

26.1　角色附型：殉道者、烈士

26.2　角色附型：自利型殉道者

27.　角色類型：機會主義者

28.　角色類型：頑固乖僻者

29.　角色類型：復仇者

30.　角色類型：助人者

31.　角色類型：大老粗

32.　角色類型：守財奴

33.　角色類型：懦夫

33.1　角色附型：吹牛者／吹牛戰士（見自戀者）

34.　角色類型：寄生蟲

35.　角色類型：倖存者

分類依據：情緒狀態（Feeling States）

36.　角色類型：行屍走肉

36.1　角色附型：迷失者（見被放逐者）

37.　角色類型：不滿現狀者

37.1　角色附型：好批評者

37.2　角色附型：急性子

37.3　角色附型：潑婦

37.4　角色附型：叛逆者

38.　角色類型：戀人

38.1　角色附型：自戀者／自我主義者（見吹牛者）

39.　角色類型：忘形失神者

Ⅳ範疇：社會的（Social）

　　分類依據：家庭（Family）

　　　40.　角色類型：母親

　　　41.　角色類型：妻子

　　　42.　角色類型：丈母娘、婆婆

　　　43.　角色類型：寡婦／鰥夫

　　　44.　角色類型：父親

　　　45.　角色類型：丈夫

　　　46.　角色類型：兒子

　　46.1　角色附型：逆子／叛道者

　　46.2　角色類型：不肖子／浪蕩子

　　　47.　角色類型：女兒

　　47.1　角色附型：叛逆女兒／叛道者

　　47.2　角色附型：不肖女／浪女

　　47.3　角色附型：受難女兒／受害女兒

　　　48.　角色類型：姊妹

　　48.1　角色附型：叛逆姊妹／叛道者

　　　49.　角色類型：兄弟

　　49.1　角色附型：叛道兄弟／叛道者

　　　50.　角色類型：祖父母（見年長者）

　　50.1　角色附型：衰老者或瘋癲老人

　　分類依據：政治／政府（Politics/Government）

　　　51.　角色類型：反動者

52. 角色類型：保守主義者

53. 角色類型：和平主義者

54. 角色類型：革命者

55. 角色類型：州長、首長

56. 角色類型：部長／顧問／議員

57. 角色類型：官僚者

分類依據：法律（Legal）

58. 角色類型：律師

58.1 角色附型：貪婪律師

59. 角色類型：法官

59.1 角色附型：不道德的法官

60. 角色類型：被告

61. 角色類型：陪審員（見合唱團）

62. 角色類型：（目擊）證人

63. 角色類型：劊子手／檢查官

分類依據：社經地位（Socioeconomic Status）

64. 角色類型：低層者（見賤民、被放逐者）

65. 角色類型：工作階層：勞動者、工人

65.1 角色附型：粗魯工人

65.2 角色附型：革命工人

66. 角色類型：中產階層

66.1 角色附型：新派

66.2 角色附型：商人／營業推銷員

67.　角色類型：上流階層

67.1　角色附型：工（商）業家／企業家

67.2　角色附型：名流人士

67.3　角色附型：富人的僕傭

68.　角色類型：被放逐者、賤民（見迷失者與低層者）

69.　角色類型：合唱團、群眾聲音。

分類依據：權威當局和權力（Authority and Power）

70.　角色類型：戰士

70.1　角色附型：兵士、軍人

70.2　角色附型：懦夫、懦弱戰士（見吹牛戰士）

70.3　角色附型：暴君

71.　角色類型：警察

72.　角色類型：殺手

72.1　角色附型：自殺者

72.2　角色附型：弒母者、弒長者、殺嬰者、殺手足者。

V範疇：精神的（Spiritual）

分類依據：自然界（Natural Beings）

73.　角色類型：英雄

73.1　角色附型：超人

73.2　角色附型：反英雄（見迷失者）

73.3　角色附型：後現代式反英雄

74.　角色類型：夢想家（見智者）

75.　角色類型：正常、傳統、正當人

75.1　角色附型：信奉正統基督教派者

75.2　角色附型：苦行（禁慾）者（見賤民、被放逐者）

76.　角色類型：不可知論者

77.　角色類型：無神論者

77.1　角色附型：虛無主義、無政府主義者

78.　角色類型：牧師、傳教士

78.1　角色附型：不道德的傳教者

78.2　角色附型：墮落的精神領袖

分類依據：超自然界（Supernatural Beings）

79.　角色類型：神祇／女神

79.1　角色附型：機敏、俏皮的神／女神

79.2　角色附型：酒神／女酒神（見忘形失神者）

79.3　角色附型：太陽神／女太陽神

79.4　角色附型：基督徒、聖人

80.　角色類型：仙女（見傻子）

81.　角色類型：惡魔（見野獸與騙子）

81.1　角色附型：撒旦

81.2　角色附型：死神

82.　角色類型：魔法師

VI 範疇：美學的（Aesthetic）

83.　角色類型：藝術家

83.1　角色附型：表演者（見美女與自戀者）

84.　角色類型：夢想者

　　此源自劇場史的分類系統，不僅在闡明案主於戲劇治療中所擔任角色的類別時有其實用性，在透過角色方法歷程、治療案主時，也相當有用。這種角色方法也是根據我們對角色特質、功能及表徵方式的瞭解而設計的。如果戲劇治療的訓練真的與劇場藝術形式有獨到與重要的關聯性，則源自劇場的角色分類系統，當可助於我們區隔且證實出此間關係。作爲戲劇治療理論源頭而言，劇場史確實提供了一個豐饒的基礎——從劇場史上代表劇作中找到戲劇治療的角色類型。

教育劇與劇場

　　在早期著作中，作者曾將戲劇治療視作教育劇場與戲劇廣大範疇的一支（Landy, 1982）。此處，則將戲劇治療看成有其自主性的學科，教育劇（educational drama）與劇場則爲與戲劇治療有關但分別的來源。

　　不少基本研究已支持此論點。Richard Courtney 曾對社會與行爲科學哲學及表演藝術進行詳盡的研究，以期找出經由戲劇學習的理論向度。他發現戲劇是人類生存的主要歷程，不僅涉及到學習，也與遊戲、工作、思考及治療有關。事實上，在他出版了基本論著「遊戲、戲劇與思想」（Play, Drama and Thought）一書數年後，Countney 與 Getrud Schattner 合編了此領域第一本論文文選——「治療中的戲劇」（Drama in Therapy）。

　　英國教育劇專家 Gavin Bolton 與 Dorothy Heathcote，將戲劇視爲經驗與反映經驗的奧妙途徑，強調戲劇的認知本質乃是省思某論題的一種方法，他們將戲劇定位爲學得所有主題事務內

涵的主要方法。

Bolton 與 Heathcote 兩人對學校中及其他教育機構中有情緒困擾與發展障礙的群體均有過廣泛的研究，雖然他倆均不自詡爲戲劇治療師。雖然他們的目的是教育性的，但他們有關戲劇的理念、及將戲劇應用到那些需要治療的特殊團體之作法，卻均屬於戲劇治療的範疇。他們兩人應用長期的戲劇式表演及廣泛應用各種戲劇技能，深入角色扮演情境，認爲參與者不論有無能力，均有天賦扮演某特定角色，並能舉止動念一如那角色人物。Bolton 與 Heathcote 在本領域是相當獨特的，因爲他們不僅創造了一個現實的複雜戲劇表徵，也提供給參與者一個參考架構，使他們能在戲劇與日常生活間找出關聯。此外，Bolton 與 Heathcote 還企圖同時關注個人與社會議題。

教育劇應用一種屬於創造性戲劇練習而此較表面的技巧，提供給戲劇治療中短期治療或處理嚴重障礙案主的一種模式。此外，應用諸如有樣學樣、感覺察覺及物體轉化作用等簡單的戲劇練習與遊戲，可提供戲劇治療之初暖身活動之用。

教育劇也提出幾個人類經由戲劇發展的模式。Peter Slade（1954）即提出四個階段。第一階段：出生到五歲，爲戲劇之開端，乃透過遊戲扮演角色。於此階段，兒童傾向於在圓形狀態中表現自己——在身體四週活動。第二階段——稱戲劇式遊戲（dramatic play）——從五歲到七歲，兒童此時開始區分自己與他人的活動空間，以及與人共享的部分。他們扮演的角色較傾向於社會性，且具有能在開放空間中自由表現的特徵。第三階段，是戲劇與遊戲的階段，從七歲到十二歲。Slade 視此階段爲「嚴肅的發軔」（the dawn of seriousness），特徵爲發展

「是非對錯」的道德感，且開始對友伴形成親密的死黨關係。在此階段，兒童的言行上會有更進一步即興而自由式的表現。最後一階段爲兒童戲劇階段，十二到十五歲，特徵爲打破小圈圈且聚集於房間一角。兒童在此階段準備上劇場演出，並將注意力轉向觀眾。

　　Richard Courtney（1982）則區分六個階段，將 Slade 的模式延伸到成人期。於第一階段——出生到十個月——幼兒初步認同母親。從十個月到七歲的第二階段，開始透過戲劇式遊戲發展人格。七到十二歲爲團體戲劇階段，兒童在團體中彼此敍說故事，而戲劇式遊戲成了具形式的即興試驗演出。於第四階段，十二到十五歲，此小型社會團體開始主控，且即興式地導向劇場、正式表演。十五到十八歲爲青少年後期，此時即興戲劇活動與劇場演出同時成長。雖然此時未必所有人均全神貫注於劇場的「表現」，但會概略發展早期戲劇感覺、運動與聲音等知能，以使個人具有自發性與玩樂的能力。最後的成人階段爲經由角色扮演持續社會化歷程。有少數人會參與戲劇活動以持續探索戲劇形式。

　　一般而言，教育劇與劇場呈現一個戲劇經驗模式，此模式可視爲一連續向度；一端是幼兒早期感覺——運動與遊戲，此時，幼兒試驗與身體有關的聲音與活動，並有能力仿效一位楷模，最常見的即是母親。然後，經由以象徵方式思考並區分人我等能力的發展，兒童開始投入包含認同與角色扮演成份的戲劇式遊戲。

　　此連續向度的下一點則代表著區隔了兒童自然、自我導向的戲劇式遊戲與成人指導的應用戲劇。此際，領導者會應用戲劇練習或遊戲來娛樂或教育兒童。當應用的戲劇活動漸趨複雜時，它會發展成更正式的角色扮演或即興演出情境。即興情境也可以在

沒有領導引導下由兒童自然發展而成。當兒童想像他是英雄、魔鬼或浪漫人物時，會發生許多自發性的戲劇。

即興式表演與幻想提供了長期戲劇式表演的源頭。雖然戲劇以即興為主，但是仍可根據參與者挑選或領導者指定的故事主線中，形成一個高度結構化的戲劇形式。戲劇形式的拓展也可依出版品（如神話、故事或新聞事件等）為本，以此方向，我們可經由參與者自發性的說話與動作，對該文章及故事加以探索與延伸。

最後，為此連續向度最正式的一端，即為劇場，此時該文章不僅提供了演出的意念與結構，還規範了對白甚至表演動作。

此連續向度如下：

感覺──運動遊戲←→戲劇式遊戲←→戲劇練習與遊戲的應用←→即興演出←→戲劇形式的拓展←→劇場表演與角色扮演

箭頭為雙向，表示此向度是互動而非單向直線式的，某一層次包含其他部分層次。例如，劇場層次中，演員可能同時參與戲劇式遊戲與即興演出，以探索各角色人物與主題。

本模式與戲劇治療在此觀點上相當契合：個人參與表徵式的戲劇歷程可測量正常人的發展層次。從戲劇治療師的觀點，偏差行為可視作在其發展階段中受阻，戲劇治療師可以此為切入點，選擇有助於讓案主順暢地移向此戲劇連續向度中各個階段的適當戲劇活動，進行處理。

第四章
戲劇治療的概念與理論

在本書前一版本（1986）中曾提及，戲劇治療理論模式的發展基礎，乃源自八個方面（除了劇場史外，其餘均於前面章節中介紹過）。從這些理論源流中，我們得以一窺本質上屬於戲劇層面的一些重要概念：自我、角色、表徵化、距離取替、自發性、及潛意識。這些概念連同其衍生的歷程：角色取替、模仿、認同、投射、轉移、角色扮演、情感性回憶、美感距離，以及情緒宣洩等，均成爲 Landy 所建構的戲劇治療理論之基礎。

從那時起，依據相似或相關源流所建構的戲劇治療理論，紛紛發展出來。依本文的觀點，這些取向均忙著發展理論，而疏於進行研究及論證。

誠如前述，David Read Johnson 的發展理論，側重在發展心理學及對治療成效而言相當重要的即興劇。Johnson 理論取向的主要概念爲：遊戲空間、流程與僵局（impasse）。在他的理論中，他認爲人類經由五種歷程的鼓勵來發展，包括：「將情境結構組織化」，「藉語文、聲音及動作等媒介來表現」，「漸趨複雜化」，「改變情感強度」，以及「滿足人際要求」等五種歷程（Johnson, 1982）。其中他覺得最值得商權的，乃是主張：「『角色』（role）是戲劇治療中一種靜態且固定的結構」的論點，因此 Johnson（1991）對「自我」（self）即提出不同於存在的觀點，視「自我」爲一種「變動不居的歷程，而非一種狀態

（a becoming, not a being）」。他對「轉化作用」的看法即基於此觀點，認爲自我概念與人際互動均具即興的特徵。

Alida Gersie（Gersie & king, 1990; Gersie, 1991 1992）也提出以兩個相關源流——比較神話學（comparative mythology）與原型心理學（archetypal psychology）爲基礎所發展的理論取向。Gersie 蒐集各種文化傳統故事，而發展出一套能將這些故事應用於治療歷程之獨特方法。透過剖露出這些故事的結構與主題的過程，Gersie 帶領案主進行一趟出入於心靈世界的旅程。她的核心概念均呈現在敘述中，無論是神話、軼事、寓言，或個人故事；她研究的理論架構也都展現在這些敘述的結構及功能上。隱含在 Gersie 論點中的意象是：人類爲故事創作者（story maker）。每個人的故事均蘊含著對自己揭露自我及治癒各種心靈與精神失調的療效。

在 Sue Jennings 傑出的戲劇治療生涯中，曾有過理論上的一些迂迴與轉折。她以源自教育劇（1975）、儀式與巫醫（1994）、劇場表演（Cox, 1992）及遊戲治療（1993）中的理念，建構其理論架構。綜觀她提出的幾個主要概念，最值得關注的乃是過渡性客體（transitional objects）（見 Winnicott, 1971）與戲劇矛盾（dramatic paradox）。依戲劇治療用語，Jennings 視過渡性客體爲容許人們找出得以跨越許多發展階段鴻溝，由某種狀態（如一般人）過渡到另一狀態（如角色人格）的一座橋樑。在她 EPR（1993）模式中，她釐清了三個概念：具現（embodiment）、投射（projection）與角色（role），並藉此闡明了人類戲劇發展的特徵。經由具現，人們藉著動作與姿勢，創造了身體與感覺的遊戲；經由投射，人們藉著雕塑與繪

畫，創造了投射式遊戲；經由角色，人們藉著戲劇遊戲、角色扮演及即興表演，創造出戲劇式遊戲（見 Jennings 等,1994）。

Jennings 認爲人類是其創造性且重精神層面的，他可以將自己化身在穩定與多變的世界；委身於想像與自然的世界，一個純反應性卻又充滿喜樂的世界。她體會到創造性乃源自矛盾之處，創造者可以是不死的神祇，也可以是必死的凡人；他是純真無邪的，也是充滿獸性。

Landy（1990, 1991, 1992, 1993）終究發展出一套角色模式，作爲建構下列許多概念的基礎。該角色模式源自兩個主要學科：劇場與社會學（sociology），與前者一致的觀點爲：戲劇治療最主要的形式應該是戲劇／劇場的藝術；而與後者契合的則是體會到角色乃是社會決定的。

在角色模式中，「人格」被視爲由源自三方面因素模塑而成的相互依存角色系統：

1. 生物方面，即藉由個人天賦的基因遺傳所得的特定能力與潛能、癖性與特質。

2. 經由社會互動，人們習得了角色楷模的特性，而以和他人相當一致的方式看待、要求自己。

3. 將結合了個人天生的生物性結構，以及所扮演的社會角色之組合體的感受，透過動作加以表現出來。身爲一位角色扮演者，人們可以再創自我，亦即在世上嘗試著發展出嶄新的生命。

第一種觀點乃把人當作角色接收者，而第二種視人爲角色學習者，第三者則視人爲角色扮演者。因此，人類是一種由生物與社會性因素所決定的（被）創造物，同時也是自己的創造者。誠如稍後所示，他們有動機要追求其所學習和所扮演的各種矛盾角

色間的平衡。

　　前述角色分類系統即提出一套所有人類均可能採用的角色取樣，它們雖源自劇場，但是和日常生活中呈現、習得與扮演的角色原型有所關聯。此外，案主在戲劇治療進行的角色創造活動中，同樣類型的角色也一再被扮演著。

　　戲劇治療領域中對角色理論作過最詳盡描述的，當數 Landy（1993）發表的「角色人格與表演──戲劇、治療與日常生活中角色的意義（Persona and Performance──The Meaning of Role in Drama, Therapy, and Everyday Life）」一書。在此，爲了本文的目的，我們還是回頭談談角色理論的主要概念，接下來，再詳論經證實相當有助於將戲劇治療概念化的距離理論（distancing theory），我們也會應用此二理論模式對本書往後第三、第四部分所述的許多戲劇治療實務工作加以解說。

角色

　　本書早期版本（1986）係先從自我概念討論起，並將自我界定爲「個人有別於其他人的獨特性」。當時，Landy 將自我看成一種核心概念，一個綜合所有個人習得並扮演的角色之人格核心。隨後幾年，許多重要觀點，包括創作藝術治療的觀點，都受到後現代主義的衝擊。許多論者質疑當文化講求多元化時爲何還須核心自我的概念？早在 1930 年代，Wallau Stevens 就提出人們有 13 種觀察掠鳥（black bird）的方式；而在 1990 年代中期，教育學家、商人、心理學家等，也在找尋表達多樣性與文化多元主義的途徑，他們均體認到現實是主觀且視情境而定的。根

據後現代主義的觀點，如同上述有許多觀察掠鳥的方式一般，每位旁觀者確實也有其觀察各個「掠鳥」的方式。

倘若人格核心無所謂「自我」的概念，那是否意味著個人認定的實體乃是一種隨機、茫然與片斷的？一些呼籲我們應警覺到兒童與青少年暴力犯罪率昇高及傳統教育與家庭體系崩壞危機的評論者，即可能同意此看法。

從角色論的觀點，人格是一種相互關係的角色系統，藉此系統可傳達出秩序與方向感，其間並無所謂自我來操控這些角色，人格本身即是其各面具或相關聯角色的整合體。Landy（1993）對此曾提出：「此系統中存在著創作原則」的看法，即個人有能力創作生出新的角色而改變舊有的。但是此觀點並不表示有「自我」這個核心概念存在的必要。

凸顯角色的重要性並未否定生命的精神或神聖面，相反的，人類生命中的每個範疇——精神與美學的，一如身體、認知、情感及社會的——均透過角色得以表現。那麼，什麼是角色？

Landy 在 1990 年稱「角色」為「在吾人所處的社會與理想世界中，包含有我們對自己與他人的所有思想及感受的建構」。在 1993 年，更進一步提出「角色是人格的基本單位，它包含該單位特有且一致的性質。」它僅代表個人的一部分而非整個人格，是人格最不容分割的部分。它具有某些性質及達成所有生命中可知目標的功能。

欲瞭解角色，我們必須先釐清其進一步的屬性涵義包括：角色類型、角色品質、角色功能、角色風格、及角色系統，然後再回頭來探討角色取替與角色扮演的歷程。

角色類型（Role　Type）

角色的分類系統是一種類型論，一種將人格特徵加以分門別類的系統。由於人們無法將他人一視同仁，因此有予以類別化的傾向，如此才能限制其複雜性而有助於我們對他人的瞭解。在分類時，我們同時希望能瞭解自己相對於他人的立場，因此，在常見的人格類型中有：欺凌他人者與受害者；智者與愚者；心靈自由者與偏執者；助人者與自戀者等。

好幾個世紀以來，哲學家、神學家、心理學家、藝術家及其他學者，曾試圖將人格分成幾種類型。文藝復興時期，曾依體液將人分類，且認為體液即決定其行為。廿世紀初，由一些假冒科學之名的有心人士，在優生學及骨相學方面所進行令人質疑的實驗中，也曾試圖分出個人乃至種族的優劣。同一時期，攝影師 Auguet Sander（1973）為從事不同職業角色者拍照，而認為不同長相者即從事不同行業，例如屠夫看起來就與銀行家不同。

將人分門別類也可能是基於較崇高的目的。心理學家 Jung（1971）與 Berne（1961）及許多學者，即試圖闡明思想與行為模式藉以發掘人格特質。各門各派的畫家、小說家、劇作家與故事創作者，傳統上均在創造出得以展現人類各個特定層面的性格類型。然而，即使是最具代表性的藝術工作者，至今仍未能為人類現有的複雜性，描摹出完整的形象，充其量只是能在共通性中找出特殊性，於原型中描繪出殊相來！

由此可知，角色類型是具有可被普遍認識及具體表現某些特質的實體。以源自劇場的角色類型而言，常是可以反映出一群具

相似行爲方式者共同特徵的角色人物（如，守財奴、傻子、愛人、英雄、懦夫）。在對人類思想與行爲依角色類型分門別類過程中，我們能以相當戲劇的方式來探索存在的意義。

角色特質（Role　Quality）

每種角色類型均有其獨特的屬性或特質。英雄是勇敢的、騙子是狡詐的、戀人是浪漫的、而兒童是好玩樂的。一些單純的角色類型，如 King Midas 之流的守財奴，可由數個簡單的特質來區辨；而較複雜的類型，如傻子，可能需要較複雜的屬性。傻子未必只是愚蠢，他也可能是聰明、好作弄與虛僞的。同一角色類型也有相互矛盾的特質，因此須創造出附型來，如「傻子」可以是位受騙者或小丑，也可能是位騙徒。

角色特質通常用來描述分類系統中六種範疇的角色，並包含：身體、思想、感情與道德、社會生活、精神生活及創作的敏銳度。

角色功能（Role　Function）

取替並扮演某個角色均是有目的的。亦即，每個角色均能以特定方式，滿足取替且扮演該角色者，即使是複雜的角色類型，也是有公認的功能。受害者屈服且放棄控制；改革者顚覆既存的秩序；道德家護衞其崇尚的理念。而傻子則：「或許未必均以相同方式表現其急智與聰慧，但是他們的功能均在對那些肯傾聽的人提出大智若愚的諍言，而置若罔聞者則僅見其愚蠢。對觀眾而

言，傻子視個別需要而可能有各種功能。無論如何，大多數觀眾藉著認同舞台的角色類型，從遠處檢視自己真實生活中的愚行（Landy, 1993）」。

角色風格（Role Style）

「風格」是含有心理學意涵的美學術語，係指角色表演方式與現實接近或區分的程度。有些角色以相當現實的形式模塑，有些相當抽象，而有些則爲二者的組合。角色表演風格會決定扮演者內在所包含的感情或思考的程度。

一般而言，若賦予角色更多現實性，人們會傾向於以較感性的方式表現自己；反之，若角色較抽象，則扮演者乃在認知性參考架構內游走，而常常與感情區隔開來。依戲劇史而言，某些戲劇演出方式多少需要些風格化，因此扮演該角的演員及觀眾，多少會有些感受。

在日常生活中，我們通常不會有意以風格化方式演出角色。雖然兒童較傾向以想像方式嬉戲，而成人則傾向實實在在的工作，但是在戲劇治療情境中，人們可以刻意使用風格化的方式，來協助個人從安全距離中檢視某角色的感受或思想。當某角色比如盛怒的成人，雖有強烈的情感，但是若能以較風格化與距離化方式演出，則治療師能協助案主瞭解其不一致性，從而設法修正之。

角色系統（Role System）

角色系統係指個人內在的角色整合體，亦即視同一個由各種角色人格整合成的人格。它無法直接觀察到，但是可由日常生活中所扮演的角色推論出。理論上而言，當人們從社會環境中試用某些角色，並創造新角色以建構其修正過的本體時，角色系統於焉發展出來。此外，誠如前述，角色系統尚包含一些非後天習得也非創造出，而是遺傳與文化環境所賦予的角色。

此系統中，許多角色傾向與其反面部分伴隨出現，如受害者常與倖存者（或與加害者）配對呈現，而神祇則與魔鬼相伴。當個人扮演一個受害者的角色，他也可能激發了倖存者或加害者的部分特質。理想的角色系統乃是每個角色均與其反面角色處於平衡，例如，在與個人不道德的感受奮戰後變得心生虔敬；和個人無助與受害感纏鬥後終成一位倖存者。Landy（1993）稱此心理掙扎的情形為角色曖昧性（role ambivalences），且人們從學習與其角色曖昧性相處過程中，達到角色系統平衡的理想。

角色分類系統的內容可分六個範疇，共有 84 個角色。此分類系統旨在提出一個理論模式，然建構此理論的來源本身卻有許多不足之處，如西方劇場的缺失、研究方法論的問題，以及研究者本身的偏見等。因此，不同的學者可能對類型有不同的概念化方式，所建構的角色系統，即可能因此而有偏狹或廣泛之別。

一般而言，角色系統是人格的地圖。就某些人而言，他的地圖可能有許多地形上的變遷而涵蓋廣袤的疆域。這些人可能擁有 84 種角色類型的全部或大多數，在日常生活中蓄勢待發或已然

展現出來。角色之所以能蓄勢待發，可能是基於他們有豐富生活，且適逢許多願意與之互動的角色楷模；同時這也意味著，儘管有先天遺傳限制，他們仍能在既定疆界中充分地生活。

就其他人而言，其角色系統即顯得侷促。先天的不足更衍生進一步的限制。一個截頭去尾的角色系統蘊涵有相當大的心理意義；個人一旦極度自我設限，將變成所謂單一向度的人；一個摒棄所有可能存活機會的受害者，最後終將成爲無法創造任何新角色，甚或激發舊有角色的人。

大多數人擁有的，既非充分發展多元向度的角色系統，也非全然單向度的。欲拓展角色系統範疇，人們須設法扮演好單一角色，並對「角色光譜」（spectrum of roles）中的所有角色均能勝任。在致力使彼此矛盾角色間達到平衡的理想過程中，人們在心理方面得持續成長。

角色取替（Role Taking）

在人類生命的開始即有一些身體方面的角色，即使在出生前，胎兒即透過適切地表現出飲食者、呼吸者及運動者等角色，展現其既定的生物性。出生時，這些原始的角色，旨在維護生命，待和外在社會世界互動後，即開始習得新的角色。此時，其他人類首度登場，父母、手足乃至親朋好友們，全都成了角色的可能典範，發展中的嬰兒將習得他們的特質。根據創造出「角色取替」一詞的學者 G. H. Mead（1934）的觀點，它是將角色楷模特質內化的一種複雜的戲劇化歷程。當嬰兒能體認出他們是與母親分開的實體時，Mead 的看法是，他們會以別人對待他們的

方式對待自己，亦即會視自己爲一客體。

　　這種角色取替的內在歷程，表示個人對自己有與他人一樣的意象，他同時擁有「我」與「非我」。隨著發展，他能學會與前述角色分類系統一致，但不以此爲限的各種角色。角色取替的質與量一方面會透過多重途徑，決定個人行爲與安適感；一方面，本身又受到有效角色楷模的表現所決定。

模仿（Imitation）

　　角色取替的根本在於模仿的外在歷程。透過這個歷程嬰兒會模仿「重要他人」（significant others）的動作、聲音與語言。他隨著母親外顯行動一起演出，例如，仿效她的動作並重現她的聲音。以 Piaget 的術語來説，他調適自己來吻合母親的角色，並發展出能自視爲獨立個體所必備的認知基模。雖然模仿始於仿效他人的動作，但更進一步的發展則發生在兒童能自我模仿時；例如，他會在平時不須表現出吃飯行動的時候作出吃午餐的動作。經由此種玩樂性的自我模仿，兒童進一步發展出取替角色的能力，乃至發展出健康的自我一體感。

　　因此，個人具有取替兩種角色的能力：自己的角色，稱作心理劇（psychodramatic）角色；以及他人的角色，稱作投射（projected）角色。

　　嚴格來説，模仿並非角色取替的內在歷程，毋寧稱它是一種外在行動，一種充滿遊樂性、擬態的動作，使兒童作好與重要他人發展出更複雜關係的準備。

認同（Identification）

在一種更深層的角色取替歷程中，兒童認同母親，不僅學習她外在的行動與聲音，更還學習其感情和價值。經由認同，兒童將自己視同與母親一樣。認同與其不斷在尋找「我是誰」的答案息息相關。在每個發展階段，人們均根據他所認同的角色模範來回答這個問題。當女孩認同母親，她可以肯定其女性本身。然而，一旦認同的對象有混淆不清，或不值得信賴，則個人將經驗到認同的危機，例如，一位兒童的母親正處危機而無法撫愛她孩子，及一位缺乏可以認同的慈母之兒童，將混淆了母親與孩子兩個角色，因為沒有合適的角色楷模，孩子將喪失兩種意象——撫愛孩子的母親及倍受撫慰的孩子。

欲解決認同危機，人們必須在重要角色楷模中再次發現自己。例如，孩子必須找出另一位「母親」人物，能展現出孩子一度失去的慈母特質，並從中學習。同樣的，兒童在學習父親、親友、師長及朋友的慈愛特質時，他也有重新建構自己成為值得關愛者的機會。除此之外，他同樣有機會創造母親的健康形象，而個人可能在與他人互動時，學得並表現出此形象。

認同為內在戲劇化的歷程，兒童並未實際表現出母親角色，只是形成像母親般的自我意像，並體認到自己有能力表現出如母如子的行為。由此可知，孩子與母親此二角色雖是不同的，但卻是相互依存。

投射（Projection）

認同的另一面即是富戲劇性的「投射」觀念。表現投射的兒

童並非將自己視作母親，反而是將母親當作他自己。投射是一種
想像別人與他有同樣感受，甚或別人即是他的心理歷程。此歷程
可經由轉化對他人的不快感受，變成別人對他的感受，藉以保護
自己。例如，他會將「我在生母親的氣」變成「母親在生我的
氣」。

　　然而，投射也有正向功能，個人可將本身的特質外射，從安
全距離來扮演與檢驗現實。玩洋娃娃、玩偶以及面具，均爲將個
人部分外射到另一對象的方法。所有戲劇活動，包括早期發展的
演劇方式，非西方的儀式性戲劇方式，乃至劇場演出，在演員進
入他人的身體、心靈與精神時，根本上均爲投射。

移情（Transference）

　　在戲劇世界中，並不是單純地認爲「我就是我，而你是
你」。它遠超過 Buber 的對話模式──一個人在其獨特性中會
晤另一個我。從角色取替的觀點看，事情常非其表相，角色與現
實並非固定不變的。透過認同與投射的歷程，你可能變成我，而
我變成你。人們不僅自認爲是本身的表徵，他們也會把他人當作
自己的表徵。例如，經由移情，個人會將朋友當成母親或將治療
師視爲父親；經由移情個人將另一人的實際角色轉化成象徵性人
物。事實上，個人是根據其主觀的視界再造現實的，中性與外在
事物可能會因個人過去經驗而帶有其他意義，例如，一間中性擺
設的房子可能代表著童年的窩居。移情經驗常有似曾相識的感
覺，正顯示著經由現況使過去再現。將過去轉化成現在、將人轉
化成角色人格此種表徵現象，是相當重要而具戲劇化的。

　　在戲劇治療中，移情與投射一樣，有其正向與負向的功能。

最負面的是，移情會防衞個人使他無法洞見存在過去關係中的衝突。精神官能症者在與治療師建立的心理分析關係中所表現的移情，正標示了過去懸而未決的衝突之所在，而此刻又被再度引發（例如，當事人掙扎著想從戀母情結中解脫）。母子間的衝突移情到分析情境，而當事人將治療者當成母親角色，對治療者表現出他對待母親的方式。

移情經驗在戲劇治療中與心理分析中同樣重要，因爲它提供了機會面對過去未能解決的情感問題，同時設定了經由自發性行動逐步將其表徵化的過程。最好的層次是，移情容許治療師對案主某段過去生活予以戲劇化重現，同時，無論是透過象徵性地參與戲劇或重建過去與現在或現實與另一世界的界限，治療師均促使案主重新體認了移情的兩個角色，以及該表徵的兩極。

移情是一種普遍的戲劇現象。個人若無法將過去轉化到現在，將實際轉化成象徵，他將存活在一個單調、單一向度的世界，遊戲與戲劇將不復存在，所有事物均一如所見般呈現。移情可被視作將個人轉化成原型的想像歷程。就一位創意思考者而言，將個人視作神祇與魔鬼、創造者與破壞者等歷程，均爲一種有助於創造性想像的演練。能超越表相看事情與思考，是創造歷程中的要素。

戲劇治療中對移情有完整討論的，見 Eliaz（1988）

健康的戲劇世界觀之特點是使移情達到平衡，此即，個人同時以他人實際狀況及表相來看待。然而，當移情成了病態而導致精神官能性或精神疾病時，一種治療方式即指出應設法重建以現實爲基礎的過去與現在、某人與他人間的界限。雖然正常而有創意的人能將原型意象與過去經驗轉化成較中性的事物，是件可喜

的事，但是卻不宜鼓勵受困擾者作同樣表現，因爲容易延長他逃避現實的行爲。

角色扮演（Role Playing）

認同、投射與移情均是內在、心理的學習歷程活動，而壓軸的角色扮演歷程卻是外在行動的形式。演員將其思想、感受及行爲投射到另一個人，然後扮演起對方來。同時，演員也認同別人，模作他的動作，學習對方思考、感情與行爲上好的特質，並將這些內化，作爲引導其角色扮演的準據。

戲劇演出中，角色的取替與扮演、同化與調適之交互性是相當重要的。二者缺其一，可即意味著演員與角色間正處於不平衡的關係。

角色扮演是角色模仿（impersonation）演出的一種形式，其間個人會融入某種角色人格。經由角色扮演個人會認同該角色或角色人格，同時也會將個人特質投射到角色人格上。因此，扮演角色時，個人乃以身體動作表徵其角色人格。角色扮演基本上雖是一種外在演出歷程，但是仍隱含有個人與角色人格、認同與投射間的關係。一旦二者任一方受到抑制，將會發生失衡，而將導致表徵的不完整。

表徵化（Representation）

人類正常的發展過程中，演員與角色、認同與投射等戲劇概念，均在追求平衡，有能量同時由外在世界流入心理，又由心理

流往外在世界。亦即，當世界在個人內在形成心像時，經由角色取替過程的調和作用，它會透過角色扮演以身體動作再現於外在世界中。因此，表徵化被描述成雙重的戲劇化歷程：將世界轉化成心像的內在歷程，及將扮演角色的外在歷程。

戲劇化表徵具有轉化特質，有我與非我、現實與想像間的辯証，因此，自然會假想這個歷程會有許多失衡時刻。在功能正常時，這些失衡可經由將其中一極或另一極能量增多或減少的歷程自然予以重建。

然而，一旦失衡因持過久或強度太強變得相當嚴重時，則須外力的介入。當失衡過久，個人扮演單一角色的能力或能勝任的角色範圍會瓦解，為重建平衡，並重建個人調節現實與整合狀態，戲劇治療師必須先瞭解「距離化」這個關鍵性概念。

距離化（Distancing）

距離化是戲劇治療理論中一個關鍵概念。Brecht 在史詩劇場中提及的距離化及側重在過度距離化（overdistancing），一種思考遠離情感、演員遠離角色、觀眾偏離所期望的反應等現象。以 Brecht 劇場的觀點來看，如此將不會發生情緒宣洩作用，過去情緒經驗不會再次激發而得到洗滌，因此，也不能重建平衡與接納身分。依 Brecht 的看法，演員的存在是為了刺激觀眾的思想，演員可能藉扮演觀眾熟悉的被剝削形象，以及陌生的貪婪者的角色來衝擊思想。為了遠離熟悉意象，Brecht 常將他的戲劇背景設定在異鄉國度。

以印度為背景的「人就是人」（A Man's A Man）、中國

的「四川好人」（The Good Person of Setzuan）以及芝加哥
的「奧圖羅威可抗拒的崛起」（The Resistable Rise of Arturo
Ui），其街道均類似柏林（Berlin）、法蘭克福（Frankfurt）與
慕尼黑（Munich）。軍隊熟悉的行動、暴動、獨裁者以及特權
人士均被嘲諷式地描寫及風格化，以疏離觀眾情緒上的認同，及
免於心智活動的沈寂。Brecht 的目的在透過擴大情緒距離以釋
放視覺經驗。

　　作爲戲劇治療的目的，Brecht 的距離論尚未完備，因爲健
全的功能必須達到情感與思想的平衡。要對「距離化」有更完整
的瞭解則必須探討親密到分離間各種互動與心理內在過程，此探
討的範圍包括 Brecht 式演員的過度距離化，及演員在進入另一
角色時會改變其身體與情緒現實的「過近距離化」演出方式。

　　日常生活中過度距離化的互動特徵可能是交談時身體維持一
定距離，以分析及高度理性方式對話，以及小心翼翼地不去觸及
情緒性話題，也不認同彼此。過度距離化的人須要建立自己與他
人間嚴謹的界限，他會逃避認同及其他所有會破壞其分離心態的
心理歷程。然而，爲重建他自己意象世界，他會將思想與感受投
射到他人身上，而將別人當作自我的反映。

　　過近距離化的互動方式則相反，其特徵爲身體及情緒上的親
近，缺乏可區隔的界限，有高度的同理及角色融合現象。同時過
近距離化者認同他人，並自認爲常常在反映他人的行爲。容易認
同他人者而在極端的情況下，喪失他自己與別人之間的界限。

　　就內在心理層次觀點而言，過度距離化者通常可被看成嚴
謹、過度控制、不連貫與疏離的。他的角色庫十分有限，只能十
分僵化地扮演單一角色。他過於疏遠的行爲將不僅令他與外界區

隔，也使他與自己疏離。

而過近距離化者，則常是多愁善感、困窘、情緒缺少控制。他的角色庫太過龐雜，且扮演著單一角色時界限並不清楚。因為他與許多角色融在一起，他的角色人格成了有無限的可塑性。正如在 Woody Allen 的電影「捷力格（Zelig）」片中主角，有著過度擴展的角色人格，而一直在尋找一個人。

距離化典範的核心要義，是求得過度距離化與過近距離化兩種極端間的平衡點。在此時，個人能思想、可感受，且能找到身體、情緒與理性的舒適平衡距離。在此平衡點，個人與他人，個人與其角色人格，乃至角色與角色間，均有清楚的界限。但是此界限是有彈性而可變化的，只要個人改變或與他人互動發生變化。

為進一步瞭解平衡距離與戲劇治療的關係，且讓我們詳閱一下社會心理學者 Thomas Scheff（1979）所發展的觀點。Scheff 對距離的理論乃建立在心理分析與戲劇模式上。他將情緒宣洩重新界定成個人達到距離平衡時的狀態。

以 Scheff 的論點，過度距離化的一個極端是壓抑。過度距離化的人會阻斷他體驗痛苦情緒的能力，其主要的經驗模式是認知的。他能回憶過程，但是卻阻隔目前感受與過去經驗間的關聯。

Scheff 認為另一個極端（即過近距離化）的特徵是壓抑情緒的再現。過近距離化者整個人陷在悲痛情緒中，因而經歷了相當大的焦慮，他主要的經驗模式是情感的，他不只是回憶起過去，而且是重新回到過去中生活。

情感性回憶（Affective memory）

　　情感性回憶是源自 Stanislavski（1936）早期的演員訓練方法。「重回過去生活」成了許多接受情感性回憶演技訓練的演員之金字招牌。爲了能鮮活地生活在舞台上，爲了再次表現出首次經歷到該經驗時的反應，演員必須將目前實際的感受與過去事件（例如，愛人去世或小孩出生）相聯結。理論上而言，情感的再現應該是在演員實際生活的現實與劇中人物戲劇生活的虛幻間達到平衡時。然而實際進行情感性回憶時，許多演員並未達到此平衡狀態，而是達到過近距離化的情緒水平，常常陷在再現的負面情緒中無法自拔。

美感距離（Aesthetic Distance）

　　當個人處於過度距離化與過近距離化兩個極端的中間時，他就處在美感距離上，此時會發生情緒宣洩作用。在美感距離上，個人達到與過去的平衡關係；亦即，他會憶及並釋放過去經驗。在達成平衡狀態時，他能夠有一種思想與感受交流的經驗，他能對事物作「感性地洞察」（see feelingly），一如李爾王中瞎了的 Gloucester 般。美感距離是解放的關卡，它可以回答下列問題：倘若個人壓抑情緒的原因是太痛苦了以致無法正視，那麼何以又能將此痛苦的片刻帶回到意識層次？答案即是因爲在美感距離上，個人可以同時扮演能重現過去的演員角色及憶及過往的旁觀者角色。換言之，處於美感距離，個人可以同時保留過度距離

化而理性的觀察者角色，以及過近距離化而情緒性的演員角色。
當兩個角色同時發生時，心裡緊張升高，並透過笑、哭、呻吟、
顫慄或羞赧而得以宣洩。

情緒宣洩（Catharsis）

在戲劇治療中，情緒宣洩並不一定是情緒暴發，或悲泣、狂
笑得情感奔流，而是較爲溫和的反應，一種溫和的體認時刻。情
緒宣洩意味著能體會到衝突，見識到個人的心理或社會生活中思
想、言行或感受同時共存的矛盾層面。這種現象在日常生活中經
常發生，例如，某人可能從鏡中看到父母的意象。這種將自己知
覺成母親，可能會引起緊張。能同時體認到像母親的我及純屬自
己的我，將導致情緒宣洩——經由抽搐雙肩、歎息、微笑將緊張
釋放。因此，情緒宣洩可看作對心裡矛盾的體認。

另一例子是戲劇治療間的報導，一位童年時曾接受扁桃腺割
除手術者，他懼怕醫生，但在被乙醚麻醉時，他能藉手術時作的
夢將焦慮釋放掉。他想起在夢境中，他的口腔及喉嚨變成遊戲滾
筒，一個在遊樂場中巨大的滾筒，而他正被穿梭在滾筒中的恐怖
玩偶們追逐著。稍後，他認出玩偶是電視中出現過的角色，雖然
他們是「壞人」，但是卻在熟悉時變成好相處的醫師表徵；像遊
戲滾筒的喉嚨意象，也疏隔了他被醫生侵害的恐懼。手術後，當
事人回想起當時有種放鬆的感覺，一種解決了他害怕醫生與手術
的感受。

作夢、幻想、及認同戲劇、電影與文學中角色等歷程，常是
達到平衡距離與釋放痛苦情緒的自然途徑。日常生活中常有導致

心理不平衡、無止盡的焦慮與潛在衝突時刻。倘若某人對焦慮的反應是拉遠距離，那麼他會壓抑與此痛苦刺激有關的情緒；反之，若是拉近距離，也可能整個籠罩在焦慮中。處於美感距離時，他可以不會完全迷失在焦慮中而仍能經驗到焦慮。他能「理性地感受」（feel intelligently）（Witkin, 1974, 見 12 章），及「感性地洞察」（see feelingly），而透過情緒宣洩，安全地釋放其緊張。

Scheff（1981）根據 Harvey Jackin 的再評估理論（1965）建構了一份表件，描述過近距離化、過度距離化及美感距離，三種情境下的四種基本情緒反應：悲傷、恐懼、尷尬及憤怒（見表1）。

表 1　情緒狀態與距離

苦惱的類型	過近距離化者	美感距離者	過度距離化者
悲傷	感到悲哀，傷心、流淚或欲哭無淚。頭痛、鼻腔充血，雙眼紅腫，覺得無助。	帶淚啜泣	全無情緒，且／或茫然失神。
恐懼	臉色蒼白、手足冰涼、呼吸急促、心跳加快、感覺害怕且無法動彈。	發抖、流冷汗	全無情緒，且／或面對危險茫然失神。

尷尬	臉紅，手足無措地遮掩住雙眼與面部或低垂	自發性地微笑	全無情緒，且／或面對有失面子的情境茫然失神
憤怒	行動或言詞上表現暴動	流汗或自發性地微笑	全無情緒，且／或面對挫折茫然失神。

　　情緒宣洩的時刻也是創造的時刻，有點類似雙關語。許多人樂於此道，喜歡玩語言遊戲，因爲當同一語詞之兩種截然不同意象產生緊張時，心智與感情可相互支應，緊張心理即可藉由笑聲或較不外顯的體會形式得到解決。在 Shakespeare 的「仲夏夜之夢」（A Midsummer Night's Dream）中，當 Bottom 變成驢子（Ass）時，觀眾得到來自視覺與雙關語的種種意象。Shakespeare 不僅給了我們驢子的意象，一個長得像驢子的傻子；他的名字叫 Bottom 正表徵著雙關語之出處，一個解剖學上的部位——臀部。此樂趣來自潛存威脅意象的並置：Bottom 的頭部、頂部，變成一個「臀部」（Ass, 與驢子同一英文字），而神聖的 Titania 卻與此低下的野獸（Bottom）媾合。

　　Shakespeare 將靈巧的智慧與訴諸較本能和禁忌之情感配對，造成了緊張，然經由觀眾的情緒宣洩作用可將此緊張釋放。針對 Bottom 的兩難情境，觀眾可能大笑、微笑或只是感到羞赧。然而，根據理論，只要達到美感距離，觀眾就會發生情緒宣洩。爲達到此心態，觀眾必須體會到他在過去壓抑的被誘惑、或像傻子般、或與肛門有關的自我想像之經驗。不過爲了讓這些感受浮現於意識，他必須同時與這些感受疏離，卻又須擴大這些感

受的感染性。觀眾若能體認對劇場是虛幻的，而 Bottom 只是一個與他不同的人物，則能使他處於安全距離邊界。

　　一旦日常生活中自然的調整距離方法崩壞時，距離與情緒宣洩即成了戲劇治療中關鍵性的概念。案主會在行爲、感情及思考中失去平衡，而常常出現問題。經由即興方式，戲劇治療師會先協助案主將不平衡表徵出來，然後以看得到的角色扮演與情緒宣洩形式重建平衡距離。

　　一般而言，治療師選擇理論上愈風格化的方法，面具、玩偶及史詩劇場的技巧處理，他愈會拉遠案主的距離；反之，若選用較現實的方法，如心理劇與記錄式方法，治療師乃在強化案主產生較無距離的心態。在思想與情感「光譜」中，表現較多風格化，即意味著較理性而少感性。但是此公式當然不能應用到所有案例上。對有些人而言，角色人格是拉近距離的作法，而表演出現實爲本的角色反而是拉大距離，但在這兩種情形下其治療目標卻是相同的：達成平衡、達到美感距離、促成情緒宣洩，並強化個人應用角色調節個人與社會世界間關係的能力。

　　Scheff 提到四種在平衡距離時治療師可以有的選擇：應用目前時空架構相對於過去時空架構；幻想事件相對於現實事件；快速瀏覽過去事件相對於仔細回味過往；以及應用正面情緒與負面情緒。Scheff 未提到的第五種，則是應用自己心理動力性角色相對於另一個投射性角色。

　　欲拉大距離時，治療師會側重在目前時空架構、幻想的事件、快速瀏覽過去、正面情緒及扮演投射性角色。這些選擇尤其適用在戲劇治療團體之發展初期，其成員正開始彼此暖身並演出一種信賴的氣氛。這些選擇對那些自我表現過近距離化者最爲合

適（如，受情緒困擾、過動的個人）。雖然 scheff 將「目前」視作拉大距離的作法，但是在戲劇治療團體常常不是如此，稍後我們將知道，有種使當事人拉大距離的方法，是在協助他聚焦於過去，一個童話故事中的「很久以前」架構；而對許多人而言，當前事件還是太過粗野且具威脅性。

對那些自我表現過度距離化者（如，疏離、退縮的個人），注意力則集中在過去時空架構、現實事件、仔細回憶過去、負面情緒，乃扮演心理動力性角色。然而，即使面對過度距離化的群體，還是沒有必要在一開始治療即選擇側重在深度、負面、現實性個人的經驗。因爲所有團體均必須有一段建立與暖身的時期，以發展出信賴與舒適感。此外，許多「過度距離化」的當事人，可能被鼓勵經由以「目前」時空架構爲基礎的戲劇技術，協助他們更接近當前的感情狀態。

戲劇治療團體最常見的，當然是同時有過度距離化與過近距離化者的異質性團體；喜歡某種方式的人有時也會以另一種方式表現自己。因此，戲劇治療師有必要根據下列三個因素，彈性地選用距離化的各種技術：當事人當前需要；該技術固有的距離特性，是一種現實的心理劇的技術，還是較具表現性的投射性技術；以及他的治療目標。

一般而言，諸如疏離、退縮、強迫性與自閉等診斷性用詞，均含有表現了過度距離化行爲的意義；而諸如過動、衝動與狂躁等用語，則意味著過近距離化的行爲。受過訓練的戲劇治療師雖然知道這些用語，仍必須能在角色互換的戲劇化時刻，亦即當一位過動者扮演控制良好的角色與一位退縮者扮演積極角色時，適切地反應。如同所有心理治療的形式一樣，戲劇治療中所使用診

斷性用語，常常導致治療無效的錯誤路標。當戲劇治療師扮演著調節距離角色時，他會藉著試演新角色、拓展舊角色，尋找能帶領案主游移於各種距離光譜，而找到平衡點；並游走於表現衝動與強迫性保留之間，而得到解放。

自發性（Spontaneity）

美感距離、解放點，是案主最為自發的時刻。它是創造性時刻，有無窮可能性的時刻；是遊戲的時刻，也是潛意識最可觸及而準備好經由戲劇表演予以象徵化的時刻。

自發性是處於強迫、抑制的行動形式與衝動、過於涉入形式間的中點。強迫、抑制者是過度距離化而以嚴謹、既定方式表演新角色。如果要他即興扮演一個角色，他只有極少動作，以傳統而重複的方式表演，儘可能將自己與情感區隔開。強迫與過於涉入的人則是過近距離化，他們會以大量的行動與感情扮演一個即興角色，試圖將自己全部角色系統融入手邊角色中。他的行為因為有超載的特質而常具聳動性。

自發性的人在扮演即興角色時，會以現實和本體兩個層次壁壘分明，卻又相互依存的方式表現之。此即，雖然意識到是在扮演一個虛構角色，但是他會表現得相當具說服力且投入。日常生活中，兒童自發性地玩洋娃娃即是，他清楚娃娃不是真人，但是卻以他們是真人的方式與之互動。

與情緒宣洩一樣，自發性也是根源於重要矛盾的戲劇性經驗中。有兩種實體並存著：現實的世界、與戲劇／遊戲的世界。處於自發性狀態時，個人可同時並存於兩個實體中。這也意味著同

時存在有兩個時間架構：過去與現在。雖然自發性的表演指充分地生活在現在、充分地聚焦於此刻的經驗，但是自發性的人卻同時是基於過去的經驗來行動。

劇場中的演員已排練好他的台詞；奧運的體操選手已小心翼翼地操演他的動作；準備外出赴重要約會的年輕人已再三練習他的行爲與「社會劇本」(social script)；真正上台演出時要能自發且精彩，則個人必須以首次表演的心情表現其動作。他必須演出與訓練時一致的動作，但仍在呈現一個全新的、轉化的自我意象。

處於自發性時刻是充滿冒險性的，因爲個人會懼怕未知。面對觀衆時，準備好台詞會比甘冒謬誤或羞辱將閃現腦中的意念即興地說出，來得安全得多。清楚你想對一位重要人士說話的內容，要比完全沒有預期地與他會晤，來得安全些。但是這種冒險卻可能提昇個人自尊，只要確信自己所知而順口說出個人見地，則可藉此更深信個人的智慧。

英國教育劇專家 Brian Way（1967）強調，在學生正處於功能最佳時開始演出戲劇，對發展與教學上來說均是最重要的。同樣的，倘使戲劇治療中的案主想開始演出戲劇時，即允許戲劇開鑼；又他如果相信他擁有完整的過去歷史，而減緩了想開始扮演每個新角色念頭時的抗拒心態時，那麼他較可能會冒險去放棄舊有角色，而進入嶄新、此時此刻毫無所悉的角色中。

潛意識（The Unconscious）

戲劇治療者透過平衡個人與角色人格、現實與想像間的距離，協助案主達到自發性。在自發時刻、呈現美感距離時，潛意

識是可被觸及的。於此平衡狀態，案主能讓壓抑的情感成形呈現，而不會完全陷入其中。潛意識是堆積大量心理現象的儲藏室——願望、幻想、情結、角色類型與原型，這些現象無法被人們直接察覺，但是卻可經由意象與象徵形式釋放出來。案主透過動作、聲音與／或語言，使其潛意識想像現形。

在戲劇治療中，Freud 與 Jung 的潛意識論點均十分實用。Freud 的潛意識觀點——儲藏了幼年的性心理情感象徵化的語言與行為之處所——在案主個人分析其戲劇化過程內涵時，十分管用。戲劇治療中，與戀母情結有關的意象尤其普遍，為成功解決此重要兩難情境，戲劇治療者常轉向「故事」方面取材。例如，可藉童話故事，將垂手可得的快樂結局模式，應用在被恐懼欺身的孩童身上；運用那些貪婪的女巫、掠奪的野狼、邪惡後母，以及其他童年懼怕雙親的化身之意象，解決此情緒。戲劇治療者採取了以 Freud 理論為本，以童話處理 Bruno Bettleheim（1976）的模式，應用故事來探索孩童的慾望與罪惡感，以及因擔心被雙親丟棄、與父母分離而形成的恐懼。透過孩童以自己想像再創故事後，治療師可協助他找到主控其恐懼的方法。

源自 Jung 集體潛意識觀點，治療師會聚集於個人意象以及原型、普存的意象。如果夢境或即興表演中出現了貪婪女巫或野狼，我們不僅視之為個人恐懼生身父母，也認為與普存於世的神話及泛文化經驗有關。Jung 的觀點，潛意識未必是黑暗、隱匿的恐懼與慾望之源頭，也可能是人類種屬體內存有神祕元素的道德中立區域。

戲劇治療師也將 Jung 的觀點應用在文學上，不過目的較為寬廣：檢視意象所蘊含的，不僅是個人黑暗面，更重要的，是中

性的。如父母意象是懲戒卻也是生殖的，是令人窒息卻也是慈愛
的。因此，戲劇治療師旨在協助案主了解其潛意識想像並非是神
經質或荒謬的，而是與相反部分正常互動有關：如幻想與現實、
愛與恨潛存於人性共有的辯證性概念。此論點與角色系統中存有
互補又矛盾的角色類型看法是一致的。

由於戲劇治療與其他創作藝術治療一樣，相當依據象徵化歷
程（symbolic processes）（即，以美學形式將情感象徵性表現
出來），潛意識於此治療歷程中扮演關鍵性角色。因此，對戲劇
治療者而言，最重要的課題，乃在協助案主達到自發性狀態，並
經由適切想像，將潛意識情感表現出。誠如上述，我們知道，透
過促使案主移向美感距離——實際與虛擬兩個實體達到平衡的中
點——可以實現之。

戲劇治療的距離與平衡論點，與上述大多數理論模式中的平
衡觀相似。許多心理學者均主張心理達到平衡，功能才能健全。
心理分析中，健全的個人乃是展現了本我、自我與超我間的平
衡，此時自我調節本我與外在世界要求。Mead 理論中，健全的
自我，其主體我（I）與客體我（me）是和諧的，平衡了衝動的
需求與社會世界的要求。在 Piaget 的認知系統中，功能健全有
賴同化作用——經由遊戲將外界世界片段納入系統的歷程與調適
作用——經由仿效的表現歷程之間的平衡。

一旦發生無法經由日常生活方式解決的失衡狀態，且妨礙了
正常功能時，則有賴治療形式來重建心理平衡。如同許多重要的
心理治療方式一樣，戲劇治療的進行乃藉由現實的想像與象徵性
層次，重建個人在日常生活中的平衡。在戲劇治療中，乃是透過
角色處理途徑重建人格的平衡。

第三篇

戲劇治療的技術

第五章
治療單元的結構

由於成員特質、時間長短及各學派之不同等因素，戲劇治療的結構並非僅有單一規則。如學校中為特殊性質的過動兒舉行的戲劇治療團體可能每週僅花 20 分鐘；而精神病院內的戲劇治療師則可能會使用每週兩次各 50 分鐘的時間於團體內直到短期病患出院；另一方面，在護理之家或長期養護機構內的戲劇治療團體可能會每週聚會一或二次，持續數週或數月之久。每一戲劇治療者在執行其工作時，可依對象之特性而有不同的考量，或者是短期的危機處理團體，或者是探討心理人格進而影響到存在問題的長期性治療團體。

在設計每一次的治療單元時，戲劇治療師需考慮幾項因素。首先，他／她需了解案主的特質及其個別需求，一般而言，愈缺乏內在自控能力及角色平衡者，愈需要結構性強的團體。所以，當案主呈現過度距離化的狀況（如嚴重憂鬱者）或過近的角色距離（如過動者），皆需較有結構性的活動內容，以協助他們達到平衡狀態。當案主達到此平衡之美感距離後，以後的單元內容即可彈性採用其他更多樣化的技術或形式。

第二，戲劇治療師需要認清自己的領導風格。有些人依循 Carl Rogers 及遊戲治療師的非指導性及較少干預團體進行的領導風格；有些人則採較主導性的劇院或心理劇導演的風格，他們小心及目的取向地設景以幫助案主順利進入他們的角色中。此

外，戲劇治療師也依個別之意願選擇自己進入戲劇中角色及主導
程度之多寡。有些人積極參與，有些人保持一定程度的距離，較
少人完全投入劇中擔任一角。戲劇治療師的角色該有彈性，特別
是領導一團體卻發現團體的需求與治療師平常的風格不同時。此
外，當你領導的團體需要你扮演一角色時，即使你並不擅於該角
色，但仍要花一點時間去扮演它。

　　第三，戲劇治療師在計畫每次治療單元內容時應考慮到各機
構之特性。一個剛出道的戲劇治療師所實際面臨的問題，包括機
構老闆可能會提供多少時間、空間及支持，這些對其工作之影響
是很大的。如他可能很渴望做深度治療，但卻只被機構安排每次
20 分鐘之不同性質成員的團體，或者他被要求於三週內製作一
齣 Oklahoma 的戲劇，還需親自指導音樂及舞蹈的部分。機構
的支持，對一個新的戲劇治療師的確是很重要的，所以，在他們
能對案主產生任何影響力之前，他們實在應該讓自己更加了解機
構特性，如此對機構也是很有幫助的。

　　計畫每次治療單元時，戲劇治療師當然也需要了解自己專業
技術的靈活度在特殊機構及案主上的應用。如，當為慢性記憶不
佳的服藥或認知功能缺陷的病患工作時，他／她總不會去導演一
齣需背誦台詞及記住位置的戲劇。再者，他／她也不會為年老且
懼於被歸類為幼稚的病患使用遊戲導向的治療。

　　最後，戲劇治療師應考慮到其治療的目標與特定對象須和機
構相互配合。治療目標的設定必須是在某種理論架構之下推展─
─不管是角色理論、心理治療理論或是折衷學派。雖然，發展個
人扮演多種或單一角色使之更自然的能力是很普遍的治療目標之
一，但是，顧慮到群體及機構的特殊目標是必須再次強調的。例

如，我們無法僅利用機構給我們的一或二次 45 分鐘的時間來探討深層的案主問題。同樣的，如果我們有每週二次並持續一年的治療單元的話，那我們除了可做簡單的創作戲劇活動之外，尚可做深層的心理治療。

任何戲劇治療的技巧本身究竟是淺顯或深奧，是個頗具爭議的問題。如由 Viola Spolin 所創的劇場遊戲（Theatre Games），由某些人帶領時可達到很表面的效果，但由另一群人使用則亦可達到較深奧的探索效果。

一旦戲劇治療師考慮到以上所提的四個因素——即案主特質、個人治療風格、機構的要求、專業技術的靈活度，及治療目標，那麼他／她就可準備計畫其每次的治療單元內容了。雖然，帶領團體的方法很多，但大部分皆包含此三部分的結構：暖身、演出及結尾。

暖身

戲劇治療中之暖身（Warm-Up），猶如表演者或體育選手要上場表演前之準備工作：如舞蹈者小心的伸展肌肉；演唱者之清喉；及演員表演前之靜坐、清喉及拉筋等活動。

暖身是一種準備工作，從距離理論來說，它不但可與所扮演角色拉近距離，亦可使距離拉遠，使興奮狀態之情緒平靜下來。在任何治療團體當中，案主之焦慮是常顯現的，對於那些把焦慮表現在退縮情況之案主，暖身的功能可使其與角色之距離接近，使其易於達到平衡狀態。而對於那些以躁動掩飾焦慮的案主，暖身可作爲一種拉遠距離的工具，並使其情緒上感覺安全。

就角色理論而言，暖身是一種幫助案主了解角色系統的工具，它也是幫助案主進入角色（en-role）的方法之一。

在戲劇治療當中，暖身就如同表演藝術般，是一種激發想像力的工具，這看法與很多解釋創作過程的理論是相近的。例如，在 Willian Wordsworth 所著《抒情歌謠序文》《Preface to the Lyrical Ballads》當中，他認爲創作的詩歌是寧靜中情緒的再整合。對他而言詩人可默察過去，直到一種新情緒產生。所以，他的理論是一種情緒上的暖身，即從寧靜中默察過去，詩人可達到一種創作的狀態，在該狀態下即可抒發情感。

如眾所知，Stanislavski 亦有類似的如 Wordworth 的詩歌可激發創作的理論，Stanislavski 的看法是由情緒出發，可觸動我們的情感和想像力，它同時也是藝術創作歷程及心理治療的基本元素。

暖身的形式有很多種，較常見的是身體方面的，即放鬆肌肉、紓解身體緊張者，包括舞蹈、瑜珈、創作戲劇及肢體動作等。很多戲劇治療家除上述外，還會利用深呼吸、冥想及一些放鬆技術，使成員不但可達到身體的暖身，更可使心靈達到創作前的準備狀態。在 Sanislavski（1949）的《演員訓練》、Viola Spolin（1963）的《劇場遊戲》及 Brian Way（1967）的《教育劇場》等書中皆有暖身過程的特別介紹，他們的重點都在肌肉放鬆、專注及感官知覺等方面。

有時候暖身可以是想像的過程，並不僅止於肢體動作，如戲劇治療可請成員閉上雙眼去想像特定景物，如曠野。經過一連串的想像投射，成員的想像力就已被暖身。想像力的暖身也可經口語指導或知覺感官的方法，後面的這個例子就是聲音過程的想像

力的暖身。

在心理劇中常用的口述個人感覺及最近所發生的事，亦是常被使用的暖身方法。

練習活動

一個有效的暖身活動只要經過適當的修正就幾乎可適用於各種不同對象成員的團體。例如有關肢體方面的暖身，成員被指示去移動身體的某部分，一次一部分去體驗手指、手掌、手臂、肩膀等。這活動對一般四肢健全、頭腦清晰的人來說是不會造成任何困難的，但對於精神疾病患者則難度頗高。治療師也會要求成員專注自己身體的某些部分（如手指、手、腰），使他們能順利做到此點。對於接受過嚴重整形手術的患者而言，他們由於失去了身體的某些部分了，所以做上述的這個暖身活動可能有所困難。此時，治療師可使用專注於想像的方法，在想像中移動其身體。

所以，一個好的暖身活動雖對成員具挑戰性，卻不使他們感到焦慮。它提供了一個相當好的平衡點，使退縮者準備出發，使好動者有機會冷靜下來，並減低其壓力，如此他們才能順利進入下一個演出階段。此外，暖身應該儘可能包含身體的各部分功能，如想像力、情感、感官、思考、直覺及肢體等。暖身活動是表演的序曲，也是一種協助成員進入創造角色過程的準備工作，這對於治療師及案主是同等重要的。當治療師本身達到平衡狀態及對各種角色都能具開放態度，將最能協助成員準備好自己去滿足個人創作需求的時候。

演出

演出（Action）部分指的是真實的戲劇表演，它通常都發生在暖身之後，從某個角度來看，暖身與演出的界限是難分的，因他們的流程緊緊相連。但其終究是有差別的，現在我們就來看其不同。

第一，演出部分一般牽涉到比暖身還深層的動作部分，演出部分可以只有一個案主當主角（如心理劇中的主角），而其他的成員當輔角，以協助案主探索其內心世界。演出的部分更進而提供案主一種戲劇形式，在當中主角經由動作、思考、講話及感覺來探索本身的矛盾。那種形式可以是心理劇的，也可以投射的方式來表現。甚至當焦點是數個人時，導演會在暖身時即做好擴展角色及情感回憶等準備工作。

就戲劇文學的架構而言，暖身好比前言，戲劇的內容可使觀眾知道一個故事何時發生、發生於何處及人物之特質，而以戲劇的方式表現，可使主角所面臨的矛盾得以解決，這個過程可使其達到宣洩情感及理性認知的目的。

一般的戲劇與戲劇治療在演出時皆有其張力及節奏，但很大的不同點是戲劇治療的內容是很需要即興表演和自然表達，而非事先規畫預想的。而其流程大抵是主角將其自己的故事表演出來，而治療師則在其演出的過程當中協助主角突顯其問題。雖然治療師鼓勵案主用自己獨特的方法表現問題，但他也常加入特定技巧（如肢體動作、木偶操作及說故事）要求案主去執行。

大部分的戲劇主要由「衝突」（conflict）所構成，如角色

A要求某些東西，而角色B或狀況不讓他得手。古典戲劇重視主
角的外在衝突及內在緊張。古典戲劇的主角如 Oedipus、Ham-
let 及 King Lear 等皆是曾與內心交戰的著名人物角色。不管是
外在的衝突或是內在的緊張，都是治療情境中戲劇角色扮演很好
的題材。

　　在演出的這個階段，案主擔任一個可以抒發其人際衝突和內
在精神緊張的角色，團體中之他人則可扮演藝術之相對的角色。
案主可修改其角色，而治療師則如同導演般的指導案主使其內外
在衝突順利的如戲劇般演出。

　　戲劇治療師接受最多的訓練，是在演出階段時的戲劇表演部
分。對於一個戲劇治療師而言，演出階段所呈現的案主問題既是
心理方面又是戲劇方面的。治療師必須問自己「什麼角色最能表
現案主的外在衝突及內在緊張？」或問「什麼角色最能激起案主
的直覺、想像力及自然的部分，以協助其在漫漫人生路中朝著自
我發現之道大步邁進？」。

　　很多戲劇治療師，帶領案主朝著情緒宣洩的方向走，這可發
生在暖身、表演或結尾。在亞里斯多德（Aristotlian）學派的人
看來，情緒宣洩是觀眾的專利；但在戲劇治療裡，情緒宣洩的人
是案主──因為他們與角色保持適當距離而釋放情緒，情緒宣洩
的人也可是團體成員──因為他們認同戲劇裡的角色。

　　在古典的悲劇裡，觀眾會期待劇裡有讓人情緒激動的部分，
而自悲劇詩人 Sophocles 到 Shakespeare 到 Arthur Miller 都能
在其劇本中成功的做到這點。很多人看到這幾幕時會熱淚盈眶：
當 Oedipus 出現在泰伯斯人（Thebes）前時，當 King Lear 咆
哮曠野檢視其女兒 Cordelia 是否尚有生命跡象時；當 Willy

Loman 體驗到三更半夜還在深切思念愛子時。戲劇治療裡的情緒宣洩動人至深，但卻不一定得流大把眼淚。一個當父親的人可以經由角色扮演「推銷員之死」（ Death of a Salesman ）或他兒子的角色，而了解到他兒子事事皆需經由爸爸許可的痛苦經驗，這種體驗經由適當的情感平衡的確容易使案主落淚。這種戲劇治療就是要讓我們重新檢視舊有的自我，啟發頓悟，並對人生有新體認及看法。

　　情緒宣洩或對事物之新體認，常是發生在演出階段裡，即可能出現在常令案主心煩之事件或較重大事件之戲劇式探索後。通常不論案主是否會達到情緒宣洩的情況，治療師於每次聚會時間到時或團體成員結束表演時，皆會由演出階段移至結尾階段。

結尾

　　對於很多人來說，結尾（ Closure ）是一個滿令人難以接受的階段。一個普遍的迷思是：戲劇或心理劇的治療師皆會很有技巧的開場熱身及打開案主心門，使案主再次經歷同一痛苦事件，然卻無意或缺乏技巧去善後──完成一個安全的結尾。當每次的聚會結尾時，治療師走開，而扮演 Willy Loman 及 Hamlet 者卻必須獨自承受痛苦。這迷思實在不是無中生有的。一個接受戲劇治療的案主或學生很清楚 Willy Loman 的痛苦，也明瞭導演或治療師擁有的權力。從另一角度來看，這種神通廣大而負面的治療師實可做為我們的借鏡，而需時常檢視自己所應用的技巧，如 Pandora 般的減輕案主心中的苦痛。

　　在 Pandora 的神話故事裡，在所有苦難罪惡被釋放到世上

後留下唯一的珍寶是「希望」。假設在演出階段時，案主表現出太多的難過悲傷，此時戲劇治療師可用情緒及反映的技巧，讓案主知道剛剛發生了什麼事，但同時也讓案主知道他該心存希望，並指引通往身心健康之路上尚須全力以赴。

我們這裡所說的結尾與古典戲劇裡所說的不同，因為它不需在結尾時即找到「答案」。較佳的狀態是在結尾時讓案主能冷靜下來，並做好在戲劇中與重新進入日常生活的準備的轉化。它是卸下戲劇中角色的時候，而代之以更積極、更具反省性的角色。在此結尾，角色是卸下了，但他其實還擔任另一角色，那就是去思考並對該角色提供意見。一個成功的心理治療是使案主能很自然無拘束地表現自己，並能使日常生活的角色與劇中之角色達到「距離上的平衡」。在結尾中，案主觀察自身達到平衡及自然之途中所出現的自我抗拒現象，也由達到該狀態時體會及頓悟一些新道理。

結尾並非一定是在認知及語言表達的層次。如帶領的是一群較擅於口語表達或分析能力強的案主時，口語的表達及回饋可能是較適當的。但對於不擅於或不適於口語表達者，結尾可能就要用別種形式了，例如，案主會被要求以一種姿勢或動作來代表他自己目前的情緒。很多治療師在每次單元結束時採用「儀式」的形式，如大家圍一個圈以語言說出或姿勢表達出個人目前的感覺及未來的希望。

結尾對於個人或是整個團體都是重要的。當團體中每個成員對於其所扮演之角色有強烈之認同或投射之心理作用產生時，結尾就成為釐清劇中角色與真實生活不同之重要時段。再者，假設第一次特別的聚會內容可能會危及整個團體的凝聚力時，結束階

段就需朝向維持團體之完整性與提供各成員安全的自我探索環境
而努力。

　　不單團體中之成員及團體需要結尾的感覺，治療師也同樣的
有此需求，他同時也需要在他所扮演的各個角色中去達到一個平
衡的感覺，如此他才有能力在結束階段後充滿活力的回到日常生
活中，而無須整日被「在團體中我做了什麼或沒做什麼有益於團
體的事」的想法所困擾者。爲了要達到這個平衡的感覺，他可以
參與團體的最後一個儀式活動，與其他成員分享他目前的感覺及
對未來的希望。或者，他也可扮演一個歸納或分析的角色，提供
一些他對成員們更自然及角色平衡的看法及想法。

　　所以，結尾基本上具有相對應於過去、現在及未來的三項功
能。就「過去」而言，結尾有檢討或反省我們在聚會裡的所作所
爲的意味。而就「現在」而言，它強化我們「此時此地」的概
念，使成員們把握現時的感覺。

　　最後一項，結尾對於未來所指的意義，是離開聚會團體而進
入外在世界的案主及治療師，可以表達他們目前的擔心及對未來
的希望，使他們能順利地從被保護的、集中主題的治療過程順利
地過渡到外在多面向的世界。

　　如果把結尾當成是問題的解決、完成或封閉起來，那麼這種
想法是危險的。有些案主來參加團體時打算僅一兩個單元就解決
他們的問題，有些治療師心裡也盤算著少數幾次就可解決案主們
根深蒂固的問題，因此雙方都朝著儘早結束的方向邁進。但就如
同一位不好的編劇一般，他劇本內容裡呈現了家庭裡的種種衝
突，但卻又無法解決家庭內各角色之內心困擾，於是就斷然的使
其劇本草草結束。如果戲劇治療師也同樣的存在著這種尋求表面

上「快樂的結局」的心態，其結果經常是無效的。

　　結尾的這個問題對於心理治療師與上述的編劇是類似的：你如何能夠讓案主在團體中曝光了這麼多問題後，卻草草作結束，而不讓案主自覺貶抑受傷呢？這問題的答案其實是有些矛盾的。也就是，在很多方面，結尾不是個結束，反而是指向未來、結合過去及認同現在的一個開始。結尾就是去強化你個人主觀事實及客觀存在於團體的狀況。所以當一個人從治療團體走向家庭團體及外在世界時，他應該開放自己而非封閉自己。理想上而言，這裡所說的開放是個具平衡性的，亦即說不畏縮也不太躁進。實際上，是有一些方法可使我們擴充每個人自己的角色系統，如此我們便能於適當場合表現適當角色。

角色方法

　　Landy 除了角色理論（role theory）之外，還設計了角色方法（role methods），完整之描述請參閱《角色人格與表演》（Persona and Performance, 1993）一書。以下提供角色方法之大綱以讓大家了解戲劇治療之架構：

一、激發角色

二、為角色命名

三、表演出來並朝著角色扮演的方向努力。

四、探討此角色之其他特質及副角

五、角色扮演後之反省：探討所扮演角色之特質、功能及風格。

六、使劇中角色與日常生活之相關連。

七、整合角色，使角色更能發揮功能。

八、社會楷模：發現新方法，使自己良好的行爲能正面影響別
人。

第一、二項大概是發生於暖身活動時，其目的就是要熟悉角
色系統，並選擇一角色來扮演。一旦角色被選取（或案主被賦予
一角色），案主就被經由命名的過程而給予新角色認同，使角色
顯得特別及實際些。

第三、四項係由案主表演出所指定之角色，並探討其特質、
功能及風格。此外，亦常探討此角色之其它特質或副型（sub-
types）。舉例而言，當被賦予的角色爲可愛的女兒時，其中的
一位案主忽然發覺自己對父親十分憎恨而無法壓抑，因爲這種實
際狀況，使這位案主以不同的方式——如羞辱或憤怒來扮演此角
色。

第五、六、七項指的是結尾的活動。案主時常被要求反思劇
中的角色，即首先被問這些劇中角色是誰？然後，他們會被要求
去檢視劇中之角色——這些角色就如同自己的一部分，也就是去
檢視角色與日常生活之相關性。

第七項即角色整合，是一較普遍的治療目標，尤其是當案主
具有某些彼此互相衝突之角色而失去平衡時。第八項則是個體不
單要去整合好自己的角色，更要成爲別人正面學習的楷模。如上
面所提憎恨父親的女兒，發現方法去體認並表達對父親的生氣，
即可做爲在同一情形下壓抑自己情感成員的楷模，經由此示範，
她的朋友們便學得了允許羞愧及氣憤之發洩並能加以檢驗。

在做角色治療的方法時，應該朝向使角色不斷更新及擴展的
方向努力，而若害怕嘗試困難角色，則恐難達到效果。

第六章
心理劇技術

暖身

心理劇在 1900 年發源以來，就遵照暖身、演出、和結尾這樣的結構進行。由於心理劇主要是由一個人在劇中來扮演自己及重要他人，剛開始的暖身能幫助他更充分的探索自我。

心理劇和戲劇治療的暖身技巧大致相同，都是由語言、動作和想像的資料來開展，不過心理劇還有一個明確的目標是要讓個人從特殊的練習中找到應對的方式。當他呈現某種情緒時，他已經將劇中主人翁帶入某些表演層面。

心理劇的暖身活動可以只應用語言，例如談論這個星期來的生活體驗或此刻的情緒狀態。另一個比較具有投射性質的暖身是由成員甲向全體談論坐在隔壁的成員乙，然後依次類推。這種簡單的角色互換方式常常容易彼此激盪，因為他可以說明他所觀察到的對方，並瞭解在對方眼中的自己。

另外一個距離更近的語言暖身活動叫做「躲在背後」（behind-the-back）活動，成員中一個人背對團體，然後所有人當作這人不在場似的自由談論這個人。這位背對團體的成員可以由談論中找出他在團體中的地位和角色，使他在隨後進行的心理劇中自由的探索他自己與治療團體或是重要他人團體之間的關

係。

　　另一個更溫和的方法是將焦點集中在個人的局部情況，通常是像衣服這類的外表特徵。例如，團體圍成小圈後坐下展示每個人的鞋子。所有人都把焦點集中在他們所穿的鞋子上，一次只談一雙鞋子，用第三者超然的觀點開始說：「這雙鞋子如何如何……」依次類推，最後才討論自己的鞋子。

　　「鞋子活動」的第二部分要每個成員對鞋子加入自己的情感想像和關連，最後每位組員要想出哪雙鞋子代表哪位組員。在這個活動中，心理劇的導演可以加入或不加入活動。如果他對移情過程有興趣的話，所描述的對象可以包括他自己的鞋子。

　　在一次示範過程中，導演穿著一雙牛仔靴在團體中來達到強烈投射目的。最開始的暖身之後，導演把鞋子脫下並要求組員跟著做。接著，導演要求每名組員選一雙感覺和自己最接近的鞋子，和導演的靴子單獨進行一次不使用語言的表演劇。這個暖身活動可以很快帶動團體進入演出部分。

　　心理劇中常使用非口語暖身活動。心理劇治療師 Pitzele 有次要在酒癮團體中尋找依賴的意象。在暖身活動中他將成員分組，然後要求一個人完全靠在另一個人身上，接著讓被靠的人交換，完全靠在剛剛倒在他身上的人身上，這個不用說話的暖身活動，隨後將在劇中主角談到依賴時產生作用。

　　在混合戲劇治療和心理劇二種方式的團體中也應用過下列的非口語暖身活動。成員手拉手並用手來表達他們彼此的關係。

　　依照 Blatner（1973）的說法，心理劇暖身活動引導團體進入「自發性」（spontaneous）的發展階段，Blatner 認為的這種自發包含：

1. 信任和安全的感覺。

2. 涵蓋非理性和本能範圍的規範。

3. 有一些適當的距離，讓人覺得好玩。

4. 對新奇的事有冒險和探求的意願。

主角

暖身結束以後，導演會選擇一個主角（protagonist），選角的原則爲：暖身活動中談的就是這人的情緒；達到自發的狀態；指出的事情涵蓋全體人員關切的事件；或是他能超然的保持和導演的距離。

當主角選出後導演會協助他專注於生命中需要繼續探索的某個事件，專注的要項包括點出其中的戲劇元素，包括情境、人物、時間和動作，以手暖身活動爲例，主角在導演要求下選定進一步了解他和他的教授之間沒有解決的曖昧關係。他把場景回溯到五年前的教授辦公室內。接著的活動，主角談到教授建議他離開國內到非洲讀書的討論過程。

在設定好清楚的戲劇焦點之後，主角將逐漸找出身邊其他的人物，這齣心理劇配角一一現身，也正是他的「輔助自我」（auxiliary ego）。

輔助自我

輔助自我有好幾種類型，最核心的輔助自我是所謂的重要他人。通常重要他人是心理劇主角的對手，他是主角生命歷程中真

實存在的個體，往往是主角的兄弟姊妹、父母、配偶或是親密的朋友。

輔助自我也可能概括指某一類人或某個社會團體。如果主角在意的是他和女性、男性、黑人、白人、富人、窮人的關係的話，他可能會選擇一個代表性的輔助自我團體為輔角，而非個人。

有時，主角也會把他的注意力集中在某些原型或是神話形象上，企圖找出他和神祇或魔鬼，或是「灰姑娘」（Cinderella）情緒和最原始的自我之間的關係。最後輔助自我會愈來愈抽象，也可能是沒有生命的東西，如夢中的情節或是生命中某個回憶，一床舒適的被子、孩童時期的床舖、或是海灘上一個平滑的石頭，都可以激發主角對這些輔助自我的期許、希望和害怕。

輔助自我有下列功能，最重要的是藉此以戲劇的方式呈現作者的兩難狀態。由於是輔助角色，在心理劇中居於主角之次。這個角色質問主角的角色時，有時會帶有挑釁意味來幫主角專注在某個事件上，和主角處於同一情緒中，然後達到情緒宣洩或是找出問題的狀態。

而且，輔助自我也有保持超然距離的作用。從選擇以抽象或具象、現在或過去中輔助角色能找出和主角之間的適當距離。以魔鬼的原型為例，輔助角色可以選用舞步、刻板印象的姿勢和語言、或是幽默來代表這個魔鬼。這種方法或許對於想要探索自己，認為自己過於邪惡的主角來說是一種安全距離。另一方面，對於一個不常正視自己罪惡的人來說，則會採取比較符合實際狀況、情感的或是面對當時的方法。Moreno 就表示，在主角的社會範疇下，扮演魔鬼的方式有千百種，因為重要他人或事物在人

一生中無所不在，因此導演可以藉輔助自我角色中延展出不同的
距離，幫助主角達到平衡的狀態。

　　導演常會要求主角自行從團體成員中選擇輔角，選角的過程
是由團體成員特質是否吻合主角的特質而定。有時導演也會用訓
練過成員擔任輔角，這是因爲他們對於心理劇過程十分敏感，懂
得如何將技巧及情感投入演戲中。採用受過訓練的輔助角色的好
處，是他通常很快能由暖身活動進入所扮演的角色，因而能將焦
點集中於主角的問題上，而且訓練有素的演員也能輕易適應理想
或實際各種不同的角色。它的缺點是專業演員很可能只對扮演的
角色產生造作或膚淺的感受，而帶出較不符合實際狀況的情節。
在快速陳述角色人物的情況下，他也可能錯過主角一些關乎自我
探索的微妙心理演變。

　　在挑戰主角的角色和幫助主角達到平衡點時，輔角會扮演支
持者的角色。輔角象徵性地作爲主角社會結構中的一點，他必須
常以支持性的姿態來平衡這些挑戰主角的情況，強化主角的地
位，以及扮演團體的潤滑劑。

　　有時輔角並不會出現。例如 Perls 在完形治療法（Gestalt
Therapy）中所應用的著名「空椅子技巧」，主角幻想有個重要
他人坐在一張空椅子上。有時主角需要用這樣的距離來面對他的
重要他人，同時這把椅子可以完全依照主角的情緒需要任人處
置：可以被踢、丟置一旁或隨處移動。或者導演可以給主角兩把
空椅子，代表主角自己所扮演的不同角色，例如，自私的和慷慨
的他。暖身時主角分別以椅子所代表的特性發表一段告白，團體
成員則來回詢問椅子不同的問題。暖身之後，主角或許就可以自
然而然的在交換椅子中進出他不同的角色。

　　另外有一種技巧叫做單人劇（monodrama），全劇所有的角色都由主角一人擔任。單人劇很容易令人混淆並受挫，因此只可偶而爲之，並只限於應用在對角色明辨清晰的人。

　　在心理劇結尾時，輔角或許會表示無法扮演下去。導演知道這是因爲輔角太認同主角問題，而忘卻對自己角色特質的感受所致。如果導演觀察到這個現象，有幾種方法應對。其一，要求主角和輔角對調。如此一來輔角有機會以超然立場看出自己問題和主角問題的相異處。

　　不過假如輔角已經深深認同主角角色，則暫時的角色對調並不能解決問題。導演或許就應該決定更換輔角或是進入另一個轉換輔角爲主角的新階段。

　　此時也可應用替身技巧，提供輔角替身的方法，是使他繼續把自己扮演的角色扮演下去，不過，這個方法只能修正輕微狀況。如果輔角深深認同主角時，也只有採取斷然方法才能中止這種情形。

　　角色互換和雙面手法可應用在主角和輔角兩者的扮演上。下面深入探討兩種手法的功能。

角色互換

　　角色互換（role reversal）是心理劇導演最常使用的技巧：當成員感到困惑時，讓其所扮演的角色交換。由於心理劇角色扮演十分複雜，因此在進行當中導演、主角、和輔角都會發生疑惑。此時，距離化的不平衡極容易發生，或者太投入所扮演的角色中，或者從所扮演的角色中退縮得太遠，或者將一個角色誤爲

另一個角色。角色互換可以藉由觀點上的轉變，爲各個角色提供可喘氣的空間。太認同其角色的主角，可藉扮演其他人的角色來保持距離，成爲自己的觀察者。太遠離其角色或太像觀察者的主角，則在扮演較不具威脅性的輔角時，變得較像演員。至於在好幾個輔角之間關係混淆的主角，則能以戲劇扮演的方式釐清不同角色的差異。

角色互換法對於主角的其他好處還包括：讓輔角學習如何把他的角色演好；把輔角的角色從實轉虛或由虛轉實；或是疏導過於情緒化的演出。讓我們來看一個角色互換的實例。下列這齣心理劇的是有關一名男子描寫他兒時受創，回憶母親並沒有給予支持的過程。在暖身中，導演 Jim Sades 要求這位張三先生寫一封想像信給由輔角所擔任的母親（Landy, 1982）。

張三：親愛的母親，我記得你那個星期天坐在那兒。雖然還有其他人也在那裡，我多麼希望你支持我，多麼希望你告訴我，你以我爲榮。但你從不稱讚。我做許多事只是爲了要你説我好棒。我總是希望你説，尤其因爲我只有母親。

Sacks 導演：請你和你母親的角色互換。假設他已經收到這封信，你想你母親會怎麼説？

張三先生（以母親的身分）：我的確欣賞你。我不説可能是因爲我覺得你不需要。但我深以你爲傲，很多時候我都以你爲榮。我很想告訴你我多高興，但我不能這麼做。我愛你。

Sacks 導演：再調換一次。請輔角扮演主角理想的母親。

理想母親（由輔角扮演）：孩子，你曉得嗎，這真是令人感動，你所做的真是好。我總是對每個人這麼説。很抱歉我不曾當面告訴你，只是有時用説的還真難，希望你原諒我一直沒有用言

語來肯定你。那時我真是應該這樣做。我希望你仍然好好做，即使過去我不曾那樣鼓勵你。

張三：現在我所做的很多事，是因爲我還是需要你的支持。

理想母親：你現在已經能做任何事了，即使你做不好都沒有關係。這就好了，這就夠了。

Sacks導演（向張三）：我不太確定你心裡現在怎麼想，或你會如何展現你寬容的一面。不知道如果你聽到你媽媽這麼說，你會用怎麼樣的方式反應。

張三（對母親）：我要你抱著我對我說我夠棒了（兩人相擁）。

上述例子中主角使用角色互換的方式表達他希望輔角如何扮演他母親。在重複的扮演中導演直指張三的需要，同時指導輔角如何扮演理想母親這個角色。角色互換之後，主角的情緒深入至宣洩階段，情感最深處是在理想母親表白：我希望我能告訴你我多麼以你爲榮，但我不能這麼做。我愛你。

隨後在這齣心理劇裡，扮演輔角——母親的人表示他強烈認同主角，在角色互換過程中，她能分辨自己對父母支持的需要和張三的需要。

在心理劇過程中，觀眾會認同主角。結尾時，導演也可以邀請一位觀眾來扮演主角。這樣做有兩個目的，其一是讓觀眾藉扮演主角來表達情緒；其二，也讓主角了解他並不孤單，他的問題也是許多人所面臨的問題。

對導演來說，角色互換也是一個解決權威問題的有效方法。有時演員也會超出導演要求他演出的內容，且不顧導演的同意或控制來挑戰導演的權威；或者演員會以拒演、或亂演輔角的部分

來質疑導演的能力。遇到這種情況，導演可以讓他來擔任導演，而把他在團體中的反叛行爲表現出來。在角色互換活動之後，則以成員生活中和權威角色的關係爲題進行討論後結束活動。

有時導演發現成員中出現持續困擾的問題。如果觀察到這個現象並對團體有信心時，或許也會要求成員一人替代他導演的位子，由他進入團體的角色中找出問題，從這種距離，他或許能從成員的角度來觀察自己。

角色互換就是在心理劇中賦予任何參與者，包括主角、輔角、觀眾或導演，從別人的角度出來觀察。藉由角色互換過程，個人偏限的眼光才得以伸展到適當距離。從較爲平衡處，每人才能觀察角色複雜性，並且更自然和具有啟發性的扮演角色。

替身

替身（the double）是主角最直接的層面，它代表主角內在、隱藏思想和感受。「替身」是非常有力量的心理戲劇角色，如角色互換一樣，替身手法是保持適當的平衡距離的方法之一。對於個性比較拘謹的人來説，替身提供他害怕冒險探索心靈深處感受之路；對於躁進的人來説，它又是表明過度誇張感受的一種安全方式。

主角常可選取自己的替身，如此一方面能在深度探索中質疑自我，又能讓錯綜複雜的情緒處於安全網路中。有時，導演應主角要求或直覺相信主角會因此更加專注於角色上，而決定讓主角使用替身。

替身的主要目的是爲了讓主角（或輔角）把注意力集中在自

己的感受上，而由此以言語或動作表達出來。替身是主角的內在
聲音，它可自在的說出自己的看法，主角必須轉化替身的言行成
爲自己的，而後再以戲劇的方式呈現。如果主角不同意替身所傳
達的訊息，他寧可改變表現方式，卻不可無視於替身存在。

　　在古典的心理劇中，替身反映出主角的姿勢和動作，並以身
體語言表達他的態度予主角回饋。替身常坐在主角微後方或是站
在一旁，如此既不礙事也讓人可以看到他是一個提供回饋的源
頭。

　　替身的技巧很多，Blanter（1973）提出十七種包含把個人
和觀眾融入戲劇的方法。接下來我們來看看其中的典型手法：

　　以前面提過張三先生的例子來說，可以使用幾個替身。例
如，如果這位先生因爲不敢向母親表達憤怒，只說：「媽，你爲
什麼在我表演完不拍手。」爲了把主角的憤怒戲劇化，替身可能
針對主角提出的感受，明確的把原先的問題轉爲對他母親的意見
而說：「媽，你很令我生氣。」假設主角只是以一種柔弱的姿態
表達憤怒，替身或許可以更激烈的姿態對扮演輔角的母親表達，
如果這位主角陷於崩潰，替身或許可以這麼說：「我對你生氣是
應該的。媽，你知道你真是令人生氣。」

　　替身也可以藉著反面觀點讓主角達到平衡的狀態。所以，如
果張三說：「媽，請原諒我不該這樣對你。」替身或許會反對他
而說：「這不是演戲，誰叫你對我那麼嚴苛。」

　　而且替身也可扮演幽默或嘲諷的角色，溫和的嘲弄主角過於
嚴肅的表現或是輔角的荒謬，或許張三無法自發地回應其母親的
談話如：「親愛的，我可是一直陪在你身旁，你聽不到我的掌聲
是因爲我的手實在長得不好。」替身也可以這麼幫腔：「當你這

雙手因爲我吵到你而掌我的嘴時，它可是一點兒毛病都沒有。」

雖然替身最適用於詮釋主角的問題上，有時也可用來協助找出心理劇中主角的移情和一概而論的毛病。導演最適任於這個工作，例如，針對張三一概而論的毛病，導演可能在扮演替身時說：「我不知道，每次表演時我總是覺得沒有人喜歡我，尤其是女人。」

使用替身時必須對主角所面臨的兩難狀態十分敏感，而且又能夠保持適當觀察距離，既不過度投入也不太疏離。作爲一個輔助自我，替身只是要幫助主要自我，也就是主角。如果替身能忠實地參與反映出主角最需要面對的那一面，它會對治療非常有幫助。

結尾

一齣成功的心理劇，通常是以情緒宣洩或承認主角的某些感受來作結尾。在張三的例子中，戲劇的結尾是母子含淚相擁，同時兒子的需要爲人了解，並讓母親的錯誤作法隨風而逝。有時心理劇的結尾並不如此流暢完美，或許是出於主角抗拒；或許是輔角無法演出問題核心；也或許是導演的誤解和抗拒。即使心理劇沒有一個完美交代，團體仍然需要進行完成階段，檢視他們對整齣戲劇過程的反應——也許是他們遺憾的感受，或是和導演所發生的問題。

結尾主要目的在於使主角將剛才戲劇性表演的部分整合起來，並讓他準備從戲劇中回到真實生活。導演引導主角回顧整齣戲，並說出心中感受；如果主角需要更多距離來面對此事，則導

演可讓主角回到團體中由團體回饋得到支持。團體可分享他們由主角所激發的感受，談談自己的生活經驗。

　　結尾活動的重點即在分享。分享不只對主角意義重大，對認同主角的成員亦然。在分享過程中，彼此也能使情緒更加紓緩平衡。

　　在張三劇結尾時，成員討論自己被張三所挑起的生活經驗。其例如下（Landy, 1982）：

　　李四：我很能體會你的渴求，所不同的是童年時我的母親總是鼓勵我，或許有些過火。但我的父親卻很少鼓勵我。我常自問為何父親不這麼做，因而要求男性給我更多的肯定，我似乎也特別會怪罪不支持我的男性。直到剛才我才知道父親的確支持我，只是他們不表達出來，他們用其他方式表現。我所學到的將應用在我自己孩子上，當我真的支持他們時，必要使他們明瞭。

　　在有些戲劇治療和教育劇中，結尾往往也是展望未來的開端。真正的心理劇是讓主角強烈感受輔角的熱烈支持，也使不論身在何處的觀眾均能為之動容。對 Moreno 來說，一齣心理劇會產生另一些新的心理劇，因為原來的觀眾會變成許多新劇的主角。整個社區團體於是轉為更人性化、積極和自發的環境。

自傳式表演

　　心理劇的要素是直接採取自傳材料，主角扮演他自己，而不是一個虛幻的人物。戲劇治療中自傳式表演（autobiographical performance）是相類似的：主角在其中扮演一個或數個自己，而不照劇本排演。不過和心理劇也有顯著不同，如治療者須在自

傳式表演中先釐清一些特定原則。下面舉個實例：讓每位成員只注意生命中某個階段，如一個轉捩點、危機、或慶祝，在回顧完這次經歷及伴隨而發的感受後，主角自行決定發生的場景、情節、道具和其他呈現戲劇風格的條件。主角此時成了舞臺管理，又兼任導演和演員，整齣戲是一個單人演出的表演，儘管他也使用玩偶、面具、洋娃娃和錄音機來表現劇中的重要他人，但實際上並沒有真人扮演輔助角色。

治療者並不提供協助，個案自行建構他的劇本和內容。在幾個星期中，他自己把這些感情上和美學上的要素整理出來，運用創意將這些意念表演出來。他無須把正式的劇本寫出來背誦表演，只需要想好幾個表演的內容場景及一些技術上的要求。

治療者需要注意表演時間的設定，空間及技術上的限制。這種劇表演時間大約持續十五到二十分鐘，演出必須在一個方便坐下、移動的房間進行。幻燈片、投影機、錄音機、錄影機等設備可以事先準備好，不過，鼓勵演員盡量少使用這些機械設備倒是必須的，否則人們關注的焦點常會由人物轉到機械上。當然在特殊情況下，如果戲劇主題和科技相關，則當然免不了使用更複雜的設計了。

實際進行表演時，導演和成員一樣成為不帶判斷色彩的旁觀者，除非狀況特殊否則多會置身於表演之外。個案須自行負責演出的一切工作，包括置放道具、準備燈光音響、及布置表演場景。

每次表演完，或等到一系列的表演完畢，導演直接進行結尾活動。這時討論的重點是：這個作品是否對某個角色中的情緒深入探索？如果演員勇於探討出現問題的角色，自傳式表演和心理

劇一樣具有良好的治療效果。有位女性曾經演出她痛苦的離婚過程，在回首此事時，她憶起童年時祖父送給她的一個新娘洋娃娃。這一幕和其他類似的情節在她的自傳式表演中出現好幾次，來表示長輩藉此催促她早日覓得良人。隨後，她扮演洋娃娃向團體求婚，並假扮她嫁了一個家人心目中的理想夫婿──醫生。最後，她敘述這個童話故事的結尾是一無是處、墮胎、分居和離婚。

　　在反省中，女人看出過去各種聲音如何干擾她成為一個獨立自主的成人，她也看到她要從家人和所處文化期許──洋娃娃穿著美麗的服裝過著童話生活中──抽離出來，並認同自己的需要。在自傳式表演中她無法滿足的感受全然表達出來，她保持適當的距離，認知到她在過去已經不期望的感受。如今她已經可以挺而面對成人這個獨立角色。

　　雖然自傳式表演是由案主直接表現出他自己的角色體系，但自傳式表演同樣也牽涉到投射的技術，這是心理劇的本質，也是戲劇治療中很重要的經驗。正因為如此，心理劇和戲劇治療是如此密不可分且環環相扣。

第七章
投射技術

投射技術（projective techniques）是戲劇治療的一種方法，它是藉由洋娃娃、玩具、玩偶及面具等物品，在一個人的各個層面產生投射作用，來進行治療。投射工作可說是進入虛構與想像的實在世界的一種運作歷程，在這其中，所關注的焦點是這個人所扮演的角色人格（persona）或角色（role），而非這個人（the person）。透過戲劇式的投射工作，案主會處於「我」與「非我」的矛盾中。

在戲劇治療中，主要是以距離化的概念，直接導入投射技術的實務工作。比起心理劇的技術，投射技術在本質上較風格化，而且較能與案主自己維持距離；這是因為案主扮演某個人或某件事中的角色時，表面上並非扮演自己。本章中，我們將檢視在戲劇治療工作的經驗裡，佔有重要核心地位的幾種投射技術。

照相

照相（photography）雖然是靜止的，但卻是某個特定時間、空間與行動的動態表徵，透過一個人在照片上的投射，對戲劇而言，就會有一股巨大的力量應運而生。照片是一種寫實逼真的東西，它能將種種人物與情境，真確而具體地表現出來。不過，藉由認同、轉移，以及投射的歷程，案主投入一種戲劇式的

方法，就能夠將真實世界的人們與各種事物，轉化成更加的理想、可怕，或者美妙。

近年來，已經有許多在治療中運用照相技術的研究（Krauss and Fryrear, 1983），某些研究甚至指出：照相應該是創作藝術治療中一種獨特的形式（Weiser, 1993），戲劇治療師應能夠運用照相這種投射技術。

運用照片或相簿是這個技術最直接的方法，因爲那是回憶或生命回顧（life review）的一種相當不錯的來源。這種生命回顧的方式（見 Butler, 1963），對老人而言特別有價值，老年人可以藉以分享與照片有關的種種過往意象，或形象、角色與故事。如果再加以運用繪畫、音樂、動作與劇場的方法進行治療，這些意象、角色與故事就會成爲進一步表達的基礎。

當治療師請案主扮照片中那個特定時間與地點的自己時，照片也能導向心理劇扮演的方式進行；並在進行的過程中，治療師可以從團體中挑選輔角去扮演與照片有關的其他人物。

練習活動

戲劇治療師可以採取較爲間接的方法，要求這個由許多案主所組成的團體中，每個人都選出二張照片，一張是在比較過去的場合（意謂距離較遠），一張是在比較現在的場合（意謂距離較近）。在暖身階段，每位案主都要對出現的每張照片中的自己，說出他最喜歡以及最不喜歡的三件事。然後，再挑選一個人開始進行投射工作，治療師指示這個人選出一張照片，擺出一個靜止的生命雕塑，並利用治療室中團體成員與各種物品，來再現這張

照片。在生命雕塑中，使案主扮演另一個自己的角色。之後，再
改以距離較遠的位置，擔任導演的角色；在此角色中，案主可以
依照自己的感覺，指示團體成員移動位置或進行互動。在此階段
的過程中，治療師大部分要保持在一旁，鼓勵案主針對照片所隱
含的議題，不斷投入探索，而且能夠得到平衡。最後，在治療師
感覺案主已經達到平衡狀態時，可以請案主凍結動作，並要案主
說出能代表他的角色的一段獨白，並向這個角色說出自己喜歡、
以及不喜歡這個角色的三件事。

在進行距離較遠的情境時，治療師可以要求案主將焦點集中
的照片上，允許案主以心理上形成的意象，在一個「曾經有一
次」的架構中說故事，並把照片中的人物與物品當成虛構的角
色。

投射技術不論是以直接的較近距離運作，或是以間接的較遠
距離運作，治療師都應協助案主發現且反省，靜止的生命畫面所
反映出的他們個人的各個面向，以及社會的生活情況。照片是一
種極佳的投射物，因為照片凍結了過往經驗的某些即時片斷。照
片是寂靜的生命，它聚焦並投射在固定的膠片上，做為投射者的
案主，就能填補或創新隱藏於照片中活躍生命的各種情節動作。

錄影

戲劇治療中，錄影（video）科技提供了一種快速回饋自我
知覺與自我分析的方式，也是一種需要直接面對、能洞見自己在
當下的影像，並能夠讓人們對這個影像說話且進行分析的自然的
投射工具。

　　在最基本的層次中，可將戲劇治療活動的期間拍成錄影帶，並重新播放給案主看，案主的自我知覺與情感可做爲後續討論及／或表演的基礎。

練習活動

　　以更具創造力的方式運用錄影技巧，不但可讓案主與這種錄影科技產品直接互動，且在這個關係中，攝影機與顯示器本身也可被當成是對象物品。某一次戲劇治療的活動經驗是這樣開始的：一位案主坐在一部攝影機前五分機，治療師指示他就僅僅是坐在那裡。接下來的時間則要他看自己先前錄影帶的重播，在這個第二階段中，案主必須直接對著螢幕中自己的影像說話，而且是以第二人稱對說：「你如何如何」。案主要說出他從自己的影像中看到什麼，包括外顯的外觀，以及內在的情感狀態與想法。這段表演也需要記錄在錄影帶中。

　　在第三階段裡，案主需要觀看第二階段錄影帶的重播，在重播的過程中，當案主看到自己說出對他自己影像的感受時，他要以流水帳的方式記錄下觀看的印象，並對被扮演與被觀察的不同角色，加以命名。

實　　例

　　每一次以錄影帶進行戲劇治療的經驗，可能都不盡相同。例如，要探索兩位案主的關係時，這兩個人可以坐在一起進行上述練習活動的三個階段，並描述他們互動的特性。有一個有力的實

例，是 Joan Logue 這位藝術家與她的母親同時在攝影機前約十分鐘，那時，一種高度非口語化的戲劇發生了。起初，這位母親相當緊張，她僵硬的笑容像帶著一個特定的面具；女兒也以一種維持較遠距離的表情，帶著面具拒絕表達感情。幾分鐘後，母親的面具開始破裂，僵硬的笑容消失了，而且開始流淚；這時，女兒雖然感到強烈的悲傷，但仍然握著自己的手，試圖維持她的面具，後來，不知不覺間她也開始哭泣。末了，則以情緒宣洩作結。母親試圖重新戴上微笑的面具，卻比較不容易了，直到了錄影最後，她才成功。女兒再度尋回她先前的面具，但似乎已經有些改變，變比較沒有距離。對這兩位案主而言，她們比先前感受到更多的悲傷。

這並非一次戲劇治療的經驗，而是 1984 年在紐約市著名的一家美術館中的展演，一次錄影藝術的美學實驗，叫做「廚房」（The Kitchen）。無論如何，在本質上，它很顯然是一次治療上的經驗，並且能夠做為更進一步探索家庭成員互動的治療模式。

錄影可運用於與個別案主進行治療時，讓案主藉由錄影帶反映出他自己活生生的影像。在運用錄影時，案主與治療師能夠看到角色的變化產生，對這些角色的知覺也會產生變化。戲劇治療師 Renee Emunah 已經能夠很有效地在長期的戲劇治療團體中使用這種技巧。Emunah 曾要求一位很難用實際的且正向的方式看待自己的特定女性，不斷對她自己所投射的影像反唇相譏。經過數個月的時間後，案主審視自己能力，以及從自覺希望渺茫的情況中產生非常大的變化；她的形象從一個僵化疏遠的角色人格，轉變成另一種屬於她自己的、更有彈性且能被肯定的人物性

格。近幾年前，Emunah（Brawner and Emunah, 1992）使用相同技術，做爲記錄一位肥胖女性的身體形象——事實上就是自我形象——變化的工具。在實際的戲劇治療期間，這位女性非常明顯地改變了她的外表。

　　錄影也可用來探索移情作用的議題。例如，藉由攝影機與麥克風，案主被問到：「對你來說，攝影機是誰？對你而言，麥克風是誰？給它取個名字。」攝影機可以是一種疏遠的、會下評斷的或具有直覺作用的眼睛，它能夠讓許多投射作用產生。而麥克風則是一種能夠高度賦予某些功能的耳朵；對個案而言，麥克風是一位「我曾經擁有的最好聽眾」。若將麥克風當作是一種角色類型，它就會變成是一個朋友，一個案主生命中想念的角色。對另一個案主來說，攝影機可能變成一門大砲，一個具有毀滅力的東西。若將攝影機當成一種角色類型，它卻變成是只會批評的父母親，一個充滿評斷、且會令案主更自覺毫無價值感的可怕來源。

　　在運用這種距離化的模式時，可以經由改變案主與錄影設備距離的遠近，達成一種平衡的狀態。當案主對攝影機說其爲「它」時，允許較遠的距離；當案主對攝影機說其爲「你」時，案主就更接近自己所投射或移情的對象。再者，如果案主將攝影機所扮演的角色說其爲「我」時，個案與攝影機則歸爲統一，並會以自我認同——一種距離最近的形式所產生的認同作用——來進行治療工作。

　　錄影是一種投射技術，這種戲劇治療中常用的元素，很自然地會與說故事、玩偶、面具，以及長期的戲劇式表演合併運用。它是一種能造成即時回饋的來源，而且是能夠協助案主在他們所

扮演的角色之間，看出各種面向與差異的一種極佳工具。

物品、洋娃娃和玩偶

　　在治療中使用照相與錄影（見 Fryrear and Fleshman, 1981; Krauss and Fryrear, 1983），通常會呈現出對案主寫實逼真的投射，因此，本質上距離維持較近；而運用物品（objects）、洋娃娃（dolls）和玩偶（puppets）等物品，真實地呈現方式就變得較具體化。洋娃娃、絨毛物，或者掌中玩偶，可以與孩子們把玩這些東西時的情況不完全相同。因為，孩子們還可以透過想像的行動，把自己內心的各個面向投射在這些物品上；而且，孩子們還會將重要他人或幻想中的人物投射到物品上，所以，洋娃娃變成了母親，玩偶變成了「壞蛋」，而毛絨物就成為孩子們的朋友。孩子們還特別會對這些具有某種情感或道德特性的東西產生認同作用，例如，與警察娃娃一起玩的小孩可能會把自己視為家庭中和平的維護者。當戲劇治療師運用物品、洋娃娃和玩偶時，應該嘗試協助案主在治療過程中，確認其所表現出來的實際角色類型。

　　在這三種投射工具中，物品是最抽象、最有距離的，像球、球棒、手套、毛絨物、鞋子，以及小鈴鼓等，都是沒有生命的物品；但是，在孩子神奇的思想裡，這些物品卻蘊含生命。毛絨物是一種充滿溫暖、安全、柔軟，以及愉悅感覺的東西，孩子們不會將這些東西視為是他們自己，或者，是真實或幻想中母親的一部分。有了這些想法之後，在治療中運用物品，才有助於發現孩子們是如何看待他們自己，以及，他們需要從重要他人那裡得到

的是什麼。

練習活動

標準創作式的練習活動中，對像繩子這類物品的轉化作用，是經由孩子們在身體上來回操弄，把繩子圍成圈，並將它轉化成其他東西（就像是蛇、圍巾或帽子）；這種練習活動的目的是要刺激想像式的思考。但是，在戲劇治療中，運用物品的方式，通常並不那麼直接，孩子們不需去轉化物品，而是要與這些東西一起遊戲。屋子裡可以放置各式各樣的物品，包括那些具有攻擊性或負面特性傾向的物品（如：外表由軟性材質做成的球棒，很像是商品或橡皮），具有比較正向特質的東西（就如某些樂器或毛製品），以及一些本質上比較傾向中性的物品（如手套，以及各種造形奇特的木製品、或塑膠製品）。

戲劇治療師可以要求兒童或成人的案主，帶自己喜歡或不喜歡的物品來進行治療工作，也可以將這些物品當作是某一個特定故事中的道具。在「秀與說」（show and tell）的方式中，治療師可以說：「說說這是什麼東西」，或者「你可以秀給我看看，這樣東西能做什麼」。如果案主一開始就能對此物品產生投射，治療師接著就要請案主以這個物品的觀點，說一段故事或是演出一個場景。

不論是以間接遊戲情境的「秀與說」結構，或是以說故事方式進行戲劇治療，治療師皆可運用物品做為外放情感或關注情感的手段。物品變成是一種象徵，一種潛意識的定錨物。經由案主對見某一事物所投射出來的恐懼、幻想、祈求與希望中，賦予物

品生命，並參與了治療的儀式，這事物已經不是案主自己、他的母親、或者惡棍，但是卻具備了相同的特質。藉由案主與這些處於案主身外的物品一起遊戲，確認所投射出來的特質後，案主要再去確認處於案主內在那些造成其情感或行為違常的特質。

玩偶與洋娃娃具有相似的投射功能，然而，與物品不同的是，它們往往因具有人或動物的樣式，所以就隱含著維持較近距離的特質；但不是所有投射技術都會對案主產生相同的作用。對某些案主而言，獅子玩偶具有攻擊性與威脅性，但對另一些人來說，卻可能會產生有助於刺激、解放情緒的感覺。孩子們會毫無焦慮地接近毛絨絨的、皮製的熊；但是，這種熊卻可能會對某個特別的小孩產生驚嚇的效果。

在遊戲治療的情境中，使用洋娃娃與玩偶的情況非常普遍，而且，治療師經常會提供案主很多洋娃娃與玩偶。對較小的孩子來說，動物玩偶通常包含了以軟性材質製成的溫馴玩偶，造型張牙舞爪、富攻擊性的玩偶，以及一些中性的玩偶。對年紀較長的孩子而言，還有許多具有傳統道德類型的玩偶可以運用，包括像警察與超人英雄等道德型的人物，強盜與惡魔等不道德的人物，以及像一些特定工作角色的中性人物。人物的選取應該求其在性別與種族上的平衡，再者，這些人物應該能夠代表各種寫實化與風格化的類型，才可以使道德型的人物不完全就是寫實逼真的，而且不道德的人物也全部只是抽象的存在。

在資源充足的遊戲治療情境中，治療師也可以提供能夠代表家族角色的玩偶與洋娃娃（如：母親、父親、兒子、女兒、祖父母），這些玩偶與洋娃娃可以在本質上相當寫實，也可以被視為是很抽象的東西，好像是在一個動物玩偶的家族中。

使用玩偶與使用洋娃娃的好處並不相同，玩偶有許多可以移動的部分，能夠經由玩偶操作者直接賦予它生命。對些眼手協調嚴重障礙的人而言，建議採用洋娃娃來進行治療。雖然洋娃娃並沒有可移動的部分，但只要透過聲音、眼神的注意與／或案主的姿勢，就能直接讓洋娃娃活起來。

就像卡通人物一般，洋娃娃和玩偶能夠避免任何不幸事故，不會有身體上的傷害發生。它們能夠被拳打腳踢、從高處摔下、在屋內被丟來丟去，仍然還活著。也就因爲這樣，它們能夠安全地承受案主的各種攻擊，也能夠安全地容納案主溫柔的、摯愛的情感。案主可以擁抱洋娃娃，可以親親玩偶，玩偶也能回吻並撫摸案主，而沒有不良後果。對大部分的案主而言，允許在洋娃娃與玩偶的距離化因素上，將無法表現出來的情感表現出來，或只表現出部分的情感，全部採用扮演的方式來進行。

比使用針筒遊戲的模式還更早時，許多戲劇治療師就已經在醫院情境中，廣泛地運用玩偶與洋娃娃，協助年幼的末期病患去表達對醫生、周遭各種儀器設備、疾病與死亡的恐懼。在這種戲劇治療的運作方式中，先要鼓勵孩子選出一樣玩偶，或選用軟質織品填充成的洋娃娃，然後，孩子可以用那些已經備妥的醫療設備（如：注射器、聽診器與靜脈導管），和這玩偶或洋娃娃玩遊戲。有時孩子們會玩得很有攻擊性，這時候，治療師就需要擔任醫生角色的替身。治療師也可以做爲洋娃娃或玩偶的替身，表現孩子們的害怕與需求。當一個三歲大的孩子反覆對玩偶打針時，戲劇治療師就哭叫說：「停，請你停止啊！你把我弄的好痛喔，我要回家啦！」

經由針筒遊戲，孩子被賦予醫生的力量，並把他們的弱勢病

患角色投射到玩偶上。當治療師當做是玩偶說話時，孩子就能體認到他們的害怕，且把害怕演出來。事實上，玩偶吸納了痛苦，而痛苦情緒被表演出來，則提供了案主可以達到平衡的適當距離。在一個更爲原型的層次中，這些戲劇扮演反映了受害者與加害者之間，以及受害者與助人者之間的衝突。在扮演相反的醫生角色時，小孩子患者能夠暫時拋開那些受害的情感，而且能夠發掘自己有更多力量去掌控的感覺。

玩偶與洋娃娃也可以成功地用在成人案主上。在這種情況中，人物角色可以由案主自己建構，而不是由治療師來做。一個關於家庭結構的扮演例子中，團體裡的案主需要用許多材料、顏料，以及織法，去製作能適切代表家庭的特定成員，像母親、父親、兄弟姐妹，以及他們的玩偶。案主也要仔細考量玩偶的樣式，不論是用掌中玩偶、杖頭玩偶或懸絲玩偶，也不管是小到只適合套在一根指頭上的玩偶，或者是大到能被撐在掃帚上的玩偶。對那些說自己不擅長藝術性工作的案主，治療師可以提供一些基本的物品（如盒子、襪子、有厚紙板黏在上面的竿子），讓案主可以更精確地裝飾出某一個特定的家族成員。

一旦玩偶製作完成後，要把它們介紹給團體成員；介紹可當成是暖身。每位團體成員需要說明玩偶是某一種東西，是個「它」，然後，開始經由賦予它生命的方式，扮演這個玩偶的角色。

在暖身之後，每位案主接著需要去建造一個房屋的模型，以便案主在房間裡運用這些玩偶，讓案主能夠在那裡長大成人。房子建好後，每個人都要將玩偶放到屋內適當的空間中。

同時，治療師需在此刻集中關注於某位案主，請他和玩偶一

起演出一家庭劇。案主可以用非言語的方式，或者適當地加上音效與言語的方式來表演，演出完後所引發的議題，可在團體中進行討論，或是藉由說故事的方式，產生進一步的投射作用。如果要以較遠距離的方式進行，案主可以離開角色，以「曾經有一次」的虛構模式來說故事。而如果要以較近距離的方式進行，案主可以用某個特定家庭成員的角色，以現代式時態的寫實風格來說故事。

實　　例

　　以下的例子，是一位訓練團體中的進階級學生，對他建構玩偶家庭的歷程所作的評述：

　　我家全部玩偶的意象，會霎時湧進我腦海中，我曉得它們的大小、質感以及形狀；我也立即知道它們應該是用木頭製的。最困難的工作是為它們配製材料，我哥哥的木質必須是枯老且受到風吹日曬的，我不打算買新木材。我需要到建築工地去撿些木頭，走很遠的路，最後才偷回來一些。木製的人和我哥哥有許多相像的地方，依附在它們粗莽與蠻力上的恐懼，也和我哥哥一樣。我找到了我想要的那種木頭的質感。當我正鋸著我心中所期待的某種樣子的木頭時，我割到了手、還有手指頭，血全流到了木頭上。畢竟，它不是我的家人吧？這個東西和我沒有血親關係吧？我從來沒有那麼全神貫注地鋸木頭的經驗。

　　重現我母親的玩偶也有相似的情況，她的表徵是我到木材行所訂購的一片薄三合板。我對我把全部的時間都用來鋸這塊木板，感覺到很危險。鋸子亂跳的厲害，我的感覺是：「這不能夠

傷害我，因爲我這時能把它控制好，我正在創造它，而不是它在創造我；我高興鋸哪裡就鋸哪裡。」這是非常可能的。我把鋼絲綁在這塊三合板上，再以線纏住，並用廚房的大菜刀刺穿這整個東西。它透露出我所感覺到母親是如何對待我；但是，更重要的是，我如此惡毒地描繪母親。當我用廚房的大菜刀刺穿鋼絲時，似乎是「正確的」。我對這件事的感覺大部分被凍結起來。這把刀可以切在她的身上，但也可以是她的一種武器。它傷害了她、或傷害了他人，還是兩者都有，這個活動的經驗可以澄清很多事情。

我的父親是鑽孔機，我就在木製的桌角中央鑽了一個洞。他的頭是一個氫氣球，可能會被刺破並且爆炸。

我不知道該怎麼做一個玩偶當作是我自己。我走向前，到每個人前面，用我自己去「套套看」，事情很快就變得清楚了。我用那塊重現我母親的三合板所剩下的部分，鋸出我自己。我還用同樣是綁住她的線，來綑綁我自己。對她來説，線是纏繞著鋼絲；對我來説，線是被綁在最後一根非常小的釘子上。我也爲我的玩偶做出一個木質的基座；到了最後，只有我母親的玩偶不能站立在自己的基座上。

我感覺好像在建構我的家庭，在某個方面來説，我是在建構我自己。這裡是一個可以去掉殘酷行爲，也可以獲得樂趣與力量的地方。我在這裡，在一個汽車修護廠工作，就像任何有固定工作的人一樣，能夠享受在家裡製作工具與材料時的歡樂。我感覺這個活動的經驗是非常完整的。

經過案主用他的玩偶家庭進行治療的戲劇式表演後，他可以從扮演家庭中的母親、父親、哥哥與弟弟的角色，更確認他自己

看待真實的他們時的方式。而且,他開始確認他扮演他自己的一貫方式(也就是扮演「母親」的他自己),就如同他的家人所扮演的他的方式一樣。

玩偶不只可以用在治療上的戲劇式表演,還能夠滿足診斷的目的。戲劇治療師 Irwin 和她的同僚已經發展出一種診斷技術(diagnostic technique),稱做「玩偶訪談」(puppetry interview),在這技術中的兒童案主,可以用一個玩偶和戲劇治療師進行對話的方式,把故事表演出來(Irwin and Shapiro, 1975; Irwin and Rubin, 1976)。治療師並可以從分析這個故事的內容與形式,做出會影響未來治療處理方式的某種診斷上判斷。

面　　具

因為面具(masks)是戴在臉上的,所以本質上就比玩偶、洋娃娃以及物品的距離更近一些。臉被面具所覆蓋,身體在某種新的方向上,變成更明顯可見。一旦臉戴上了面具,往往原本凍結的、僵固的身體,會變得比較有彈性、更可能有動作產生。

在戲劇治療中,面具具備了有力的轉化作用特質,這與它在文化人類學與劇場的根源,都有直接的相關。在西方與非西方文化上相同的是,祭典儀式中使用面具的目的,都是做為一種與靈魂世界溝通、左右未來、扮演以及釋放情感的手段。Susan Smith(1984)在她的著作《現代戲劇中的面具》(*The Masks in Modern Drama*)中,記述了劇場中運用面具的四項功能:表現諷刺性的與怪異可笑的人,做為愚蠢與獸性的表徵;英雄人物的具體表現,做為人類神性般特質的表徵;表現夢境,做為人

類心理上片段式投射的表徵；以及社會角色的具體表現，做爲日常生活角色扮演的表徵。這四種功能全部都能夠運用在戲劇治療中。

就如同在玩偶的情況一樣，戲劇治療師能夠展示給案主做爲各種負向人物、正向人物，以及中性人物的表徵，在觀察案主自由地把玩面具之後，治療師就可以轉往說故事的活動，或者進行討論。

實　例

比較有效力的面具使用方式，通常是那些由案主自己創作出來的面具。在進行治療的團體情境中，治療師可以要案主依照個人的某種兩難情境或多重角色的兩面表徵，把面具創造出來。讓我們來審視一位女士的例子，她正決定是否要與某位特別的男士締結婚約。藉由面具的工作，她完成了三個男士的形象──一個是具有諷刺性的、懦夫樣子的臉，她叫他 Bozo；一個是英雄般的、活躍崇高的臉，她叫他 Superman；以及一個比較平衡且自然的形象，她叫他 Clark Kent。她在團體中選擇三人戴上這三個面具，當他們即興地表演他們的角色時，她要探索的是，她與未來可能是她配偶的這幾個角色的關係。再來，經由角色的排練，要去扮演這些懦弱的、英雄的與實際的角色，在她的表演後，她可以敞開心胸地去說出她對她自己扮演成懦夫、英雄以及一般人的感覺爲何。這樣做，她可以覺察到她有把這些角色特質投射在他人身上的傾向，這些特質大部分是她對可能的求婚者明顯的投射。

　　還有一個例子是關於個人在團體中認同感的表現方式。在一個戲劇治療團體中，唯一一位耳聾的女士感覺到被其他人孤立，並難以表達她的情感，直到她完成了可以重現她自己隱藏角色的一個面具後，情況才有改善。她的面具兩邊有著一雙特大的耳朵，她又把眼睛畫在耳朵上方，因爲她需要用她的眼睛去聽，她還將一隻手和一張嘴畫在實際兩個眼睛張開的周圍位置，另外一隻手的造形則覆蓋了這個嘴巴，好像是說她是用手説話。當把這一個面具呈現給團體成員，她就看得見她自己的狀況了。經由把她的世界與她被他人的世界隔離的狀況做了一次溝通後，她已經能夠朝向與團體成員有更好的聯繫感的方向，進行治療工作。

　　在 Smith 所提到的劇場面具模式中，治療師也可以運用面具來探索夢境。這些往往具有不合理、超現實特性的夢境本身，非常合乎面具的抽象特性。只要案主能確認夢境中主要的物品與人物，然後，他就能開始製作一個面具，來做爲表徵。面具製作歷程本身可以是非常簡單的，治療師可以提供紙袋或紙板，讓案主可以用臘筆、奇異筆與顏料塗在上面，做爲裝飾。再者，治療師也可以提供各種紡織品，以便釘在面具上。

　　案主在與夢的心像工作時，可由治療師指導一種即興劇；在這中間，案主可以叫其他人飾演戴面具的角色，也可以由自己來扮演。治療師可以協助案主探索以及澄清夢境，並藉由當時明顯地是生活中的角色來進行這種工作。如果是對一個典型的情感狀態的投射，面具通常是所認同的角色的一個清楚表徵。

　　在 Smith 的模式中，面具的第四種功能是表現社會的角色，這個功能與角色理論中，對日常生活的角色所提出的分析一致（Landy, 1993）。社會範疇的角色是所有角色中的一個主要

類別，它包含了像是家庭角色、法定角色、權力以及權威角色等的分類。

許多在戲劇治療中運用面具的努力，都關注各種角色類型的發現與探究，這種取向已經在老人（見 Pippinelli, 1989 ）、性虐待（見 Mckay, 1987 ），以及對愛滋病患者的專業療護（Pellegrino, 1992 ）上，獲得成功。

練習活動

在一個關於檢視家庭動力的練習活動中，每一個案主都要製作四個分別代表母親、父親、兄弟姐妹，以及自己的面具。每一個面具都是在案主的臉上製作，也就是說，每一個面具都有相同的基本結構：一種案主個人的寫實逼真的印記。

製作面具最開始的方法，是用紗布浸泡在熟石膏中，紗布可以剪成長條狀，用水浸濕，然後再一層層地覆蓋在臉上；在這個動作之前，可以事先在臉上抹上可以隔離皮膚的一層薄薄的凡士林。每一層紗布需要在同一個時間進行覆蓋，並在鼻孔及／或嘴巴上空下一個地方以便呼吸。等到這一層乾了以後（這個過程可以用髮膠加速進行定型），才可以做為將要覆蓋的第二層的堅固實體。

完成四個面具後，案主要分別再用顏料、紡織品或一些小東西加以修飾，以便可以反映案主對母親、父親、兄弟姐妹與自己的角色的感覺。對那些原本沒有親身認識到什麼是父母親或兄弟姐妹角色的案主而言，當被要求去製作這些面具以後，才用其他人具體表現出來的父母親、或兄弟姐妹的一種想像的特質，做為

他們的面具的表徵。

在這個活動的暖身部分，案主要說出自己製作面具的過程，當案主報告他們所創造家人形象的感覺時，通常這個過程就相當有力。有些人說出製作面具的神奇特點，並把面具與巫師做比較。其他人則把他們自己當作個「比馬龍」（Pygmalion；譯註：愛上自己所畫女王像的一位希臘神話中人物）的角色，在他們自己的形象中重新構築家庭。許多人提到了因為他們自己的臉被轉化成雙親與兄弟姐妹，而有神秘的、驚奇的以及懼怕的感覺。

在暖身以後，每個人要以可加以運用的物品，構築他們所成長的家庭，然後，把面具放在家庭中適當的空間。這時，治療師選出一位主角，而主角需要去拿每一個面具，每次拿出一個，戴上它，並由動作來表現這個人物。之後，他要選擇團體中的四位成員，扮演家庭中的每一個角色；主角要先藉由他所創造出來的一系列人物中的動作，對每一演員示範角色的動作，再由每位演員模仿，以做為暖身。

在暖身後，案主要把家庭成員雕塑成一幅靜態的、栩栩如生的圖畫，然後，每當成員被案主選擇到之後，就要依照案主的指導去移動身體，並進行互動。

最後，治療師作出「凍結」，並問案主：「你現在最認同哪一個人物？」案主就到這個人面前，拿住面具，進入角色，並在這個角色中，對每一個戴著面具的人物道出一段情感的告白。然後再離開角色，對其他人說出一段情感告白。在案主雕塑完家庭成員互相間的關係，且最後的一幅畫定型之後，這個活動的經驗才結束。

　　結尾的討論中，主要是審視一個人對家人的面具的投射，團體成員檢視了幾個方向，其中之一是，一個人要了解自己，除了透過認識其他家庭成員真實生活中的特質外，還可以去了解他們理想中的英雄特質，以及他們自貶的、受傷的特質。

　　戲劇治療中運用面具工作，是一種雙重性的表徵，是個體與集體的原型之間、在身體與精神之間、在隱藏部分與顯露部分之間的一種分裂關係。面具把一個人轉化成一個角色人格，雖然，角色人格是一種類型、一種意念，但它也可以帶有感情而把意象表現出來。面具就像是角色人格，它可以辯證式地把個體、社會、夢境，以及現實、神話與自己的故事具體表現出來。就因為如此，面具是一種距離化的工具，可以協助個人達到平衡，而且能夠在人存在的許多矛盾曖昧中繼續生活。

化　　妝

　　化妝（makeup）是戴面具的另一種形式，它比戴面具所產生的距離更近，可以直接運用在臉上，而且不能和整個臉分開。與戴面具一樣的是，化妝的根源是巫醫與魔法。

　　許多戲劇治療的案主都對化妝相當熟悉，不是他們平日就常用，就是在劇場中有過化妝經驗。對這些人來說，化妝並不能像運用面具與玩偶一樣，產生一種奇異的、與外來的效果。我們可來看看 Nancy Breitenbach 在法國所做的化妝技術。她和很多有嚴重的情緒障礙問題的小孩一起工作過，經過了研究與實踐，她建立了一套可以描述小孩子建構「臉部作品」（facial composition）的階段發展順序。這套順序由還未學會完全分辨父母

親的兩歲以前的小孩開始，一直到最高層次的青少年階段。在這個叫「身體解構」（decorporeity）的階段中，化妝可以有一種純粹設計的性質，而且是不均等、容易變化的。此時期的化妝並不只是臉部表面所存在的形象，而變成是在它本身適切的狀態中，一種更抽象的符號。

戲劇治療中的化妝與面具的作用，一樣都是一種投射工具，它可以隱藏個人的某些部分，不要將日常生活中的自己全部表現出來。像 Breitenbach 這樣的戲劇治療師，就是運用這種不全然直接的方式，把油彩、口紅、化妝筆以及面霜用在臉上，讓案主自由地在臉上玩耍。治療師也可以採取比較主動的方式，指示案主決定他臉上的形象，並運用化妝的方式來加以完成。

練習活動

在治療師採取比較主動的情況中，可以要案主清洗臉部，當作是暖身的活動。對那些原本就已經有化妝的人，做這個暖身就像是要他們除去原來的面具；而對原本就沒有化妝的人來說，爲了準備接受戲劇治療而在臉部做暖身動作，則有一種儀式性的作用。

之後，治療師要給案主一段指導語：「看鏡子中的你的臉，試著儘可能地注視你臉上的每一個部分。放開你的思想，看看是否有可能有一個人的形象來到你的心頭上，一個真真實實的人，或只是一個人的大概樣子，像是一個好笑的小丑，或是一個老女人。或者，這個形象將會是一種快樂、悲傷、歡聚或孤寂的感覺。一旦那個形象出現了，你就開始照著這個形象去化妝。如果

你選擇的是一種感覺，就照著有那一種感覺的樣子，給自己化妝。」

在化妝之後，治療師要引導案主開始走進角色，並開始探索角色裡有什麼特質。在這些動作之後，就要展開一系列非語言的即興劇，且要一直保持這種經驗的抽象特性。即興劇的目的是要深化案主對角色的投入程度，並且檢視角色之間各種不同的關係。

最後團體的每個人輪流用拍立得照相機拍下自己，以總結這個活動，然後才讓案主卸妝，讓他們的臉回復到平常的樣子，當團體的每一個成員回應他們在剛才的角色中的經驗之後，這個練習活動才結束。

實　　例

以下這段回應，是一位參加進階訓練團體的案主，在做完化妝階段的活動後所寫下的記錄。活動的指導語和前文所列的相似，參加者需要對他們上妝的那個角色命名，當所有的化妝者以他們的角色與他人產生某種關係後，成員之間的即興互動才開始進行：

當我們開始的時候，我選擇了一個比較遠的孤單的角落，不願、也不能逃離這個我已經走進的地方。我對著鏡子看，我真的沒看見自己，我又瞧了一次──就是沒有任何關於我的註記。只有一張我的臉，但又不像是我的臉。我觸摸著我的臉頰，一個我要去忍受與等待的地方。我用面霜褪去臉上原有的妝，感覺愉快而且舒服多了，對於自己的孤獨，也覺得比較不在乎、比較心安

一些。我變成一隻動物，一種原始的生物，我體內的趨動力似乎
都是本能的，包含了男人與女人的本能。我開始準備一項可以吻
合這種情感力量的重要儀式；我擁有了同族的夥伴，不再感到孤
獨。我有一股自發的力量，但是，每一個姿勢的產生，又都有它
的目的。我想到了《流浪》（ *Walkabout* ）這部片中，那位歷經
生命過程儀式的年輕原住民，想到了那個在雪地中即將踏入黃泉
路的愛斯基摩老婦，而我的名字是「遠古呼喚的回應者」。我聽
到四周的人動作的聲音，我卻不能動。我感覺到我的背聳立，好
像要防範別人入侵我的世界。我開始緩緩移動，並喃喃地發聲，
也聽到某些東西嘎嘎作響。我想找尋是什麼東西所發出的聲音，
結果發現是地板上的很多小珠子。我將它們收在一起，放在我的
手掌中，緊握成一個拳頭，搖動它們。這是我第一次努力想去溝
通，也好像是一種預警。有一個陌生人走向我，她的臉上有不知
名的斑點。我開始小心移動我們兩人之間的界線，把小珠子換到
另外一手，她就模仿我的這些動作。有一段時間，我們就這樣保
持著相同的步調。我們的目光相遇，我開始哭泣，我是如此的孤
獨。我們之間沒有為了各自所佔有的領域空間與掌控權，產生爭
奪，而僅僅試著去發現一塊共有的地盤。我們走到鏡前，開始咆
哮、尖叫、互相比較──這一切都可以被發掘。我們走向另一個
陌生人，她正蹲到地板上撿拾小珠子，我們試著透過小珠子與她
溝通，但都不能奏效。我們聽到一陣痛哭聲和一陣狂風暴雨般的
動作，是有一群人要去幫助並保護一個受傷的人，但是這群人好
像也在保護他們自己。我到她身旁陪她，她哭泣的聲音令我心
碎，就好像是我的內心哭泣的聲音。治療的效果產生了，她能用
我們所給她的力量找回自己，而且以此擊退敵人，敵人死了、倒

下，而她就躺在敵人的身邊、啜泣。我還是陪著她，而不是和團
體的其他人在一起，雖然那種想哭的感覺，似乎難以抵擋。後來
我還是退出來了，回到團體中，因爲我不想一個人在那裡。有什
麼好怕的呢？我需要什麼保護呢？我想去保護什麼呢？面對這個
死亡，我已經對這一次安詳的情感轉移有所奉獻。我這麼做不是
害怕，而是要去了解，要讓自己變成一個人、自由自在。

　　我回到座位上，開始卸妝，我再度感覺到撫觸自己的臉頰與
脖子是如此的舒暢。我更能夠接觸到角色裡面，一些感覺比較強
烈的東西，當我向大家談到我的角色的特性與功能時，團體的領
導者提到，我的角色似乎與其他人的角色比較沒有關連。我的臉
部肌肉開始痙攣，我試圖保持情緒的鎮靜，覺得自己像個小孩，
必須要假裝我沒有受傷，也沒什麼需要。我感覺到屋子裡有一種
感覺，我感覺到有一群同伴，每一個人都會展開一孤獨的旅程。
我覺得寂寞，但仍然得意洋洋、堅強無比，以「遠古呼喚的回應
者」的角色，重新開墾我自己的地方。

　　那個年輕男孩的「流浪」形象，開始走進他的成年階段，與
其他的族人開始有所關聯；而那個離開部落尋死的愛斯基摩老婦
卻和我同在。像他們一樣我也需要經歷這種生命過程的儀式，變
成一個能夠悠遊自在、敢去面對未知世界的人，塗在我臉上的狂
野的妝，不但可以用來嚇唬別人並掩飾寂寞，還可以表現我內心
的脆弱。在這個團體中，好像和我的家人在一起，在我家裡上演
的戲中，我扮演一個需要支持的、依賴的、被動的角色。在很多
方面來說，「遠古呼喚的回應者」的角色對我來說是新的，我覺
得我願意離開我的家庭，堅決地拒絕任何要我改變決定的事情。
那個遠古的呼喊，真是個古老的痛楚，像我已經感覺到的一個完

整的自己，把孩提時的回憶掘出一般。雖然我需要和我自己內心被動、溫馴的部分，打更多場戰，我還是渴望聆聽這個遠古的呼喚，並在團體中表現我的情感。

　　像運用在物品、玩偶、洋娃娃或面具的投射技術一樣，運用化妝技術時，也可以採取某種適當距離的觀點，讓案主檢視某種角色。從這種經驗中，角色就變成可以被戴上、被扮演，以及被褪下的一種具體有形的形式。在活動將結束時的互相討論中，治療師則會協助案主澄清並確認這個與日常生活有關聯的角色的各個面向。

　　治療技術經常與其他投射技術同時併用，最常用的是說故事技術，因為，當一個人把自己化妝成故事中的某個人物時，他就能以某種角色的距離、在某種心理的深度上，探索自己的認同狀況。在以下關於說故事技術的討論中，我們將會審視這種歷程。

說故事

　　對案主而言，一個故事中的人物，可能成為他認同的對象。案主用一種和人物相關的適當距離來說故事、戲劇式表演故事或者聆聽故事，就可以釋放情緒，並能夠確認他的生命中，和這個人物相似的某些部分。

　　進行說故事或表演故事時，敘述的觀點非常重要。第三人稱的敘述觀點所隱含的距離最遠，舉例來說，有一位案主以一個殺人犯的觀點開始說故事，但很快地，他就不得不停下來，因為他的情緒太高漲。治療師就叫他從第一人稱轉變成第三人稱，他就說人不是「我」殺的，不過呢，當然是「他」殺的。在這種比較

有距離的架構中，他才能說完故事，之後，還可以去注意他自己關於殺人的幻想。反過來說，治療師可以對一位離開他所說的故事太遠的案主，要他轉變成用第一人稱的觀點來說故事。

在說故事技術中，操弄人物與案主之間的距離遠近，時間也是一項重要的因素。傳統的「曾經有一次」的時間架構，距離比較遠；而一個以此時此地為取向的故事，就比較沒有距離的感覺。

戲劇治療師有時候可以在戲劇治療團體中，挑選某些故事來敘說，但是必須考慮幾項因素。其中之一就是，在故事的形式上，情節與人物的界定必須比較簡單，一些太多陪襯式的情節與複雜的人物，常常會讓案主混淆，並難以讓案主達成認同的狀態，或找到投射的對象物。很多神話與寓言故事中，情節與角色的焦點都相當清楚，雖然故事的結構比較複雜，但是，治療師很容易重述，把它們的情節與人物簡單化。例如 Odysseus 從特洛依戰場流浪到家鄉的旅程，可以很簡單地把它架構在 Odysseus 返鄉，焦點是一個單一的阻撓他旅程的冒險事件（如海上妖神 Sirens 的引誘）。這並不是說，應該削減一個故事在主題上與心理上的複雜度，讓故事變得平凡無奇；治療師的工作就是把故事簡單化，並把故事的焦點集中，但不是要把故事中較有深度的議題膚淺化。

戲劇治療師需要謹慎選擇故事，將故事的主題具體化，而故事中的人物則要與團體有治療意義上的相關。《奧狄賽》（ *The Odyssey* ）的故事，與那些歷經激烈冒險的異國生活，但卻不能返鄉過新生命的人的故事，非常相似，就像越戰退役軍人一樣。對一個男性與女性混合的團體，或一個只有女性的團體來說，

Odysseus 這個人物可以變成是個女性，而 Sirens 就變成了男性。或者，還可以選擇以女性爲主角的故事（如：Medea、Pandora、Antigone、Electra）。

練習活動

有一個部分由口傳歷史得來的希臘故事，它和伊底帕斯（Oedipus）的主題與家庭的分離有關，這個主題如今已經被用在說故事技術的團體中。故事中，母親與女兒一起生活在城外一間小房子裡，她們互相親愛、不能分離，但因爲這種愛，使得女兒無法尋找到任何另外的友情。然而，有一天，她在往市場的途中，遇見了一位朋友，兩人一開始就花很多時間在一起，很快地，他們也變得密不可分。這位朋友妒嫉心很強，每一次她和她的母親講話的時候，這個朋友都會生氣。最後，這個朋友就告訴她：「妳必須在愛妳的母親和愛我之間，選擇其中一個，假如妳比較愛我，妳就得殺死妳的母親，並挖出她的心臟，帶來給我看，當作證明；如果妳拒絕我，那妳將永遠再也看不到我了。」這個女孩變得極爲惶恐，終於，她還是決定展開一個行動的計畫。有一天晚上，她很晚才回家，在母親似乎已經睡著了的時候，她就殺掉了母親，並挖出她的心臟把它放進一個麻布袋裡，拿進城給朋友看。在途中，她被一顆石頭絆倒，心臟滾出了麻布袋，並瞪著她說：「妳弄傷了嗎？我的孩子。」

這個「心的故事」（The Story of the Heart）的情節與人物非常精簡，非常具有戲劇性，也能把焦點集中在親子關係中互相依存與不可分離之間的掙扎。而且，整個故事的統一性也做到

了。故事中女孩所拿的裝心臟的麻布袋，以及把她絆倒的石頭，可以很容易地藉由一種對案主內心某個部分的投射作用，把它戲劇化地表演出來。故事中角色不多也不少：非常慈愛的母親、妒嫉心強的朋友、衝突的女兒、不會死也不能動的石頭、可以裝東西的麻布袋，以及淌著血的心臟。這裡的每一個角色，都代表一種可以被表演者投入表演的存在狀態。並不是所有戲劇治療中被說出來的故事，都要做戲劇式的表演；但是，因這個故事中的每一個角色都如此鮮明，所以故事本身就很容易被戲劇化演出。

「心的故事」是一個可以有效縮短團體成員間距離的故事，爲了要達成平衡的狀態，運用這個故事時，可以和化妝技術一起併用，來幫助案主創造戲劇式人物性格，以便進入故事中的人物。

實　　例

有一個戲劇治療的團體，以上述故事的主題做爲進行治療工作的焦點；如前文所述，也是要從清洗臉部開始。當臉清洗好後，治療師會告訴團體成員這個「心的故事」，並根據這個故事來問每個人，他們所認同的人物，一旦確定後，每個案主都要開始投入那個角色，變成那個人物。而治療師要鼓勵團體成員運用化妝，自由實驗創造出任何可能的適當形式來。

在下一個步驟開始時，治療師要請團體的每一個人投入角色，並發現他們的體內有些人物特質。之後，每一個人要依角色的立場說一段簡短的獨白，治療師就可以在這個時刻，決定這一治療階段的主角。

　　這位治療師注意到一個選擇了女兒角色的年輕女士，但是她的臉上沒有化很多的妝，完全和其他團體成員那種非常表現主義的化妝造型與色彩相反。治療師要她與另外一個扮演母親角色的人，在某個場景中開始以非口語來互動。治療師告訴她，可以視需要來修改這個故事，不用完全真的和原本的故事一模一樣。這位女士的行動顯得相當抗拒，她想演出她要回家弒親的那段，但並沒有讓自己完成謀殺的行動，治療師此刻仲裁說：「妳並不一定要尋求暴力的動作，妳所要做的是去觸摸妳的母親，她就會死去，甚至連一種最輕柔觸摸，都可以置她於死地。」

　　因為這位案主持續抗拒，所以治療師就安排了另外一個場景——她與朋友的爭執不下。運用一位替身（double）協助後，她變得能夠去告訴她的朋友，她有著深深矛盾，她知道她必須要離開她的母親，但是，不管什麼情況，她就是不能、也不會去殺死自己的母親。就在這個時刻，治療師要這位女士放掉她的角色，並用第三人稱把故事重講一遍，可以改變故事中任何一個她想要改變的部分。在她重講的故事裡，她徹底更改了故事的結局，那個女孩並沒有殺死她的母親，反而是自殺了。

　　結束這次活動時，團體成員首先要卸裝，並以洗臉的方式，象徵性地離開他們背後的人物。結尾時的討論，可以讓團體過渡到下一個活動的階段，焦點集中在親子分離的主題上。雖然這位扮演女孩的女士，在那時並沒有保持一種距離，來審視她象徵性自殺的意涵；但是，她卻能夠展開一種歷程，使她在即將變成一個必須離她母親的成人時，對這種困境有更清楚的認知。

　　另外一個運用說故事技術的例子中，治療師以一種比較主動的角色，也就是運用互相說故事的技巧（mutual storytelling technique），由案主即興地創作出一個故事。藉由提問題以及直接參與故事，治療師改變了案主的故事，並引導案主朝向一個更令人滿意的、治療上的解決方向（Gardner, 1971）。舉例來說，假如上述那位自發式編創出「心的故事」的女性案主，以自殺的方式做為結局，治療師就可以引導她改變這種結局——發現一種非毀滅性的方式來與母親分離。

許多戲劇治療中，都採取讓案主自發式地說故事的方式，來處理故事，特別是當案主需要脫離那種過度疏離的狀態時，治療師就可以說：「說個故事給我聽吧。」

戲劇治療師的工作就是協助案主發現適當的距離，並以一種虛構的方式來對待故事，只有這麼做，案主才更可能藉由一種想像的方式進行治療工作，觸及潛意識的經驗，並找出故事以及案主日常生活中的某些基本角色。

實　　例

有一個五十多歲的男人腓力，受過高等教育，且很有創造力，先前就曾經接受一位有精神分析師訓練的治療師治療多年，之後又開始接受一位戲劇治療師的治療。他不確定自己重新開始接受治療的動機為何，他只描述了他有一種嘮叨式的悲傷感覺，以及一種時常會爆發的、明顯的忿怒情緒。治療師要他編一個故事，他就說了一個「悲傷的團體」：

我出生在一張地毯上面，它是一張巨大的地毯，大到超過我在童年時所看過的任何房間，而且，它覆蓋在客廳裡那一大片木造的地板上，就在冬天的時候，爺爺會在那裡，在搖椅上搖晃

著。沒有人會多看我一眼，也沒有人會想要看我。人們會打噴嚏，並會因爲我在旁邊而感覺焦慮，那是一個明確的訊息，有更多的髒東西會跟著我出現。我並不髒，你應該知道的，但是，我只是個指示，告訴你髒東西就在旁邊。我隨著風四處旅行，並受陰晴不定的天氣所左右，我自己並沒有真實的力量，我需要儲存在一顆比空氣還要輕的小球中。我撿起一梗飄落地毯的羽毛，並試圖和任何可以從空氣中被吸入的毛絨物混合在一起。在某些日子裡，當有一位好像是清潔女工的人來清洗房子時，我真的就會難以自處了。我如此地依賴其他物質的殘餘物爲生，但那是很久以前的事了，在斯提可街上的這間房子，也早已被遺棄了。我必須搬家，但卻發現和我那個善愛乾淨寬敞空間的太太比起來，像我這種在任何髒亂的地方都可以找到的東西，相對起來是容易多了。我就是無法聚集足夠的殘餘物，給我自己一個形狀。在山谷中的母親家裡，我活得非常好，因爲那裡的每一面牆都有地毯，更有甚者，雖然這間房子經常保持乾淨，在床舖與椅子下都有很多空間，或是在每個房裡的角落裡，都讓我可以一直長大並儲蓄更多物質。對塵埃來說，並沒有所謂的本質上的悲傷，我們從什麼地方而來，就會回到什麼地方去。我是一種原生的物質，像你所看到的，是所有其他的東西的基礎。那會悲傷嗎？隨著歲月流逝，我跟著每一次的清洗、每一個季節、每一扇門被打開或小孩跑來跑去的時刻，持續地成長，以及解體。雖然很奇怪，但我喜歡自己這種樣子。我好像是多餘的……我的意思是，我是有彈性的，我認爲這兩者我都是。除此之外，我是可消耗的，我什麼都不是——我還可以跳回去——這是一個多麼混亂的生命啊。我想要吟誦一首詩：

　　我的父親勞神，

　　我的母親悲傷，

　　我的姐妹徹底絕望，

　　而只有我還在髒亂中殘存。

現在，我有時發現自己在五歲女兒艾妮的體內，她很容易就變成了我的鏡子。她說：「我感到悲傷。」當她被她母親責備、情緒不好的時候，我的種子就被種下，並會長大。我無法停止，爲什麼我應該停止呢？到處都是我，當艾妮悲傷，我就能看到我自己在她的悲傷裡頭；而有時候，我就是像我所看到的一樣。我希望她不要變得太像我，但是後來，她用很小的聲音向我問候，並抱住我時，我只想要那塊冬天的小毯子上、最有陽光的一點地方，在斯提可街上的紅棕色窗內，注視著那個我不太認識的老人，看他沉靜地在那張破舊的搖椅上搖晃著。太陽從四面八方照射而來，照亮每一個地方的塵埃。每一個地方都是溫暖的，雖然，窗外天寒地凍，房裡有許多神秘的故事，可以任由男孩與女孩們去探尋。廚房裡有一個抽屜，裝著很多骨頭狀的鑰匙；而樓上有一間閣樓，它的門很舊、又被鎖著。跟我來，艾妮，我將要帶妳回去，那是一個曾經出現過的地方，而且現在是妳的地方了。我將會讓妳一個人，妳不會再看到我，雖然，我會出現在最有陽光的那一小點地方。當妳準備好要回家時，妳就會知道到那裡可以找到我。

　　這個相當富有詩意的故事，在很多方面協助腓力澄清了促使他進入治療的角色——失望的、糟糕的、卑微的、以塵埃做爲象徵的、對他周遭重要他人而言是看不見的角色，並且可能把他內在最有彈性的部分斷絕掉了。這個故事也提供了他可以探索的方

向，並和以爺爺做爲表徵的過往，以及與他女兒關係的未來象徵，達成一種聯結。

　　說故事在戲劇治療中，是一種很受重用的技術。就像投射作用及認同作用一樣，說故事提供了一種方式，讓我們可以把焦點集中在那些根源於特定角色中的困擾議題。對大部分的案主來說，它是一種很熟悉的形式——對小孩與大人都一樣。當一個典型的心像具體成形後，它就變成神話故事中英雄與惡魔間的橋樑，並藏身於心靈的潛意識中。

劇　　場

　　在戲劇治療中運用文學作品，可以將劇本中案主所認同的人物具體表現出來，也是劇場表演中最常見的形式。就像說故事的情況一樣，劇場表演隱含兩種形式：一種基於即興表演，一種基於正式的劇本。

　　在即興表演的取向中，案主可以自發式地編創出人物的對白與動作，這種取向是這兩種取向中最沒有距離的，因爲角色與演員經常有很密切的認同關係。

實　　例

　　基於即興表演的劇場，並不一定要以即興的方式呈現。即興表演的取向通常在表演的排練中，是一種爲了確定人物與動作時最常使用的方法。經由即興的過程，可以發展出一個可以實際對觀眾做表演的劇本。有一個即興的排練過程並曾經進行劇場表演

的例子，是一個在紐約叫「普通道理」（Common Threads）團體的作品。這個團體的成員都在戲劇治療團體中認識，他們是以自己的重要生命事件作基礎，用集體創作的方式，發展出一種自傳式的表演作品。因爲有幾個人選擇延續這種工作的方式，所以逐漸形成了以一個團體運作的方式，來推展戲劇治療歷程的經驗，並達成一個劇場表演的成果。他們的即興作品，事實上已經劇本化了，同時，他們以普通的主題，來設想一種以共同協力設計與發展所完成的劇場表演製作。

普通道理劇場開始對他們認爲「安全」的觀眾進行表演，這些觀眾對以治療爲基礎的劇場觀念有相當地敏感度，這包括在心理衛生、戲劇治療與服務社會上特殊案主的團體等領域中，相關的學生與專業人士等。事實上，他們這種明顯自傳式的表演，普遍可以經由認同作用，讓觀眾達成一種與表演者分享經驗的狀況。

現在已經解散的普通道理劇場，在開始表演之後轉向大學校園中對一般觀眾做表演，雖然他們仍然運用即興創作的形式，但也加入更多可用在劇場中的工具（如外聘的導演以及多媒體科技），以便順應觀眾的期待，並提供給觀眾更多的美感距離。

在戲劇治療中，把以即興爲基礎的劇場創作，轉化成爲一般觀眾所製作的傳統式表演，潛藏了許多危險。其中之一就是，演員或案主經常會過度曝光，經常會把自己的面具完全脫掉。當面對所謂比較「安全」的觀眾表演時，這個實際的問題還算不嚴重；但是，當這個團體轉而拿他們的作品去討好一般觀眾時，問題就比較大了。當演員／案主在劇場中，用一種需要立刻被贊同的距離過近心態，來尋求一種可以健康表達情感適當距離的方式

表演時；且是演員本身而非角色人物需求去尋求這種贊同時，劇場表演的戲劇治療上價值就大爲減低了。

　　以即興爲基礎的劇場，做爲一種戲劇治療的技術，與以更商業的表演爲基礎的劇場，很相似地都運用了即興的歷程，但是二者卻是不盡相容的。戲劇治療師應該拒絕這兩種方式嗎？戲劇治療師是可以調合他所帶領團體的真誠與安全的問題。普通道理劇場就是能夠從一個戲劇治療團體，安全地過度到一種自傳式的表演呈現方式的例子。他們的發展是漸進式的、有想法的，當他們最後朝向一個更劇場化的表演發展時，他們就選擇了一位熟悉戲劇治療過程的劇場導演，更進一步地重新開始一段訓練過程，來開發團體成員，並定期聚會討論各種衝突。同時每隔一段時間，就邀請一位戲劇治療師來協助他們處理人際關係的議題。

　　第二種劇場表演的形式是基於正式劇本的運用，它比由即興創作出來的自傳式表演材料，距離更遠一些。以既定劇本爲取向的戲劇治療，經常演出像《馬哈／薩德》（*Marat/Sade* Brookes 1975）與《我們的小鎮》（*Our Town,* Rose, 1982），這兩齣戲，曾經被醫院場所中的精神病患很成功地製作演出過。一個叫「開放劇場」（The Open Gate Theatre）的團體，就曾經在貝勒富精神病院（Bellevue Psychiatric Hospital）的某一個空間裡，有持續三年的表演，演出包括《德惹庫拉》（*Dracula*）的劇作，他們的演員都曾經是精神病患者。選擇像《馬哈／薩德》與《德惹庫拉》這類與精神病患有關係的劇本，是因爲這兩個劇本都關心到有心理疾病的人物（如《德惹庫拉》劇中，Charenton 一定人與 Renfield 家庭中的人物），而且這兩劇作都有高度的風格化與劇場化，能提供比較明顯的距離化因素。

　　戲劇治療師以這類劇本來進行治療，需要有和做爲一個劇場
導演一樣相當的技巧與能力，有了這些豐富的相關經驗，許多治
療過程中的棘手問題才可能被一一解決。首先，製作演出一齣需
要特定表演風格知識的高難度劇作時，有何特別的價值？──以
《馬哈／薩德》爲例，它是一部史詩風格的劇場表演劇本；而像
《德惹庫拉》卻是一個通俗劇（melodrama）劇場表演風格。演
出這劇本的經驗中，治療價值和美學價值孰輕孰重？或者，治療
價值可以經由美學的活動經驗獲得？進一步來說，這些演員將會
爲誰表演？他們將會對同儕團體、專業人士及／或一般觀眾演出
嗎？如果他們對一般觀眾演出，目的是什麼？──爲了娛樂？爲
了教育？爲了證明精神病患也能表演如此複雜的體材？

　　另外有一系列的問題，主要涉及演出人員的選擇，以及演出
者與角色之間認同作用所發生的層次。這些角色如何被演出？應
該有甄試，而指派選有潛能的演員來領銜主演嗎？還是應該根據
心理的需求，以及誰可能獲得較多治療上的益處之標準，來決定
誰演什麼角色呢？像 Renfield 這樣一個在外顯行爲上明顯有狂
躁精神症狀的人物，應該決定由一個與這個角色有相近症狀的案
主來扮演？還是由一個很退怯且與角色很疏離的案主來扮演？或
者，應該找一個與角色的關係比較平衡的人來演出呢？誰應該決
定這些議題？──是案主、治療師、或者由案主與治療師協商後
決定？

　　最後的一系列問題，主要針對劇場表演的行動本身。劇場表
演行動的治療上價值爲何？隨著治療的歷程，到劇場表演成果的
產生，隨著演員藉由即興表演形成投射作用，到對劇中人物的認
同作用的產生，這種比較有距離的模式是否能持續不變？是否治

療性劇場（Therapeutic Theatre）表演行動，會讓戲劇治療師、案主以及觀眾與商業劇場的表演行動二者之間產生混淆？如何再次確認這類混淆，並加以解決？

當然，這些問題並不容易回答，但是，對於戲劇治療師與案主來說，都必須在他們開始進行以既定劇本做爲劇場表演的工作之前，提出來討論。有許多文章都曾經寫到劇場表演的治療效益（Brookes, 1975; Johnson and Munich, 1975; Johnson, 1980; Rose, 1982; Johnson and Emunah, 1983），這些文章的大部分作者都同意，可以透過劇場表演的經驗，來促進正向認同與社會關係的發展，戲劇治療師必須在這表演經驗發生的過程當中與結束之後，都要發展治療上的支持團體，而且除了關心觀眾是否滿足娛樂上的效果外，一樣不能忽略表演者在治療需求上的目標達成。

做爲一種投射技術，劇場提供了在演員與角色之間，表演人員與觀眾之間一種距離化因素的空間。不論是以即興爲基礎，或是以正式劇本爲基礎的劇場表演，都對案主有所助益。不過，目前的研究發現，以即興爲基礎的表演方式，治療上的價值可能比較高（Johnson and Emunah, 1983）。

一齣以演員的生活爲背景，並以開放的即興過程發展而成的劇本；一位清楚案主的治療需求，並精熟劇場美學要求的戲劇治療師或導演；一個想要透過角色，具體化地檢視生命的團體；一種能提供時間，讓參與者反省以及討論與表演有關問題的團體歷程；一群清楚這種劇場表演的治療歷程與目標的觀眾——對治療式劇場來說，這些必要的基素都能符合時才是完整的。

社會劇

社會劇（Sociodrama）及個體對社會的、集體的角色的投射作用。像在高度風格化的戲劇中假扮 Mrs. Malaprop 或 Mr. Mauler，或者演一個普通人等角色的演員一樣，扮演某個社會劇角色的案主，也會進入一個普遍的、集體的人物性格中，並經常意味著會有一種比較不自然的、但卻更誇張的表演風格出現。社會角色通常比生命角色的範圍更大，因此，社會角色也比個人角色有更大的距離。

古典派的社會劇技術是由 Moreno 所發展出來的，不過，那時，社會角色會對劇中主角的角色提供密集的個人投射作用。特別是在敏感度比較高的社會劇中（如阿拉伯人對以色列人），主角經常是很快就變得沒有距離，完全融入角色，而且被感情所淹沒。

在 Moreno 發展出社會劇的概念以後，有許多修改的形式也已經發展出來。有個例子就是 Linda Cooke 與 Michael Gregoric 在 Storrs 的康乃迪克大學（Clnirersity of Connecticut）所做的工作，他們結合了錄影與角色扮演技巧，在一些特定機構的場所中發展出社會議題（Gregoric and Gregoric, 1981）。Cooke 與 Gregoric 為社會服務所進行的媒體與藝術（Media and Arts for Social Service）計畫，已經遍佈到監獄、學校以及社會服務機構，並且還發展出可立即呈現某一環境的社會現實的劇本。有時，這些劇本還會被寫下來，進行排練，並由包括演員、案主與社會服務人員在內的參與者一同演出。最

常見的情況是，在這些地方即興演出的劇本，整個劇本演出的歷
程會被錄影，錄影的成果不但可以做爲參與者的直接回饋與自我
面質的工具，而且，還可以做爲教育社會服務人員面對獄中生
活、假釋期間，以及情況中有疑慮的議題。

　　Cooke 與 Carson Ferri-Grant 有一捲錄影帶，是和一個在
獄中的兒童虐待與性犯罪者團體所嘗試的工作成果，他們藉由角
色扮演與錄影回饋的技術，來打破他們抗拒親密關係的狀況。這
個由 Ferri-Grant（1984）所執行的研究，已經證實了社會劇對
性犯罪者有正向的改變效果。

　　社會劇已經被運用到很多場所中。上述的例子，是把社會劇
當成一種可以提供有效語言技巧的方式（Landy and Borisoff,
1987），Sternberg and Garcia（1989）就曾經根據他們的社會
劇研究指出，社會劇還可以用在許多其他的場所中，像是劇場、
教育劇場（TIE）、工作場所以及社區中。

實　　例

　　在戲劇治療的情境中，社會劇可以做爲探索與團體生活有關
特殊社會議題的一種方法，讓我們以一個關注種族議題的團體作
爲例子。治療師在團體暖身的階段中，要求每個團體成員把他們
自己的姓名、種族——黑色的、棕色的、紅色的、黃色的，或者
白色的人種——寫在一張大紙上，把這張紙貼在自己的衣服上，
當做一個符號。團體隨意地分爲兩組後，治療師會指示每一個人
在他自己的社會角色中開始自由的動作，並進一步做出一種拙劣
式的模仿與刻板的行爲。接著，所有人要與其他夥伴互動，做出

自己的動作，並且以動作適當地回應他人。

當每一個人都已經可以很自發地表現他們的誇張動作時，有一種扮演的氣氛會瀰漫整個房間。不過，還是有一些人的拙劣模仿動作做得很不自在，非常窘困的樣子與過度距離化的現象也很明顯。有些人則能夠藉由笑聲來緩和他們的不自在，好玩的誇張動作，幫助他們去面對種族這個特別被指示出來的議題。

經過開始這一段的扮演後，治療師要兩組的成員角色互換，然後，所有人要選擇他們覺得最接近的角色或種族，並且在他們的符號背面，以某個特定種族的男孩或女孩、男人或女人的觀點，用五分鐘寫一段話。書寫者在這段話中需要澄清的是：我是誰（年齡、姓名、社會經濟地位等）？我在哪裡？我在那裡做什麼？這種自由書寫與說話的方式，除了五分鐘的時間限制外，不限制所寫的內容與形式。

接著，治療師把這兩組人又各分成一半，形成甲、乙兩個團體，甲團體在內圈，乙團體則在外圍。甲團體中的每一個人要演一段獨角戲給另外一個乙團體的觀眾，或者要說一段表達內在思想的獨白。他們要根據自己的自由書寫內容來進行這段演與說，他們需要像真的一樣地做出某一個人物所屬角色的聲音、身體姿勢、感情以及思想，並要把這個人物演得讓團體成員都能知道，某人所演的是在某個環境中的黑種人、棕種人、紅種人、黃種人或者是白種人。乙團體的人需要觀察甲團體中同伴的表演，之後他們需要提出回饋。

在甲團體表演完後，接著，乙團體的人也要以說故事及表現性動作等相似程序，進行表演。當表演者像真的似地扮演某個人物的實際動作時，距離會漸漸消失，有些人會相當緊密地去認同

他們的角色。多數人所呈現的都有相當的角色深度，例如，一位演黑人士兵的男士，重述他在越南的經驗，一位女士則以越南女孩的角色，述說著她想要從南亞移民到美國的痛苦煎熬。其他人就運用像是謠傳或陳腔濫調的方式，與他們所扮演的角色保持一段較遠的距離。

在這段表演期間，治療師絲毫沒有介入。經由某些笑話與哭訴，有幾個達成情緒的宣洩，團體持續保持著注意力集中以及互相支持的氣氛。結尾的時候，原本的兩組重新再組成，每一組中的每個人，都要向另一組的人提出那個與種族議題有關表演的回饋。這項活動結束時的討論有一個重要的焦點，就是從表演者與觀察者的觀點所形成的認同作用。

在總結整個社會劇歷程時，所有團體成員針對由表演所激發出來的種族議題，進行討論。治療師以一段總結式的談話，說出了他的觀察結果，棘手的社會議題常會變得比較引人關注，也比較容易經由一個個別角色的假扮行為舉止，馬上了解到是什麼主題。結合個人與社會的投射作用，以及誇張動作的表演方式與寫實逼真式的表演風格，團體成員經由這類工作，能夠對一個複雜的議題，產生徹底頓悟的看法。做為一種投射技術的社會劇，提供給一般人（Everyman）一種面具，這種具讓個體可以用一種適當距離的方式，從特例中頓悟通則。

夢　境

夢（dreams）是一種內在精神的投射，是個人對內在物體、人物、動物所投射的一系列意象。做夢者的心靈像一面銀

幕，經常保存著絢爛卻難以理解的意象。在戲劇治療中，
Freud、Jung 以及 Perls 三位學者對夢境所提出的概念，都對理
解夢的作用非常重要。對 Freud（ 1965 ）來說，夢是一種潛意識
壓抑的欲求與幻想，以各種象徵形式來顯現。經由精神分析法中
自由聯想的口語化歷程，個體就可以瞭解他夢中的心像。

對 Jung（ 1968 ）而言，夢境是集體潛意識原型的具體呈
現，藉由對這些原型的分析，個體可以知道他自己生命中，與文
化相關的普遍概念，以及超個人的經驗有息息相關的議題。在進
行夢境的工作時，Jung 很重視做夢者當前所處的背景情境，首
先是藉由對現在的簡短審視來觀察心像，然後，再進行普遍的、
無時間界限的較長時期的審視。Jung 不同於 Freud 的是，他不
只是用口語化的方式來發掘夢的心像，他經常運用積極的想像方
法，要求案主以繪畫與動作的方式，表現他們的心像。

對 Perls（ 1969 ）來說，夢境是一種對現在的此時此地經驗
的表現。夢既不指涉過去，也不是指一種人類經驗中集體的觀
念。在進行夢的工作時，Perls 停止了所有的分析，轉而運用戲
劇式表演的技術。完形治療中的案主，需要演出他們的夢境來表
明他們失意與割裂的心靈。對 Perls 來說，夢中的任何東西，都
是自我的一部分，可以經由表演行動的歷程，重新整合出來。

綜合 Freud、Jung 與 Perls 的觀念，我們可以確認的是，夢
的世界是一種意識狀態的變形，而意識則包含了各種個體過去的
壓抑、人類過去集體的原型，以及反映出個體當下存在狀態的精
神割裂部分。我們進一步還可以發現，夢境還指涉到未來、盼
望、欲求以及做夢者的幻想，再加上一種更劇場性的觀念，夢的
世界還能夠被視為一種包含場景、道具、服裝、色彩，以及人物

的舞台。夢中的人物與物體會以任何可能的風格，並刻意地結合
笑劇、悲劇以及通俗劇，揚棄古典戲劇所強調的時間、地點與動
作的統一律。以角色理論來說，夢是一種個人內在生命的戲劇式
表徵，就如同經由角色類型所呈現的一般。

實　　例

在進行夢的工作時，戲劇治療師可以要求案主由重新建構夢
中的世界開始，夢境就像是一個劇場的情境一樣；這項工作可運
用任何可用的物品，來表現夢裡曾經出現過的造型、場景，以及
人物。例如有一位女士就在一張桌子上進行夢的工作，並用了她
皮包裡的東西，來建造她夢裡的情境。她用一個圓形的橡膠盒來
代表池塘，用各種大小形狀的鑰匙，放進池塘裡當做魚，並拿出
一個有鏡子的粉盒當做她的兒子，而桌子較遠的地方上有一大灘
水。

當她的夢境完全建造好以後，治療師要她選出一樣她覺得與
自己最有關聯的東西，她選擇了橡膠池塘中最大的一隻鑰匙魚，
然後，她要在她所設置的場景中開始演戲，並且要用那隻最大的
鑰匙魚的觀點，自由選擇要說話或保持沉默。

這位女士首先從這個小池塘中挑出一隻大魚，並斥喝：「這
裡的空間對我來說不夠大了。」然後，她和模仿她感覺的兒子，
一起進入了另一個場景。由粉盒上的鏡子所代表的兒子，非常仔
細地模仿他的母親，他所說的話也相似，他需要更大的空間，他
他的感情一直被小公寓裡的小小房間所束縛。

最後，這隻大魚走近那一大灘水，她很機警地演了一會兒，

然後才慢下來，對治療師來說，這是一個距離變成比較遠的信
號，所以，治療師就介入了，他把那隻大魚移到桌邊，到一個平
衡點不確定的位置上。案主遲疑了一下，然後她就帶著這隻大魚
走下桌子，來到地板上，她指著這個空間是海洋，並開始更自由
自在地演了起來。

治療師接著問她：「你有沒有想要讓其他的人物和妳一起下
來？」她就從桌上的池塘中拿出最小的一隻魚，並把魚移到接近
桌邊的地方，但魚卻從她的指間溜下，掉落地板上，她覺得有一
點困擾，又把魚放回桌上，治療師就要她把魚留在桌上，並以這
隻小魚的觀點對剛才的意外說些話。透過這個獨白，這位女士開
始覺察到她自己內心渺小而恐懼的部分，她無法進入一個較廣闊
的經驗世界中，並經由信任這個世界來經歷冒險，即使有意外也
沒關係。當她確認這一點時，她哭泣，並完成了情緒宣洩的作
用。

當大魚與小魚同在浩大的海洋上時，她覺得比較平衡，也體
認到一種痛苦的進步——先有在小池塘中的大魚的感覺，然後才
覺得像是大池塘中的小魚，再來就是此時此刻地感覺到同時有大
的與小的、強的與弱的，還可以同時在最大且最具挑戰性的競技
場中。

在戲劇式表演的過程中，過去、現在與未來三種基素一起流
動。進行結尾的階段時，案主說到了她過去生活在一個小鎮上，
很想逃離，她又提到，她也害怕搬到比較大的都會區裡，事實
上，她需要好好做一次調適，連她兒子都會模仿她的掙扎模樣。
到了末了，她又說出她對未來的希望是，有能力去整合受驚嚇的
小魚以及較危險的大魚。

　　在戲劇治療中處理夢境的工作，還能夠引發更多的團體參與感。假如這位女士對投入她自己夢境產生困難的話，治療師可以要她和做為輔角的團體其他成員，一起進行夢的工作，她可以扮演某些角色，並選擇適當的團體成員扮演魚、兒子、小池塘、中間的一大灘水、浩大的海洋以及懸崖。經由角色的扮演，她的夢中世界就可以用動作探索出來。

　　在 Shakespeare 的《仲夏夜之夢》的末了，Puck 這個好玩的傻子，走進、又走出這齣戲的結構，對這齣戲如果有冒犯到觀眾的地方，他要向觀眾說抱歉。他說，他自己和其他劇中人物，都像是「影子」，而這些場景好像是「幻影」，這戲的主題的「無益的」、像夢一般的。這齣戲十足像是個給情人們、妖精、大智者、村夫、愚人、劇作家、莎士比亞，以及給觀眾的一個夢境。再說，這是一個多麼優雅動人的夢啊！就如同莎士比亞多數的作品一樣，在影子與實物之間，無益與豐盛之間，夢幻與現實之間的距離，一點都不遠。它是個無益的夢境，是愚昧的，是可以掩飾真實的面具，同時又蘊藏著人類所處狀態中最深刻的真實。而且，演員／案主經由自己戴上夢的面具，就能夠接近到這種真實。

　　夢境實際上是一個人內在生命的另一種面具，也是一個人的角色系統中另一種表徵。因為案主願意一窺面具背後的究竟，並且走進一個不尋常的投射世界中，在那裡，就可能對現實以重新看待的方式得到統整過後的感覺，再次確認過去與現在的經驗，並且可以對未來的角色產生一股更大的影響力。在這種像是詩化的層次中進行夢的處理工作，案主很難做一個無益的做夢者，而且，在這種詩化層次中，沒有必要說任何抱歉。

長期戲劇式表演

長期戲劇式表演（extended dramatization）整合了許多前文已經提過的技術，是一種深度戲劇的取向。它需要一個持續進行的團體建構，以便一起工作一段比較長的時間。長期戲劇式表演運用三種投射作用的層次：第一，一個人對虛構人物所投射出來的特定特質；第二，對一個虛構家庭所投射出來的意象；以及第三，對一個虛構社區所投射出來的社區意象。藉由這些個人、家庭與社區三個層次中的虛構角色，團體成員可以開始進行顯露他們實際的內在精神、家庭與社區議題的工作。以下就讓我們來審視一個這類團體建構的例子，他們是如何運用這種長期的戲劇式表演技術。

實　　例

這個訓練團體在一個市區大學的場所中進行工作，最初由十四個成員組成；二位男士與十二位女士。團體成員的年齡由二十歲中期到五十歲初期。場所中的設備有攝影機、顯示器，以及麥克風，這個團體的活動期間以總共三十小時為架構，共進行三週。

在最初的暖身階段，治療師要求每位成員專心對著攝影機，說完下列句子：「對我來說，攝影機就像是一個……」然後，治療師要每個人要根據先前選定的意象，自行創作出一個與攝影機有關的動作。當每個人都做出自己的動作，把動作暫時凍結，治

療師就問：「你是誰？」經過一連串的問與答，每個人開始可以飾演一個有姓名、年齡、性別，以及成套的行為、感情與思想的戲劇式角色人格，每個人都進入角色中，說一段獨白，以便進一步把他的人物建立起來。

治療師隨意將團體分成三組，每組四人，代表三個家庭，每個家庭個別決定家庭中四人的關係，並取一個家庭的名字，以便在結尾的階段，可以由名字來找到對家庭的認同。三組的名字是 Willamson、Shaw 及 Rotapaley。最後，每個人離開角色，並說出他們對這個階段所經歷的感覺。

第二天，團體的兩位男士缺席，使得團體只剩下十個人。因為這兩個男士都是 Rotapaley 的家庭成員，所以剩下的兩位女士中，必須選出一位擔任男士的角色。這個家庭並沒有花費很長的時間在家庭失掉兩位男士的事情上，治療師也隨即展開暖身的工作。所有的人這次都要對著攝影機，直接（在角色中）說話，並要去除距離的感覺，用第二個人的「你」來說話。許多人可進入與攝影機比較貼近的關係——挑釁它、調戲它、責備它，所有被角色扮演出來的動作，都有某種程度的距離。

接著，治療師要團體成員離開角色，將三個地方視覺化——第一個是她們想要去的地方，第二個是他們將會發現的可怕地方，第三個是混合前兩種的地方。所有人要把這三個地方畫在他們的筆記本上，畫完之，每一個家庭聚集在一起討論他們所畫東西的一般特徵。之後，這三個家庭組合起來的社區，一起討論所有人畫中的共同特性；水與光的重複意象，以及氣體湧現與黑暗、工廠的意象，還有一個軍隊的意象出現。

治療師把整個團體當成一個社區，並要她們決定這個社區的

名稱，大夥提出了許多名字，經過一番爭辯最後決定用「騷動街坊」（Tempest Alley）這個名字。每個人接著要依據她們畫中反覆出現的心像，並運用一些騷動街坊中的物品，將自己的家庭建構起來。

在建構完社區後，治療師引導團體，在騷動街坊中經歷了濃縮過的一天，從早上七點到晚上就寢。這個活動是要配合幫助團體建立與環境的關聯，與社區中的家庭與其他人的關係，以及經由一天的活動中，建立起家庭中他們自己的人物的一種感覺。

在「騷動街坊的一天」以後，治療師再次用退出角色的程序，讓虛構的人物走開，並表現與實際生活的角色、家庭與社區中戲劇式議題有關的情感，以結束這個階段的活動。治療師也同時要求每一個人準備一段家庭史，寫出他們的家如何來到騷動街坊。

在接下來的階段中，一開始，要把實際的或理想上的家庭歷史，以虛構的方式投射出來，以做爲這些家庭故事的一種呈現方式。之後，每個說故事的人需要雕塑她的團體成員，組合出一個團體塑像，每一個人都要被擺設到一個象徵式的姿勢，且與其他人保持某種關係，說故事的那個人也要把自己放到這個塑像中，每個團體的塑像都會被記錄在錄影帶中。

然後，爲了建立個別家庭的整體感，並開發家庭之間的張力，每一個家庭都要在聽到別的家庭所說的閒言閒語時，也要對這些主題閒話家常一番。這時，她們表現出很多的批評；不過，有一個主題很強勢地出現了；對於一種互相體諒的基礎需要，以便能進一步進行澄清與分享。

在結尾的階段中，她們表現出一種不平衡的感覺，一位女士

提到一次痛苦欲裂的頭痛，就在那時，治療師要求她用一些橡膠之類的東西，來建構她的頭痛。這個心像就這樣很隨意地創造出來了，她把它取名叫「騷亂」（Turmoil）。她和騷亂的幾個片段一起玩，並把她體內某些壓力釋放出來，當她停止時，她整個人的樣子，顯得凝聚力比較強一些。治療師就接著要求她把騷亂解體，做這個動作時，她又重新用一種比較有系統的、比較平衡的方式來組合。她的距離平衡感不只能夠在她自己身上得到，也發生在她與其他團體成員之間，因為她們都可以感受到她的不平衡感與內在的騷亂。

心理劇與社會劇兩種技術可以合併運用，並配合錄影設備的使用，協助案主鎖定一個議題，而且將案主身上的角色神秘性揭露出來。例如，有一個運用心理劇技術的經驗中，治療師集中關注一位女士 Jane，目的就是要協助她，解決無法確認她所選擇的 Joe 這個角色的某些向度，一種越南退役軍人的忿怒。在進行社會劇技術的某個時刻，Joe 斥喝說：「我希望蘇聯人能撤出這個島。」

Joe 回答的令人出乎意料之外：「你是個學者。」

然後，兩個角色互換，Jane 和 Joe 分別變成是攝影機與學者，而治療師變成是 Joe。當 Jane 假裝是演攝影機的角色時，她可以正確地把攝影機演得很生動，而且可以集中注意力在治療師所扮演的 Joe 的角色上。對這次困難的經驗，她表示說：「對於這種集中注意力的事，我感到疲累。」

Jane 在進一步探索這個議題時，開始能夠確認 Joe 是忿怒的、受傷的、有敵意的、不在戰場上的戰士；而學者對知識非常好奇，是一個意義的追尋者。對於這個長期戲劇化表演的第一次

經驗，Jane 說道：「Joe 好像是我外頭的丈夫，我一直對這個角
色恨之入骨。」她也了解到學者是她自己在那時非常喜歡的角
色，但是卻對角色的關注有困難。治療師要 Jane 在結束這個心
理劇的表演時，說一段獨白，來表現她的感覺。在 Jane 得到了
某個平衡點後，她說道：「可能在這個世界上容得下這兩種，我
想 Joe 和這個學者，是我自己有的兩個角色。」

治療師轉而用一種比較圖像化的表徵，來演出這幾個角色，
他用了面具與玩偶的投射技術。在這個階段的工作開始時，每一
個人都要製作一個面具，以便再現出騷亂街坊中她所屬人物背後
潛藏的角色特質。

每個人在介紹她的面具給他團體成員時，先是用述說的，然
後再把它拿起來進入角色中扮演。有一個 Jerome，是一個非常
蒼老、步履維艱、但聰明的男人，卻藉著面具變成是一個頑皮的
小男孩。而富有攻擊性與控制欲的 Joe，則變成了一個哀傷且憂
鬱的面具。

治療師之後要每一個人替她自己的面具取名，把它放置在一
個她自己的空間中適當的位置，並用口語方式寫一封信給這個面
具。Pam 的角色是 Chris Rotapaley，一個溫和又強健的哥哥，
而且對他照顧妹妹的事非常盡責。Pam 的面具人物特別不同，
她叫他做「憂傷布袋」（Sad Sack），一個貧苦的、失落的角
色部分。她寫給他的信一開始是這樣的：「我不要你對我們的家
糾纏不清，Sad Sack。」但她在結尾中卻說：「那也不完全是
那麼不好，Sad Sack，真的不全然是的；假如你必須要成為我
家的任何一樣東西，你可以做一隻狗。」

在那時之後，治療師要 Pam 運用面具，並學狗的動作，假

裝是演 Sad Sack 的狗角色，在角色中，她能夠到騷亂街坊的修女 Melissa 姐妹那裡，去擁抱她、關心她。在 Pam 表現出角色轉變到曾經飾演的那個窮苦角色時，她感覺很好，並可以從她的姐妹那裡得到一些關注後，這個階段才結束。

接下去的階段中，治療師要團體成員做出一個玩偶，代表騷亂街坊人物中的一個角色，這個角色只用到最少的表現方式，但需要得到這個家庭中所有其他成員更多的重視。如同前面所做的暖身的部分，每一個人需要走出角色，以第三人稱的方式來介紹這個玩偶，接著，一樣在暖身中，每一個人再走進玩偶的角色，以第一人稱對著攝影機或麥克風說話。Rhonda／Jerome 一開始因為錄影設備的關係，顯得很不自在，在運用她那個小巧的、好奇的、天真的嬰孩 Taki 的角色時，她對麥克風說：「我很高興我現在能夠向『Michael』說哈囉，在以前，那對我來說是一件可怕的事。」

雖然玩偶普遍能協助團體成員朝向往比較遠距離的方向，而且讓人們去接近這些原本是遙不可及的物品，不過，對 Kate 的效用卻相反。她的玩偶 Yearny（渴望），代表騷亂街坊人物中的一個渴望安全與寧靜的角色，她斥喝說：「人們總是離開我，我希望人們不要總是離我遠去。」Kate 經過了與她的玩偶產生認同作用後，她就能夠釋放她自己的悲傷感覺。

緊接著暖身後的是在餐桌上的一個場景，所關注的是某個特定時候的家庭。治療師指示所有人任意運用玩偶與騷亂街坊中的人物，來表現她們對家庭更普遍性的情感，並呈現出與騷亂街坊社區有關的家庭動力。在這個場景中，每個人物都要找到一個動機上的理由，離開餐桌，且當某個人離開後，其他人就開始討論

她。

接著這個場景後，所有人要選擇一個家庭成員，她們所扮演的人物都有許多事情未能完成的遭遇，並且在玩偶人物的角色中，用口說的表達方式，寫一封信給她自己。Kate 暖身時所表現的悲傷，帶到了餐桌的場景。Sue 的角色是一個髒兮兮的、冷淡的妹妹，她寫給 Kate（Marcy）：「親愛的 Marcy，我知道妳現在正遭受一個艱難的時刻，試試看好好掌握你自己。」當輪到 Kate 寫一封信時，她跳過不做了，她覺得在戲劇中沒有保持距離，且沒有得到支持。

之後，治療師要團體成員全部離開騷亂街坊中的角色，並寫信給適當的收信者。Sue 改變她的信說：「親愛的 Kate，不論 Dorothy（Sue 的玩偶人物）認爲什麼，對這些事情，你不必真的要全部去掌握。」當其他人都離開先前的角色，也來支持 Kate 的時候，她就能夠以一封寫給所有家人的信，表達出感謝的回應。

當治療師詢問 Sue，爲什麼她離開角色時，比較能給 Kate 更多的支持，她回答說：「我只能根據的玩偶角色來説話，所以有限制。」當治療師進一步問到超越角色的可能性時，她回答説：「我剛剛做得不好，我需要成爲一個好女孩，但我不覺得我一定必須要這樣。」

團體成員在結束騷亂街坊的活動經驗後，轉而關注如何説再見的議題上。經過了一個簡短的暖身式的討論後，每個人開始在攝影機前以動作讓自己走入騷亂街坊的角色中，一旦她找到她的角色後，就將動作凍結不動。然後，那個凍結的意象重新在顯示器上播放，她要去注意這個靜止的意象，再離開角色，對人物説

再見。她也可以保留這個人物的部分角色，不要離開。然後，像之前一樣，她需要戴上面具，並以動作找到這個面具角色，面具人物的意象也會重新再播放一次，影像凍結時，再與自己的角色說再見。相同地，玩偶人物也要做成記錄，重新播放並且道別。另外，如果案主想要的話，也允許案主對錄影設備說再見。

在這個序列的活動之後，案主要把焦點集中在放影顯示器上鮮活的意象，並用三種方式對這些意象說再見。案主具體說出三種願望——一是對他們自己，二是對他們實際生活的家庭，三則是對他們實際生活的社區，之後，這個活動才能總結。

Barbara 對她的三個人物說再見時，她先對著她的騷亂街坊人物說：「你是善於助人的，但你現在累了，我希望你有足夠的慈悲，留給你的其他角色。」而她對著她的面具說：「Sabrina，你要向那麼地極端，華而不實以及瞬間絢爛說再見，但不是永遠再見。」之後，面具需要放置在一位有小蜜蜂式麥克風的技師身上，治療師就問 Barbara：「Sabrina 握有什麼？」Barbara 回應說：「一枝權杖，她是皇后。」

然後，Barbara 看著她的玩偶人物說：「你是我的一個可憐的角色，但是螢幕上你卻像一位公主；不論是什麼東西，在我的感覺上都是可憐的，在我把妳發掘出來以後，妳就擁有比較多的富裕。」

治療師請團體成員再去飾演上一次在騷亂街坊的一個角色，並在角色中對其他人以非語言的方式說再見，之後，治療師要她們離開她們的人物角色，並且以說和做動作的方式說哈囉，這個三十個小時的長期戲劇式表演團體，就以這個儀式做為結束。

長期的戲劇式表演，可以將各種投射技術做非常好的融合。

上述的例子中，就出現過幾個成功的治療片段，但是，對多數人來說，這種經驗是備極艱辛的。案主有很多的抗拒，距離化的技術並沒有對每一個人產生均等的效用。然而，長期戲劇式表演會有一種信任氣氛，讓治療師有充裕的時間進行治療上的訓練，且是一種運用投射技術，並導向整合取向的有力卻溫和的方式。

在上述例子中，當團體成員結束時的儀式中進入又離開角色時，案主所虛構的角色與日常生活的角色之間，隱約有一種聯結產生。對許多運用這種長期戲劇式表演的團體來說，這種聯結可以經由這個戲劇式表演之後討論，變得更加明顯。

現世技術

如同長期戲劇式表演一樣，現世技術涉及一種對於個人、家庭以及社會的戲劇式的表徵，所不同的是，現世技術是藉由一些小東西來進行工作，以便再現一個人對現實世界的內在觀點。當一個人經由對這些小物品的自由把玩，投射出他個人與社會的角色時，他就是在治療師面前演出一齣戲。

現世技術一開始是由英國的兒童心理學家 Margaret Lowenfeld（1939）所創建，她廣泛地運用精神分析理論，特別是 Anna Freud 與 Melanie Klein 的遊戲治療觀念。與現世治療工作相關的沙上遊戲，則是由 Jung 學派的精神分析師所發展出來的，比較著名的是瑞士的 Dora Klaff（1981）。雖然 Lowenfeld 大部分的治療工作對象是小孩，但是，現世技術的基礎作用，可以同時在小孩與成人的感覺與直覺經驗中產生。

Lowenfeld 的兒童案主把他們的現實世界建立在一個沙盤

中。她提供給他們幾種不同種類的小物品，第一類物品包括了
人，又分爲三類——普通人、軍人，以及馬戲團、神話與跨文化
中的特殊型人物。普通人是指工作中與家庭中的男人、女人與小
孩的角色。Lowenfeld 還特別讓這幾型的人物，全部各有不同的
站姿或坐姿。

　　其他的種類則包括了房子與大樓，樹木與圍牆，野生動物與
家畜家禽，汽車、火車與船舶之類的運輸工具，街上的標誌與設
施，以及一些比較沒有特徵的東西，像棍子、石頭，以及不規則
形狀的物品。

　　當孩子在建構他們的現實世界並把玩小東西時，治療師可以
從幾個方向記錄他們的活動：作筆記、畫圖，以及照相。根據
Lowenfeld 的觀念，這些不同方式的建構與記錄活動都是有治療
性的，它們能帶給孩子一種可掌握的感覺，並讓病症減少。不像
她在美國的其他同僚，轉移她的技術成爲診斷式的測驗（Michael
and Buehler, 1945; Bolgar and Fischer, 1947），Lowenfeld 堅
持她所做的工作是：開發兒童直觀思考與感覺能力的一種深度方
法。爲達到這個目標，她藉由這種對現實世界的投射技術，和單
一案主謹慎且周全地進行這項工作，直到一個孩子內在世界的景
像出現爲止。

實　　例

　　戲劇治療中的現世技術也可運用在成人上，以下就是一位成
人男性在角色方法架構中的例子。就如同你將會看到的一樣，這
位案主在沙土上建造了一個虛構的世界，特別是角色以小型的人

像具體表現出來，並且還衍生出在戲劇化角色與日常生活角色之間的類比性。接下來的這段文字，就是 Eale 對他的經驗所做的回應。

我進入了我所創造出來的叫做「病困中的世界」（A World Under Siege）裡的角色，有一個年輕且強健的人猿角色，被宣告他榮獲了有權領導我所創建的沙土上世界的桂冠，他有些遲疑，並對他如何完成這項工作不具全然的信心或瞭解，他只知道事情的大概，有些什麼事、它們是如何變成那樣的。鋪陳在他眼前的事情，就好像是我的生命一般，像在沙土上我所創造出來的人物一樣，缺乏領導的信心。

下一個我所扮演的角色是一位年長的智者，他在做事一開始就死了，但過去他一直都是這個地方上最好且最有知識的領導人，是他宣告把領導權的桂冠轉交給人猿。當時我接下這個角色，以堅定的語氣澄清了國際間需要去完成與解決的一些問題。我準備好要開始行動，但這個人物在故事才開始時就死了，領導權也被轉移了。這真是可悲。我記得他說：「你，年輕人，你能做到的，你必須要做到的。你是我所發現的可接掌領導權的最佳人選。時間很緊迫，不能等你長大後才做，你不需要再沉思與寄望了，你必須行動！不要對你自己的現實世界失望，不然，那些依靠你的人會很絕望的！」

沙盤的另一端是我自己的反面。堆積後面角落的是被砍斷的武器，我不知道它們是什麼，我以人猿的角色對它們說：「那不是你的錯，我只希望我們能夠結束這種毀滅行動，才可以不要再看到純真的家庭竟然還有殘忍的大屠殺。你應該知道你是純真的旁觀者，你是因為別人的衝突才被殺，你是人質，也是戰利品，

沒有對你多一些的考慮，你就被殺了。」那時，雖然我對這件事不了解，但是，我好像是以小孩子的角色對著我自己說話。

我以離開這些角色很遠距離的觀點，說了一段很長時間的話，當我從沙盤中拿出被砍斷的玩具時，我被擊潰了。我觸摸它們時，我開始哭泣，我突然間知道，這是多麼傷害我且讓有感覺到「被殺」的記憶的一件事。在我從沙盤中拿出這些東西時，治療師鼓勵我說些話，我是有一點點不能說出口。如果我能夠從回想出來的這些角色中說一些話，我可能會對我的父母親說：「你們怎麼可以不對一個四歲大的孩子做最後考量，就要延續你們自己的需求，來彼此懷恨？幹你的！為什麼我必須要在夜晚用枕頭捂住我的耳朵，不去聽你們的恨事呢？你們把電話從牆上扯掉，用破裂的瓶子打對方的頭，我恨你們，我是那麼地對我的童年感到茫然若有所失啊！砍斷身體、並毀掉身體，這就是你們對孩子所有的感覺。我對這種戰鬥，已經不知所措；我選擇了你們做為我的父母親，也沒什麼可以做的了。為什麼我必須身首異處地活著呢？」

我只能想像他那時，身體又活了起來，闊步前行、破浪前進，歷經了他自己的幾個家庭。他們的故事在這段的活動結束時，才剛剛要開始說。

藉由沙上遊戲與其他投射技術的工作，Zale 能探索並整理了許多負面的角色，所有的角色都與病困中的感覺、魂魄相離以及震怒有關。Zale 把角色的來源安排在童年，讓他更能夠去重建一個成年角色人格，並具體表現了人猿的不安全感與老者的智慧。當做為智慧象徵的領導權桂冠轉移後，Zale 才能接受它是個成長的標記，並相信自己真的能夠掌理自己的世界。

Erikson 也從相似的觀點，運用現世技術來進行成人與小孩的治療工作。Erikson 早期的研究主要是在 1930 年代的哈佛大學心理診所中，針對大學生所進行的現世的建構。像 Lowenfeld 一樣，他使用小玩具，並要求他的哈佛大學生創造出一個電影劇本式的戲劇場景。經由 Erikson 對這些試者做的觀察與分析，他發現受試者的內在世界與他們的扮演建構有豐富的關聯性（Homburger, 1937）。

Erikson 把他的研究與 Henry A. Murray 在心理學中所衍生出來的戲劇現世的研究成果互相整合，他所做的不只像 Murray 一樣，藉由投射式的扮演探索受試者的潛意識，他更進一步開發了戲劇與神話中，許多賦有象徵主義意味的文學人物的精神層面。他對 Melville 的《摩比·狄克》（*Moby Dick,* Murray, 1951）中，關於由 Captain Ahab 表徵的靈魔般的本我力量（id-forces），與由 Moby Dick 所表徵的道德的超我力量（superego forces）在心理上交互作用的研究，是一項龐大的探索工作。他還進一步對 Hawthorne 的象徵故事《牧師的黑面罩》（*The Minister's Black Veil*）做研究，其中有一位區域牧師，有一天戴著黑面罩出現教堂中，之後並持續地戴著黑面罩，直到他死為止。在 Murray（1938）的研究中，他要他的受試者修改這個故事，並解釋這個面罩的意義。

在戲劇治療中，案主可以用幾種現世技術的方法來工作，他可以用 Lowenfeld 的自由扮演方法，運用既有的物品來建構表徵的世界。他也可以用既有的這些物品，或者他自己所選用的物品，來構築他的夢境；在夢境的工作中，案主甚至可以為了構築他的特殊夢境，使用特別的物品來完成。

　　Murray 對文學作品的心理學研究，還關注到文學中扮演的世界，進而建立出一種更創新的戲劇治療模式。在他運用《摩比·狄克》、《牧師的黑面罩》或其他作品的治療工作中，治療師可以首先要求案主閱讀本文，然後再以既有的物品去建構本文的現實世界，最後，案主可以根據他內心所想的、什麼人物扮演什麼角色，在沙上遊戲中修改故事。或者，治療師也可以先提供給案主能夠進行扮演遊戲的物品（如何供獵捕鯨魚的物品），但不要與本文明顯有關，在案主用這些物品玩起扮演遊戲後，治療師再用一種可以揭露更深一層次的理解的方式，來介紹本文。

　　Erikson 在他的論文《遊戲中的完形結構》（*Configurations in play*）的結語中提到，採取這種小型的現世技術，提供案主能以戲劇的方式解決他童年的創傷情節（traumatic episode）。舉例而言，經由這種遊戲式的扮演，案主長期對家庭疏離的恐懼，像 Odyssery 一樣，可以一而再、再而三地投入奇幻式的 Odysseus 的角色，直到他的分離焦慮解除為止。Erikson 説（Homburger, 1937）：

　　戲劇式事件與創傷事件有一種共同的心理基素，兩者都逾越了人類自我（ego）的疆界，第一個是自我的擴張已經超出了個體所賦有的個性（individuation），第二個則幾近要毀滅自我。換言之，在某個真實的戲劇化時刻，個體遭逢了可以讓他成為人類在面向的命運中扮演英雄或悲劇主角的一種選擇；而且他只有一次克服這種嚴重危機與重複命運的機會。創傷時刻會毀壞個體所賦有的個性，多重選擇會讓個體變成重複式強迫行為的無助受害者。

　　藉由現世技術中投射式扮演，案主戲劇式地把他內在的生命

扮演出來，確認了他在個人與社會上的難題，並促使他自然的自
發的功能更明顯、能更整合。

第
四
篇

戲劇治療的對象與場合

第八章

學　　校

　　學校，是戲劇治療經常被應用的地方之一，最早是由特殊教育單位開始。從 1975 年身心障礙兒童教育法案通過之後，提供給身心障礙人口的特殊班級及學校即快速增加，也因此學校必須開始使用新的教育方式來因應。雖說幾個最常被應用的教育或治療方法都源自於行爲修正理論，但是創作藝術治療對特殊教育也有著不可抹滅的貢獻。

　　儘管戲劇治療應用於特殊教育是最近才開始的事，但是它的同類—遊戲治療，卻早已運用在情緒困擾或其他身心障礙學生的教育上了，這項治療最早可追溯到 1947 年 Lowenfeld、Klein 及 Axline 的早期研究工作。前述章節所提到的許多心理劇及投射的技術也已經整合進遊戲治療中，現在就讓我們看看許多可以應用這項治療的特殊人口及學校。

聽障敎育中的戲劇治療

　　很少身心障礙人士精確地符合某一單項的障礙特徵，就像有些聽障者是完全聽不到，但是有些就可藉由助聽器而聽到聲音；有些可以說話，而其他的就不行。也不是所有的聽障者都使用手語，即使用手語，也不見得可以用同一種手語溝通。耳聾是包含在聽障的範圍中，雖然耳聾的人很少，但是有聽覺障礙的人就很

多了。聽障可以是輕度的，僅影響一耳的聽力，或是重度的，即聽力完全喪失（Schein, 1982），而且全聾或聽障的兒童也可能出現第二種障礙，因爲他們無法適應有聽覺的世界，往往容易產生情緒上的問題，如果他們在冷酷或嚴厲的環境下長大，那麼也可能產生影響他們成長的社會或行爲問題。

聖喬瑟夫啟聽學校（St Joseph's School of the Deaf）位於紐約市南布朗克斯（South Bronx），一個衰敗的都會區中，是一所以全方位溝通爲教育理念的學校。學生們學習使用口語與手語，並發展各種溝通的方式與能力，老師們則包括了聽人及聾人，全都熱心地以口語及手語來與學生溝通。

Vicki Havens 是位受過訓練的戲劇治療師。她本身是位聽障者，且對聽障者的需求有高度的敏感性，她帶領個人及小團體培養溝通技巧、適當的社會行爲及情緒表達方式。她有許多學生是屬多重障礙的，所以她運用了許多投射技術如小玩偶、面具及娃娃等來協助他們。

實　例

Len 是一個來自波多黎各的九歲小孩，每個星期與 Havens 會面 15 分鐘。他的家庭是個西班牙語系的貧窮家庭，父母都是聽力正常的人，而他則戴著助聽器及厚眼鏡，屬於半聾半盲。Len 有著嚴重的情緒問題，包括不容易控制衝動、不與人接觸、固執及具有儀式性的的重複行爲，像是無論到那兒都會帶著大的地球儀，晚上睡覺則總要抱著小一點的地球儀，爲此，Havens 利用遊戲爲媒介來協助 Len 發展溝通技巧。

　　在一次治療中，Len 帶著地球儀進入遊戲間，並把它放在桌上，Havens 則拿起一個用手套做成的玩偶，這個玩偶是她爲聽障兒童設計的，手套上的指頭可以比手語，讓玩偶可以説話。結果，Len 對玩偶生起氣來且從 Havens 手中搶走，他還沒有準備好溝通呢！接著，他從櫃子裡拿出水槍朝 Havens 射去來表達他的不滿。

　　整個遊戲間都是一般的玩具及投射技術用的器具，如槍、飛機、迷你家具及迷你人像等，同時屋內也有一些專爲聽障兒童準備的東西，如鈴鐺和大鼓，他們底部都被打開了，讓聽障兒童即使聽不到也可以感覺到聲音。

　　Havens 在被 Len 射水之後試圖用搖鈴來與 Len 接觸，但是 Len 並沒有反應。他想飛起來，所以找到了一架小飛機，Havens 則跟著拿了一架大飛機。爲了鼓勵 Len 繼續他的行爲，她拿著飛機滿屋子飛，像提供了 Len 一面鏡子一樣，可是 Len 卻離得遠遠的，依舊沈浸在他自己的遊戲中，Len 終於將飛機降落了，並且將飛機藏在桌子底下；Havens 試圖以小孩子的態度接近他，但他還沒準備好與人接觸，所以他又起飛了，將飛機降落在他的地球儀，當飛機接觸地球儀的表面時，他用力旋轉地球儀來製造很大的噪音，讓他的手指可以感覺到噪音。Havens 接著拿起大鼓開始敲擊，Len 被鼓的節奏給吸引了，拿走了她手中的鼓，像帽子一樣戴在自己的頭上，Havens 繼續敲鼓而 Len 則好像很享受這樣的刺激。最後，他把鼓從頭上拿開，並拿到地球儀那邊。接著，他開始旋轉地球儀且同時打鼓，這時 Havens 問他能不能聽到聲音，他將地球儀轉得更用力作爲回答，Havens 便開始學他用力打鼓。

　　在這個單元中，治療的主要工作是設法使 Len 和他接觸，同時也讓 Len 開始接觸人群與動物玩具。為了讓 Len 將手中的地球儀和鼓丟開，Havens 拿出二支有塑膠手把的橡膠球棒，Len 拿了其中一支並輕輕敲擊 Havens 手上的那一支球棒，在開始和 Havens 假裝決鬥前，他也敲了敲房間內的東西，但是他的注意力一下就減退了。他拿起鼓來用力敲擊，接著丟下了鼓但仍拿著鼓棒向放著帽子的櫃子走去，他拿起了麥當勞服務員的帽子，並給 Havens 一頂組長帽，然後他丟下帽子，又開始了儀式性的重複動作，像是拿著球棒在家具上磨來磨去，再將鼓棒像磨菜刀一樣地在球棒上劃來劃去，接著又把注意力放在麥當勞標誌，用鼓棒沿著圖形畫著，然後他突然停止動作，將帽子拿開。

　　接下來，他把二支球棒並排放好，並拿起鼓棒在光滑的表面上滾來滾去，Havens 這時拿起一個男孩的玩偶對他說：「這個男生想和你做朋友」。Len 拒絕了這個玩偶，把它丟開。接著 Havens 又介紹給他一個填充動物玩偶，但是也被拒絕了，最後 Havens 用男孩玩偶來碰 Len，將玩偶走上他的手臂，他並沒有拒絕她的動作，所以她又重新將玩偶放在他遊戲的地方，這次 Len 讓它留下來了，但是把它和鼓棒一起滾來滾去，再打它，把它丟了出去。

　　Havens 拿起了大嘴鸚鵡的玩偶，假裝男孩玩偶的聲音說：「你傷害了我，我要哭了！」Len 開始顯出興趣，並對鸚鵡作出小小的攻擊行為。為了讓 Len 有進一步的溝通，Havens 走到黑板邊並開始畫東西，Len 地開始和她一起畫，他畫了四個圈圈成一直線並在圓圈中間點上一點，然後畫一條有箭頭的線穿過這些圓圈，指向一個圓柱體，這圓柱體後面有三個圓圈和一個往下的

箭頭。

　　畫完以後，Len 把球棒拿開，這時 Havens 就接著宣布時間到了，可是 Len 還沒打算要走，他爬上平衡木，但他沒站穩傾斜著身子，Havens 給他時間找到平衡，然後帶著他走過房間。

　　雖然前面僅描述了一個單元的活動，但是卻已透露了許多 Len 的內在生活，也提供不少線索給治療師作更進一步的規畫工作。首先，Len 無論到那兒都背負著地球儀這個極大的負擔。他需要用它像地圖一樣支持他的世界，他的內心世界是脆弱而沒有組織的，必須用具體而有限制的形式來表示。而且，他固守著如球形、拱形及圓形的形狀上，強迫性地重複滾著棒子和旋轉地球儀的動作都顯示出他仍無法從母親的形象分離出來，這也可以從他畫出四個乳房指著一個男孩的圖畫中看出來。Len 的個人世界不僅被情緒困擾所隔離外，也被聽覺與視覺的障礙所影響。

　　治療師首先運用投射技術來開啟溝通的管道，使 Len 的內在與外在世界的感覺可以自由流通，利用鼓、鈴及手套玩偶等用具爲管道，使情緒可由外而內再由內而外傳遞。另外，治療師透過小人偶與動物玩偶，企圖協助 Len 接受其他有感覺與情緒的生物進入他的世界，並以玩偶的角色扮演和感情表達提供給他一個學習的模式。

　　經過一段時間後，治療師協助 Len 重建內在世界，讓其中不只有地球儀而已，也有男性的特徵，讓他自己認同男孩的身分，從母親形象分離，並且可以表達某些情緒及卸下沈重的負擔。爲了讓 Len 繼續保有可接受的距離模式，必須讓他完全演出自己在情緒上、感覺上及文化上的不平衡，直到能發現一個保持平衡的距離，而且有足夠的安全感可以重回生活環境中。

　　雖然 Len 可説是個極端的例子，但是的確有許多聽障的兒童、青少年及成人都經驗過因聽覺障礙所引起的情緒問題。像 Havens 這類特殊學校裡的戲劇治療師，就可以一對一的方式利用遊戲治療及相關的投射技術來協助個人發掘溝通與情緒上的問題，這兩種問題經常是彼此關聯的。針對聽障學生的需求，治療師可以修改原有的玩偶、面具及物品，如用手套型的玩偶及沒有底部的鼓。戲劇治療師也可以透過團體方式來進行，利用戲劇技巧來發現人際間的動態關係並增加溝通的能力。

　　儘管許多啓聰學校所提供的戲劇活動僅著重在舞台上的表現，但是遊戲及投射技術可以進一步影響學生的內心，讓他們可以將豐富而完整的語言與感覺運用充分表達出來。

　　近年來，聽障者團體更提出一項積極的政治立場，説服他們自己是一種文化系統而非身心障礙團體。基於這種觀點，聽障者的老師可以協助學生建立認識自己豐富的文化傳統，且能發揮功能的角色。同時以身作則來協助學生們建立聽障文化的價值與規範。

情緒困擾學生教育中的戲劇治療

　　和聽障一樣，情緒困擾在診斷上的範圍很廣，而且障礙的程度也可從輕度到重度。幾乎所有的人都會在某些時候，顯出某種程度的情緒困擾，這些人也許可以在某些特定的工作場所、學校或家庭中相當正常地發揮功能，但是在他們的身上卻可看出衝突和緊張的狀態，當這些衝突進入到個人對於身心健康的自覺時，會導致身心狀態的不平衡，進而影響到個人自然而適當地扮演社

會角色的能力，這時程度較爲嚴重的情緒困擾便顯現出來。

就大部分的人而言，情緒困擾多屬短期性的，且由某些特定的壓力情況（如親人死亡、重病、虐待或離婚）所造成的，其他型態的情緒困擾則深植於未解決的生活問題上或是生理的因素。

有輕微情緒困擾的人，通常不需要特殊教育或治療。由情緒困擾產生的學習障礙如生活中遭遇的問題，可經由時間的流逝或與信任的親屬討論及發展有效防禦系統等方式而改善消失。較爲嚴重的情緒困擾者（如過動症或憂鬱症的兒童），不僅表現出受困擾的行爲，其症狀也持續較長的時間，他們需要特殊教育或治療。至於最嚴重的情緒困擾病人，如精神分裂症或自閉症患者，部分時間在學校接受教育，其他時間則接受藥物及心理治療。

特殊教育教室中的學生各有不同情緒困擾類型，然而相同的是他們都沒有能力經由傳統的方式學習事物，這些學生最常在教學上被認爲有學習障礙，因此，在治療上多著重於學習問題上而非心理層面的議題，教師也會被期望將戲劇治療技術多用在認知的學習歷程上（如閱讀、寫作及數理技巧）。對於那些學習障礙是出於生理上的問題如大腦功能失常的學生，或是沒有顯出情緒困擾症狀的學生而言，純粹的認知技巧學習，的確是最有效的方法。但是，對那些問題不全因爲生理方面（換言之，是因爲心理因素，如父母虐待的背景）的學生而言，著重在認知的學習外也需要有情緒、感覺及社交上的學習來平衡才行。

從角色理論（role theory）的觀點而言，情緒困擾可以視爲角色間的不平衡或角色系統整合不良，障礙的嚴重程度則由不平衡的時間長短和強度來決定。由此看來，某些負面的角色特質會控制個人，且妨礙正面角色特質的發展。例如一個長期把自己假

想爲受害者角色的人，沒有足夠的機會去發掘拯救者或勝利者的角色來補償他那受害者的生理，而如果受困於受害者角色時可能會發展出許多情緒上的症狀，包括偏執、不能維持親密關係，恐懼及過激—強迫行爲。

受害者的另一面則是加害者，具攻擊性的可變成小霸王、暴君、殺人犯或自殺者，當這樣的角色控制了人的性格，這個人便沒什麼選擇地表現出攻擊性的行爲，這類的人會顯出妄想、虐待、憂鬱及其他精神病的症狀。

由距離理論（distancing theory）的觀點來看，情緒困擾則可以視爲距離上的不平衡，極端地來說，一個過度距離化的人是「退縮」而高度防衛心的，他住在隔離而保護的世界中，最徹底的例子就是成年緊張性精神病患及自閉症兒童；從另一極端來說，過近距離化的人是過動且衝動的，活在壓倒性的恐懼與憤怒中，這基本的例子如 Redl 與 Wineman（1951）所形容的一群充滿敵意的兒童，及生活在被暴力幻想與奇異思想控制的憤怒個人。

在教室利用戲劇治療教導情緒障礙學生時，教師與治療師的目的在達成距離間的平衡與角色的整合。這些目的可以經由一般文章題材與學生蘊釀的題材之運用，及心理劇與心理投射等技術的使用來實現，讓我們來看看戲劇治療技巧在教育情緒困擾學生上的運用。

實　　例

Jack 是個過動而有過激—強迫性想法的 16 歲少年，他將自

己固著在機械的東西上，常常模仿機械的動作，也很強烈地認同文學或電視上動作靈敏及充滿活力的人物，儘管沒有坐過飛機，他仍幻想著自己起飛的時刻，懷疑自己會因此興奮過度而死亡，他能跑就不走，並常常希望大人會稱讚他的速度。

　　Jack 在情緒困擾特殊學校度過少年時光，基於學業上的能力，所以讀的是正常的課程，包括科學、數學、歷史及語文等。Jack 的英文老師也是一位戲劇治療師，所以 Jack 經常得以透過戲劇的媒介來學習英文，而老師也常將戲劇結合在寫作中。Jack 是個多產型的寫作者，他試圖透過詩詞與文章來表達心中那份對轉動與飛行的強迫性想法，老師則從 Jack 文章中所創造或認同的角色如 Huck Finn 和 Holden Caulfield 來著手輔導，其目的在協助 Jack 經由心理投射在某個角色來表達心中強迫性的想法，然後將所扮演角色所產生行為延伸至其他地方。

　　這位老師在一年的時間中，透過角色扮演、現世技術及寫作等方式來輔導 Jack，有好幾個月的時間，Jack 緊守著他心裡那個強迫性世界中的看法，但是在單元中逐漸減少跑步與飛行動作。漸漸地，在他發現自己強加在身上的限制後，他的世界觀、文章題材的表演及個人寫作也變得比較不機械化，即使是與老師一起做的角色扮演也變得比較不會衝動而急於結束了。

　　在治療歷程的關鍵時刻上，Jack 的寫作改變了。他認識到 Salinger 書中的角色——Holden Caulfield，一個「緊抓人群與經驗不放以便留住記憶」的人。在文章中，Jack 寫下了 Caulfield 這個名字，所代表的意思是「呼喚過田野」，還有「Holden 以替人們感到難過或者隔著麥田呼喚他們的方式，來表達他希望別人了解他的想法，在麥田中他曾碰見一群他認為是喪失身

分或消失的兒童，而消失這件事是 Holden 心中的主要恐懼之一」。Jack 認知到這也是他的主要恐懼之一。的確，他自己也正在消失，所以他必須在活動範圍內去掌握及呼喚人群。

　　Jack 的戲劇治療歷程在學年終了時結束，雖然仍有許多心理教育層面的工作要去完成，但是他可以減慢腳步並讓自己去同理其他的角色，當他在孩子的另一面發現成人的存在，並且知道他受困擾角色的另一面是一個夠資格而實在的人時，他的角色蒐集能力便增加了。

　　就像 Jack 一樣，Joan 也是個在情緒困擾特殊學校就學的青少年，有重度憂鬱症及自殺傾向而住院的病史，她也和 Jack 一樣很聰明且擅於在寫作中表達自己。她的說話比較平板而沒有感情。

　　她討厭女性的角色，常穿著沒有曲線的衣服來儘量遮蔽身體，並且留著沒有造型的頭髮，因為這樣可以讓臉不露出來。她用了筆名叫做 Suomy Nona，也就是「匿名」（anonymous）這個英文字倒過來寫的字。

　　在參加每周一次的戲劇治療團體時，Joan 表現出恐懼、退縮而沒有自主行為的能力。前幾個單元中，她極少參與活動，並很注意地盡量不要顯露出太多自己的身體、思想和情感。戲劇治療師讓 Joan 在前幾個單位中保持她認為安全的距離，並鼓勵她在可接受程度中參與即興表演、暖身運動及知覺練習。

　　經過幾個星期的參與後，Joan 將她所寫的詩拿給治療師看，這是她第一次將內在生活中的一部分與治療師分享。雖然這首詩的內容很抽象且拐彎抹角的，但的確讓人得以一窺具有強烈恐懼感的人心中所隱藏的世界，治療師稱讚 Joan 之後，她也繼

續和他分享她的詩作。這個經由 Joan 的詩作所建立起的關係，貫穿了整個治療歷程。治療師也瞭解到 Joan 實在太害怕扮演即興的角色，因為那樣很容易碰觸真實的世界，她必須有足夠距離的心理投射歷程來參與治療團體。不過，這個團體同時也在努力地讓每個角色能接近成員自己。

當團體開始練習 Beckett 的《等待果陀》（ *Waiting for Godot* ）一劇的劇本時，Joan 開始有了較多的參與。她強烈地認同了劇中的二個丑角，Estragon 及 Vladimir，她認為他們是二個迷失的靈魂，整天混得不成個樣子，還像個流浪漢似的地等待著遲遲不曾出現的所謂「希望」的象徵來臨。在扮演 Vladimir 這個比較理性且擅用言詞的角色時，她開始能夠思考關於存在的意義中的重要議題：即試圖明白荒謬世界中所代表的意義。她每天穿著不同的丑角服裝，而且經由 Vladimir 的化裝、動作及姿勢，讓她更能夠瞭解自己的部分特質，甚至 Vladimir 重複述說的辯詞也引導她認同自己的身分。就像 Vladimir 的想法一樣，她也認為在生活中「你所剩的唯一希望就是消失」（Beckett, 1954 ）。

進行一段時間之後，Joan 開始認知到 Vladimir 和自己思想之間的關聯性，透過對 Beckett 劇中悲劇性丑角的認同，她開始看出自己絕望的心理狀態與對消失和睡眠的需求，並能夠從事顯然無意義的嗜好與困惑。Joan 更進一步地看到自己在生與死，希望與絕望中的矛盾衝突，而這些衝突是她很想解決的。當她敢正視這些問題之後，她開始發現這些衝突其實是可以在一種矛盾的關係下共同存在的。

不僅如此，她的寫作內容也開始改變。她賦予死亡與自殺的

舊有印象一個新的意義，譬如死亡所代表的是新生活開始的可能
性。最大的突破則表現在她的詩作中，經過《等待果陀》這齣劇
的表演練習之後，她寫了一首關於蝴蝶破繭而出的詩，這首詩的
結語是這樣的：

熱切地帶來

生活

就像她授粉給

每個花蕾

多麼傷心

要離開

她那柔軟的身體

和

繭中

所存的天真

　　Joan 像蝴蝶一樣地成長，從她那安全、無性而自我放逐的
世界中破繭而出。不過，諷刺地是，這竟是因為認同 Beckett 荒
誕蒼涼世界中被遺棄且沒有性別的角色所影響，而離開自己原有
的封閉世界。但是，就像聖昆汀監獄受刑人認同 Blau 製作的
《等待果陀》劇中的角色和主題，或是塞拉耶佛中被包圍的市民
對 Sontag 製作的同一劇作也有著同樣反應一樣，Joan 發現了一
個可以反應她自己內心世界的觀點，在 Beckett 的世界中她看了
一絲小小的希望，也看見了一個透過行動、幽默、儀式及彼此相
伴來穿越時間的歷程，就像 Gogo 與 Didi 及 Pozzo 與 Lucky 相

互守在一起一樣。雖然這些關係充滿困難與荒誕，但是仍有足夠希望繼續走下去。

這個戲劇治療團體在二個月的準備之後，終於將《等待果陀》這齣戲呈現在同學、老師及朋友等觀眾面前。首映那天，Joan 穿著寬鬆的戲服，梳著散亂的頭髮來遮住臉和身體。可是到了第四幕和最後一幕時，她的臉露了出來，而身體也開始活動起來了，她終於想讓自己被別人聽到或看到了，到了最後，Joan 報告扮演劇中所有角色的感覺，其中包括世俗而聰明的 Vladimir 還有古怪愛玩而虛幻的 Estragon，除了僕人 Lucky 外，也有主人 Pozzo。在發現自己心中愛玩及愛指揮的部分後，Joan 覺得自己獲得觀眾的讚美是理所當然的。

在特殊學校中，包含心理投射及心理劇技術的戲劇治療應該可以排入專業課程中，也就是說可將角色扮演排入英文寫作中的基礎課程，或是作爲家族史調查時工具。

對年幼兒童的戲劇治療中，我們推薦使用遊戲及現世技術。雖然戲劇與遊戲治療和學業間的關連並不總是那麼明顯，但是如果缺乏了表達個人對這個世界看法的能力或是無法釋放被壓抑的情緒或感覺時，學業上的經驗仍是屬於學業上的，無法應用到生活上去。而認知部分也會保持和情感與行爲分裂的狀態。治療師協助學生平衡情緒時，會讓學生們學習表達自己的主觀世界，並重新整理其中的美學和認知等所有形式。

智障教育中的戲劇治療

根據精神異常診斷與統計手冊（DSM-IV, 1994）一書指

出，智能障礙診斷有三項要素：低智能，即智商 70 以下；由行為比較得知的適應行為損傷；以及發生於 18 歲以下。雖然在許多案例中造成智障的因素仍屬未知，但可知的是 25％ 的案例是肇因於生理異常，常見的例子如唐氏症（Down's Syndrome）患者。而其他 75％ 的人則由心理、社會因素或結合二種因素所造成的。許多治療智障的特殊班級或診所是以較廣義的發展障礙為工作範圍，包括了智能不足、學習障礙及神經損傷等。為了簡化起見，我們將著重於智障這項障礙中，其實智障也包含很多不同的情況，且經常交雜著情緒、動作及行為上的障礙。

智障可以分為四個等級「輕度—智商 50-70；中度—智商 35-49；重度—智商 20-34 及極重度—智商低於 20。」輕度智障者人數最多，可學習到小學六年級程度的學識能力，而且可以發展許多社會及職業上的技巧，以便在成人後自理生活。這類的智障者是特殊教育班級最主要的團體，因此也是最可能接觸戲劇治療的一群。

中度智障者也可能進入特殊教育班級接受治療，但對這類智障者的教育是強調在社會及自助技能的學習上。至於學業技能方面則預期僅能發展到小學二年級的程度，但可訓練非技術與半技術性的工作技能。

重度及極重度智障者通常不能發展學業或職業方面的技能，而且需要許多的協助來發展語言、衛生及社會方面的技巧。因為生活機能低的智障者在接受一般方法測驗時無法依常規來反應，所以智商及醫學上的分類常有誤導的作用。智障的徵狀常使教師和社工員對這類學生或案主期望很低，但是利用創作藝術治療常能使那些抱持開放態度的教師或治療師發現新發展的可能性。

　　在使用戲劇治療技巧前，教師必須先充分瞭解學生們的殘障鑑定結果。但是，教師們也必須密切注意那些具有創造性的自我表達時刻，因爲個人在演繹舊角色或是發現新角色時，成就往往能超越原有的期待。

實　　例

　　Eileen Yagoda 任職於紐約早期治療及教育聯盟，負責教導 2 至 4 歲智障學生，透過戲劇、音樂和動作等方式來學習社會及個人技巧。因爲學生的語言能力有限，所以她在開始上課之前都會讓學生反覆合唱歌曲來培養團體凝聚感。第一首歌是以姓名遊戲的形式進行，如鼓勵每位兒童唱出自己的名字並重複合唱團體中其他成員的名字。第二首歌是唱出每個人穿的衣服，而第三首則是唱出身體部位名稱來。

　　姓名、衣服及身體部位的認識與學習，是透過戲劇遊戲架構來達成的，即使是最退縮疏離，且僅具極短暫注意力的學生，都可以經由吉他及節奏樂器彈奏的音樂來引進遊戲中。

　　Yagoda 唱給那些不能用語言表達的學生聽，鼓勵他們參與活動中的節奏與動作部分。Yagoda 使用彩色圍巾所作的彈性圓圈來教導學生方向的概念，她讓每個人都站在圓圈內握住圍巾，然後透過相連的動作來一起操作上下左右的概念。Yagoda 開始這些動作，其他人則跟著玩起來，然後邊做邊說出方向的名稱。

　　對於青少年來説，玩偶戲是項有效的學習方法，特別是針對那些因智障而過於退縮及語言能力有限的青少年。玩偶操縱人 Lea Wallace 曾廣泛的使用玩偶戲來教導那些可以接受教育的智

障者學習說話的技巧。她利用有著大嘴巴和活動舌頭的狗玩偶來教導學生發音和咬字的適當方法。因爲玩偶是個有著安全距離且不會批評的東西，所以學生們會欣然地模仿著玩偶的動作。

接著，Wallace 鼓勵學生利用玩偶開始編故事，並同時邊說邊操作玩偶。對許多學生而言，手眼協調是項重要的學習問題，因此操作玩偶可以提供安全的方法來發展手眼協調的技巧。而且，學生的壓力消失了，也能成功地表現動作部分的工作，如讓玩偶可以像鳥似地飛過天空，跑馬拉松或跳過山岳。

當學生們開始替玩偶製造對話時，同時也進一步發展語言與認知的能力。對於思想比較傾向具象的學生而言，所演出的故事多半來自生活、新聞或電影中的事件。而有多點想像力的人，則可以發展虛構或幻想的故事。

Wallace 在曼哈頓職業訓練中心花了數個月教導一位少年，這位少年十分退縮，身體協調能力不佳，且語言能力有限。她鼓勵少年玩弄各種現成的玩偶，當他習慣透過玩偶說話時，Wallace 便要他開始塑造屬於自己的玩偶角色，並替他們說故事，一段時間之後，少年可以創造二個同時存在的角色：Johnny——真實而平常的人，和 Jack——來自其他星球的外星人。少年做了一個正式的玩偶表演，操作了這二個玩偶並替他們說話，透過玩偶的表演讓他的協調及語言能力有著顯著的進步。而他的信心也隨著提高，讓他有信心表演給其他人看（Landy, 1982）。

使用於中度智障者時，戲劇活動中抽象的部分應減到最少的程度，而且著重在發展動作、協調、語言、社會及溝通技巧上。儘管正式的心理劇不適合應用在這類智障者身上，但基本的角色扮演技巧卻對學習一些真實情境如看病時十分有用。任何角色扮

演的機會，不管角色新舊，都能幫助擴展個人的角色系統。

　　遊戲與玩偶劇的心理投射技術等具體形式也是很有效的治療方法，尤其是用於青少年團體中。有些青少年和成人也可以應用說故事或劇場的方式來進行治療，但是其中不應有背誦台詞和走台步的壓力。最後，錄影技術也可以應用在協助發展更好的自我認知感上。

　　在教導輕度智障者時，應用抽象及幻想的程度可以較爲提高，也可以使用現世技術上的東西。同時也可進行應用幻想題材進行故事敍述及編劇的活動。玩偶及面具可運用於練習各種不同型態的特質，來引導學生認識日常生活的不同角色特質。接著，也可以應用進一步的編劇活動。

　　Heathcote 所指導的幾個優秀的團體曾被紀錄下來（ Wangner, 1976 ），儘管 Heathcote 認爲自己是個戲劇教師而非治療師，但是她爲輕度智障團體工作，處理學生們社會及心理需求方面，已成爲一個模範。

　　越來越多輕度及中度智障者有機會在學校中表演戲劇，這類的表演對於確認參與活動者的成就上相當有價值的，但是教師或治療者應該謹慎使用，並自問「爲什麼要表演？」如果答案是戲劇治療工作導向表演，表演的內容直接與表演者的生活有關，團體希望公開表演，還有公開表演可以提昇他們的工作等的話，那麼戲劇就必須要做調整了。

　　在特殊學校中針對特殊案主群選擇何種戲劇治療技巧，實際上與應用於其他案主群一樣：即技巧必須要能協助個人達到距離上的平衡及能靈活扮演單一角色及多重角色。而治療師會應用這些選擇條件來找出使用的技巧，並評估效能以達成建立溝通、心

理動力、社交技巧、個人衞生、語言及認知技能等的教育。

　　在學校中對特殊群體運用戲劇的技巧，並不必然表示教師就是個戲劇治療師，許多特殊教育教師曾學過教育性戲劇，但不是戲劇治療。應用創作活動技巧也可以對學生們產生治療的效用，也有許多沒有受過訓練的老師有意地在教室中使用戲劇治療的技巧。隨著戲劇治療訓練課程及教師在職訓練的發展，教師們的戲劇治療工作將可獲得相當的認可。而且，經由進一步的專業組織成立，他們將視自己爲新的教師與治療師團體中的一分子，而這團體已肯定了創作藝術治療的價值。

第九章
戲劇治療在臨床上的應用

在特殊教育情境中，應用於行爲困擾或缺乏能力的群體之戲劇治療技術與原則，同樣可以應用在臨床場合裡。只不過在臨床場合中的對象，可能在症狀上較爲強烈，且治療的重點多擺在心理層面而非教學方法上。

對大多數戲劇治療者而言，無論在機構裡或私人開業，將這些技術、原則運用於臨床上，是他們的最終目標，他們大多會根據政治、社會、醫學與心理學上的臨床現實考量，發展出自己的一套模式。在大多數的例証中，距離或角色模擬，是常被用來協助進行診斷、規劃適宜的治療策略以及評估戲劇治療成果的技術。

在服務各式各樣人士的公立醫院裡，是應用戲劇治療的臨床場所之一。紐約市的貝勒富精神科醫院（Bellevue Psychiatric Hospital）是一例，它服務的對象即包含來自監獄及不同發展階段（兒童、青少年、成人與老年人）、被診斷爲罹患短期精神分裂、行爲失常以及生理性心理疾病等疾病患者。精神科的門診可能也是服務各式罹患各樣精神病者、較具規模的公立醫院中一個部門，如榮民醫院這種特殊醫院也治療精神患者。只是這些規模較大的公立醫院難免染有官僚習氣，很容易給人一種陰冷、不夠專業，對病患甚至於工作人員均缺乏支持系統的感覺。

私人醫院也服務這群患者，它們提供特定的病房，也許完全

只照顧這群特殊人士。許多私立醫院只是藉著換壁紙、採購家具及遊戲檯來做，但至少解決一些公立機構的問題。不過這些私人醫院，想在公立醫院系統中脫穎而出，仍必須有意願面對工作人員倦怠、需要支持及鼓舞士氣，以及須進行改善與變革等課題。可惜許多患者無從選擇，若一個人無法支付私人醫院的高額住院診療費，他只得走入公立機構，去面對灰暗冰冷的牆壁。所幸，許多私人醫院除了設有住院部，讓病患能留院接受長期的診療外，還有門診部門，供住在院外的病患，每天或每週到醫院接受診療。

　　一般醫院也聘請戲劇治療師，協助患者克服因病痛及住院所帶來的焦慮。除了私立醫院外，私人診所是戲劇治療師的另一種選擇。全美雖然有許多社區心理衛生診所，服務各式各樣住在社區的患者，包括經歷特殊生命危機者、藥物濫用者、慢性精神病患者等，但是這些社區的小型心理衛生診所裡，只有少數聘有戲劇治療師。要像紐約市的心理衛生研究中心（Postgraduate Center for Mental Health）這種視創作藝術爲重要治療方式、具有創新觀念的一些私人診所，才會持續聘用戲劇治療師。

　　以社區門診爲主的醫療單位需求量日益增多，精神病患早期即脫離公立精神病醫療機構的趨勢也日形明顯。因爲許多患者雖說在心理醫療下至少能維持某些功能，然而他們內心深處對社會關係、個人發展、以及創作活動的需要均未得開展。這種觀念創新的社區心理衛生機構，即能透過戲劇及其他創作藝術治療師，滿足這些需求。

　　如同藝術、音樂、舞蹈治療一樣，戲劇治療也步上這些先驅的後塵，成爲某些疾病患者的主要治療方法。隨著專業的發展，

會有愈來愈多的人選擇私人開業，有些人則選擇在社區執業，或
聯合相關藝術治療師組成創作藝術治療中心，於特定區域內，針
對個人、家庭及團體進行治療。

　　需要接受心理治療與創作休閒活動的這群患者裡，還包含無
法照顧自己的老年人及需要社區支持者。目前已經有許多人在
公、私立醫院與療養院內接受治療，也有許多創作藝術治療師參
與此治療團體，可以預見的是：當需要協助的老年人增加時，這
些治療師的需求也將增多。

　　醫院住院部門與其他門診場所也服務（住院或治療）智能障
礙（mentally retarded）、肢體障礙（orthopedically disabled）、
藥物濫用以及性虐待者，他們也都可以接受戲劇治療。不過我們
只把焦點擺在這兩種患者身上：情緒困擾與老年人，觀察在公、
私立醫療場所中，所採用的戲劇治療方法。

戲劇治療對情緒困擾者的臨床處遇

行為違常者

　　情緒困擾的其中一大類別是行為違常者（behavioral disor-
ders），根據 DSM-IV 的定義是指：重複並持續表現出危害他
人基本權益或違反所屬年齡層應有的社會規範或規定的行為。這
群人包括兩類：長期表現攻擊，即過近距離化者，他們對別人暴
力相向；以及長期以來反社會，即過度距離化者，他們從人群中
退縮，且／或不具攻擊性地違反社會規範。一旦行為違常者繼續

惡化，將發生心理或社會病態行爲。心理或社會病態者對他們常表現的罪行不會有罪惡感，也不覺得應負什麼社會責任。

　　社會對社會病態者的因應方式就只是將他們監禁，然而日益昇高的再犯率，証實這種刑罰系統的懲治是無效的。常見的心理治療效果也很有限，因爲它藉助語言的本質，正迎合了行爲違常者高度合理化與善用語言搪塞的特性。40 年代由 Fritz Redl 與 David Wineman 所採用的「情境療法」（milieu therapy）爲一特例。他們爲行爲違常的兒童與青少年建立一個完整的治療社區，近似患者所處真實生活的情境中，有效地矯治這群人的違常行爲（Redl & Wineman, 1951, 1952）。

實　例

　　於治療場所中排演的是在用餐時發生了打鬥的情節，Joe 指控 Billy——一位個子、力氣較小的男孩——盛的食物比他多。諮商者當時即刻介入，協助 Joe 處理他對 Billy 的怒氣，而未等到下一次的治療。

　　其實廣義地從許多方面來說，長期戲劇式表演即是一種情境治療的形式，其間差別，在於戲劇的情境是虛構的，而治療中的情境則爲日常生活的縮影。這種治療方式一開始可能受到行爲違常團體成員的抗拒，然而一旦成員與治療者間的基本信任建立後，即可藉此達成許多治療效果。舉例來說，透過這種治療方式，個人可以創作出某些角色，並從中體會各種行動的可能性。例如，Joe 那位衝動、行動派的男孩，可能扮演一位很怕做錯事而受到處罰的小孩，並且操作一位濟弱扶傾、維護正義的英雄玩

偶；治療師即可協助 Joe 檢視他的其他角色部分可能的反應方式，而有效化解一件發生在餐桌前的攻擊事件。

對於那些需要拉大距離的人而言，遊戲治療以及想像世界的技術均可用來檢視行為違常者的主觀世界。有時，治療者會參與患者的遊戲，尤其是對那些需要主動釋放大量攻擊能量的行動派而言。在這些攻擊的遊戲中，治療者須準備一些安全道具，諸如柔軟的泡棉、塑膠棍、玩偶或洋娃娃，好讓患者得以毫無顧慮地捶打、攻擊。運用想像世界的技術時，治療者則提供一個較安靜、內在的活動，協助患者藉由栩栩如生的一些表徵，呈現他們的內在世界。

戲劇治療技術之所以能有效影響行為違常者的原因，並不在於它論及行為與其發生的原委，而是在於個人藉由戲劇活動，得以將其內心世界象徵化。在臨床情境中，針對這群人士的長期目標，還包括：協助患者發展、建構一套角色欄目，並藉此體認且接受其反社會行為應負的責任。至於較近程的目標，則在協助患者體認到：有多種可以扮演的角色供他們選擇，藉此體驗，個人可以了解欺壓行為中的另外一面：受害者。如此一來，戲劇治療不僅探索個人內在，也觸及了人際層次的問題。如果戲劇治療者能夠協助行為違常者，不僅從自己的觀點也由受害者角度觀察欺壓事件，則確將有助於患者人格功能更進一步的整合。

心情違常與焦慮者

兩種較突出的情緒困擾者是心情違常（mood disorders）與焦慮患者（anxiety）。雖說這些患者主要屬於精神官能症，然

在精神病患者中也經常可見。根據 DSM-IV 的描述，心情違常者通常長期處於躁狂與／或憂鬱的狀態中。心情（mood）是一種某時刻中個人內在的情緒狀態，若是過份強烈，則會左右其內心世界。狂躁狀態可能源自因過近距離化，如運動、誇大、急速思考歷程及分心錯亂等情境造成的心情違常；而憂鬱狀態則是過度距離化者的特徵，他對日常生活的事物失去興趣，從人群與活動中退縮，他喪失能量，滿懷無助與罪惡感。躁期與鬱期的嚴重程度，可藉由時間長短、表現強度及發病年齡等加以測量，被診斷爲躁鬱（manic-depression）或兩極（bipolar disorder）患者，會在短時間內經驗兩種情緒狀態。

焦慮症患者的特徵在於對中性刺激有非理性的反應，通常有四種類別：恐懼症（phobia）、恐慌症（panic）、強迫症反應（obsessive-compulsive disorder）及創傷後壓力失調（posttraumatic stress disorder）。恐懼症的特徵是對某特定東西或情境，長期表現出非理性的懼怕與逃避的反應，且此害怕的程度會妨害個人的健康。恐慌症則是突然感受到恐怖與無助，同時伴隨著諸如心悸、胸痛、窒息、發抖、不安定與暈眩等身體症狀。

強迫症反應的特徵爲重複出現高度儀式化非理性思考與／或行動組型。強迫係指不斷干擾、佔據個人思想乃至控制個人行爲的想法或意象。常見的強迫想法包括：暴力、污染、懷疑與罪惡之幻想。強迫爲重複表現出似乎有目的而實則被內在衝動左右的行爲組型，常見的強迫行爲包括：計數、檢查、觸摸與洗手。雖然有時爲了完成一件艱辛的工作（如，校對手稿或訓練奧運選手），強迫性行爲有其必要性，但是與過激反應一樣，強迫反應通常是非理性與過度的。

　　創傷後壓力失調的反應特徵是：一再經驗高度創傷事件導致焦點的昇高。心情違常與焦慮症者的症狀可輕可重，時間可長可短；最輕微的情況下，患者仍然能對日常生活中的工作、遊樂、學校與家庭，發揮正常的功能；而在最嚴重的情況下，個人日常常軌崩解，則有治療甚至於住院的必要了。

　　戲劇治療很少在醫院或門診中，當作被診斷爲躁鬱症、恐懼症、或強迫症者的主要治療方法。於大多數臨床情境中，戲劇治療師是在精神科醫師、心理學者或精神社會工作者的監督下工作，這些人員會以諸如心理治療與／或藥物等其他方法治療患者。不過，戲劇與其他相關的創作藝術治療，還是可以在私人開業或創作藝術治療中心，執行主要的治療工作。

　　無論處於何種臨床情境，戲劇治療均不離距離理論模式與診斷、治療兩種角色。以距離模式分析及處理躁鬱患者最有效，因爲可將此種違常視作平衡受到干擾的現象。此時，投射技術能協助個人將其虛構、想像世界中的種種角色象徵化，不過針對狂躁者是該藉由高度的積極活動以宣洩其能量，抑或透過較不積極、內在的歷程，以模擬、演練另一種達到平衡的方式。依距離理論，學者建議我們提出各形各色的主題與角色，供案主自行選擇，以找出最適當的平衡距離。

　　恐懼症患者可能藉由系統減敏感法（Wolpe & Lazarus，1966）達到平衡，亦即會藉此逐漸找出他所懼怕對象的平衡距離。戲劇治療者在採用 Wolpe 的行爲技術以協助患者時，先提供一個過度距離化的投射物，然後逐漸引進其他愈來愈接近代表恐懼情境的物品，直到重建平衡狀態。與行爲違常者不同的是，恐懼症患者通常是以個別方式進行治療，而治療行爲違常者，則

多在戲劇治療團體中進行。對深受社交恐懼症所苦的患者而言，可能先以個別方式治療，伴以諸如玩偶與洋娃娃等較安全的人物象徵，然後再逐步移向團體治療情境，於戲劇化或心理劇演出過程中，檢視他們的問題。

恐慌症患者同樣需要藉助於較安全的物品，以自在地趨近他們所懼怕的情境。在創作藝術治療診所中，戲劇治療者可能會準備各種投射物供患者把玩。藉由再三面對會引發恐慌的情境做戲劇演出，患者得以將實際發生恐慌的情境，形成內在意象表徵，而透過距離因素，患者可以漸漸達到平衡，並體認自己左右爲難的困境。

實　　例

強迫症患者可以獨自進行數種投射性遊戲或戲劇表演，例如Jay，一位四十歲的強迫性男性患者，即接受戲劇治療師結合了心理劇與投射技術的治療。藉由一系列幻遊世界與沙箱遊戲，Jay 發現了有一再重複出現的構圖，他經常在三個角色中指認與他距離最近的對象。經過幾次沙箱遊戲後，治療師詢問 Jay 關於構圖的問題，當 Jay 先後檢視了治療師所拍的沙箱照片後，他注意到有排在沙盤對角線的三本書、三個躺在水缸底的嬰孩、守在不知通往何處之房門口的三隻狗。他將強迫數字「三」與魔法思考產生關聯：當賭博、選擇號碼或數東西時，他總是選「三」以求得好運。他回想幼時曾重複吟唱一首特別的詩句三次，擔心著如果改變了吟唱的型式會發生災難。

Jay 藉由玩偶及面具的角色扮演，終於察覺到有三個不同的

角色：Jemie，一位迷人、快樂的小孩；Jay，不快樂、自責、過激‐強迫的青少年；還有 Jason，矛盾的成年人，雖說能找到一份穩定的工作並照顧自己，卻無法找到完美的工作或建立完美的關係。

雖然仍存有對「三」的強迫反應，然而在一次將夢境藉由玩具以戲劇呈現的活動後，其行爲終獲突破。在遊樂中，Jay 體認出他的家庭中三個人物：父親、母親和他自己，所維持的完美狀態。當第四號人物，弟弟，成了家中固定成員後，Jay 的完美、平衡世界終於崩潰，從此他執著於「三」這個數字。

雖說這次體認是了解其強迫反應的關鍵，Jay 仍須繼續努力，整合其小孩、青少年及成人三個角色。他從個別治療轉至團體戲劇治療，並藉由與團體中其他成員的關係，探索弟弟的角色。在此階段中，Jay 嘗試從較爲正向的角度看他弟弟，且更看重他所擁有的少數幾位朋友。

在憶及過去沙箱遊戲中三隻守護著進入未知房屋入口的狗兒畫面後，他說道：「在現實世界中，我正在建構我自己的房子，它是我夢寐以求的，有著足夠多的房間，鐵定不只三間，而且是建築在安全的市鎮，根本不必看門狗。」

當 Jay 的房屋蓋好後，它有許多空間可供家人與朋友使用，他從此不再固著於「三」這數字。

最後，戲劇治療在處理創傷後壓力失調者也派上用場。誠如前述，David Johnson 及其同仁曾運用戲劇治療來處理正罹患創傷後壓力失調者。在以色列，Mooli Lahad 也曾運用戲劇治療來協助那些被恐怖份子攻擊的人，治療其創傷後壓力。Linda Winn（1944）在出版的英文書「創傷後壓力失調與戲劇治療

（Posttraumatic Stress Disorder and Dramatherapy）」中，
也提出一套處理戰爭與性虐待受害者的戲劇治療指南。

精神分裂症

　　對身體傷害最大的情緒困擾是精神分裂症（Schizophrenia），雖然對其成因、性質、以及時距至今仍有爭議，但是各種精神分裂類型間似乎有其一致的特徵。根據 DSM-IV 看法，其特徵之一即是有精神病症狀，包括行爲怪異與妄想、幻聽（患者一再聽到一些聲音與話語）、說話方式錯亂、儀式化的動作形式、以及諸如極度憤怒、焦慮與／或憂鬱等情緒失調。精神分裂者也呈現出多重心理歷程的特徵：其思考內容紊亂，包括被迫害妄想、思想傳播（相信其想法已經直接被傳送到外）、思想退縮（相信其思想已從心智歷程中分離）、思想介入（相信他人思想已經介入其心智歷程）、以及思想控制（相信其思想已被外力所控制），思想紊亂所表現的相關症狀之一爲言談缺乏關聯性、意念間沒有關係、言語過於私人化而無法溝通。最極端的情況爲言語變得前後不連貫。

　　多重心理歷程的其他特徵還包括：喪失自我界限、導致自我與他人的關係曖昧不清；失去工作與／或遊戲的興趣與動機；還有從外界退縮，伴隨著執著於個人私密、通常也相當怪異的幻想。

　　解體型的精神分裂出現在個人發展早期，爲一極端且慢性的心理疾病，其特徵爲：常常在言談間、姿態上有不連貫的特徵，情緒表現不當或怪異，且極端社會退縮。

僵直型精神分裂的特徵爲動作嚴重違常，包括：僵硬的身體姿勢；毫無緣由地興奮、過動，而且有不尋常的姿勢。僵直者可能退縮成麻木、不動與啞口無言。有時會在極端興奮與退縮間急遽變換。

妄想型精神分裂素以妄念及誇大或被迫害妄想而爲人知。他們也可能有情緒困擾，包括充滿焦慮、憤怒與暴力。如果其妄念並未造成行爲上的不當，他們還可以各種行業與社會情境中維持正常功能，他們很少完全喪失社會、情緒、與心智功能的。此型較其他類型出現得晚，且其特徵會維持長時間的穩定。

未分化型的精神分裂，乃指不合上述任何一種類型的特徵，或混雜了幾種類型的特點。殘餘型的精神分裂指當前並無精神病徵，但至少一度有過精神分裂症者。

精神分裂者可接受住院或門診治療，大多數是藥物治療；有人也接受傳統談話式的心理治療，但多數無效。也有人接受舞蹈、藝術、音樂與戲劇這種創作藝術治療。創作藝術是相當重要的治療方法，因爲它們是針對精神分裂者的狀況作處理，且試圖藉由象徵化及無威脅的歷程進行治療。戲劇治療對精神分裂者尤其有效，因爲它能注意到想像與日常生活間的關聯，同時其目的即在整合現實與幻想世界中的角色。

David Johnson（1981）提出一則以戲劇治療處理精神分裂者的絕佳模式。他由四個觀照點，來審視角色扮演情境中兩個即興演出者的關係：

1. 非個人的──兩個角色間的關係；亦即兩個戲劇或投射角色間的關係。

2. 個人內的──當事人與其他角色間的關係；即是個人與角

色人格間的關係。

3. 個人外的——當事人 A 與另一人 B 所扮演角色間的關係；亦即個人與他人角色人格間的關係。

4. 人際的——當事人 A 與另一人 B 角色外的關係；即是個人與他人的關係。

Johnson 表示，在觀察精神分裂者的即興演出時，即能運用此模式診斷其界限模糊程度，除了應用於治療外，此模式也有助於人們區隔個人、角色人格與他人及彼此間的關係。

Johnson 通常以現實爲基礎的即興表演方式，提供當事人一個基本情境與角色，接著再由他自行發展情節。Johnson 曾在榮民醫院治療一位精神分裂者，他運用電視新聞、訪問秀等錄影帶作爲投射工具，並加以倒帶，讓患者即興演出。此外，他也鼓勵團體成員去創作自己的錄影帶，以住院時的日常活動爲主，並常倒帶給成員看。透過此作業，Johnson 讓成員扮演接近自己與現實情境的角色，並運用幽默、譏誚及反諷作爲拉大距離的技術，同時直接給予演出者回饋。通常即興演出是兩人對手戲，不是兩位患者，就是患者與治療師。當 Johnson 與患者扮演角色時，會著重在辨認個人與角色、兩個角色、以及兩個人之間的界限與區隔上。

藉由治療精神分裂者的經驗，Johnson 發展了一套相當有效的診斷工具，戲劇角色扮演測驗（Dramatic Role Playing Test）（1980a），以測量案主在面對所指定的情境與角色時，他的角色扮演能力。

既然認爲患者有必要在現實爲主的情境中演出，以對抗飛揚的幻想與妄念，可是又爲何在諸如探索個案界限時，要運用像玩

偶與面具拉大距離、想像的技巧，如此作法究竟是否允當？目前，我們只是質疑，因爲本領域尚未有正式的研究，只不過以玩偶與其他投射物品，治療最輕微的妄想型與未分化精神分裂者，似乎有助其病情的改善。在諸如紐約市的心理衛生研究中心、西方天堂（West Heaven）的 VA 醫院以及布朗克斯（Bronx）的精神科醫院，戲劇治療師均使用玩偶與面具，來協助精神分裂者調解身分認定（我與非我）與現實（日常生活與想像）間的界限。

戲劇治療對老年人的臨床處遇

近年來，許多住宅區診所與各醫院門診部門，已發展成能滿足日益增多超過六十五歲患者，其休閒、醫護與治療目的之場所，此乃由於老人同時伴有健康日益衰敗、被家中年輕人排斥，覺得孤苦、寂寞等問題所致。因此在醫院、療養院、老人中心，成立上述門診部門之需要，益形迫切。電影《大國民》（Citizen Kane）即有一位角色是上了年紀的報刊編輯 Bernstein 先生，劇中即曾提到：年老是種永遠無法治癒的疾病。如同 Shakespeare 的李爾王，不再擁有權勢，而必須面對某些無法逃避的殘酷的現實：其一，身體開始不行，可能因關節炎、帕金森或阿茲海默症而喪失聽力、視力、記憶力、動作以及語言能力；其二，因同年、朋友乃至另一半的死亡，而失去重要的人際關係。此外，與兒女的關係也發生變化，大多數會有角色互換的經驗：兒女開始扮演起照顧親人、親職的角色。就西方文化而言，許多小孩不喜歡家庭關係中斷，因而討厭角色互換的現象，

他們不願獨立自主的生活因照顧老年人的擔子而受干擾，因而大多安排父母住進療養院接受照顧。

　　年紀大所面臨的第三個現實是逐漸接近死亡。你可以接受也可以否認；可以面對此無法逃避的現實或從中退縮。選擇面對自己死亡的未來者，總會回顧過往，藉檢視個人的一生，以整合有意義的經驗，而覺得自己不虛此生。

實　例

　　在臨床情境中，老年人團體常與各種年齡之喪失能力者混雜一起。戲劇治療師在面對最嚴重的喪失能力與失去定向的老年人時，會透過簡單的接觸與動作練習，將目標鎖定在個人和團體的聯結上。他可能創作一個隨音樂舞動的動作，而要人們坐在輪椅上隨著音樂節拍舞動。或者以一大塊彈性纖維將整個團體聯結一體，而鼓勵所有成員一起律動。

　　Johnson 曾在一所私人療養院中帶領一個混合團體（1985），他指出其目的在於：

　　1. 提供一個定向與社會化環境，

　　2. 作爲分享生命中重要事件記憶的競技場，

　　3. 協助個人接受其身體上的限制、人際關係的失落以及終須面臨的死亡。

　　Johnson 主要透過心理劇與角色扮演技術，來處理在暖身運動時所即興出現的課題。當團體的信任水準逐漸發展時，Johnson 認爲此時治療師可以去探索影響團體的、較深層的情緒課題。試舉一例，團體一開始的暖身運動是模仿爬繩動作，導引

他們想像在爬豆莖。經過與治療師對話後，團體決定他們要攀登到天堂去拜訪雙親，治療師從團體中得到線索，遂將「雙親」安排在房間的正中央，而請團體成員說出對他們的想法與感受。

在暖身運動時，會出現各種不同成員的距離。有時為了幫助過度距離化者能夠參與活動，治療師會扮演父母的角色，此時，他成了移情作用的對象。Johnson 認為，治療師在許多方面與父母相像，是一位可信賴的保護者，他會指導依賴性強的患者，經歷成長導向的經驗。為解決親子的移情作用，Johnson 更進一步運用角色扮演、角色互換以及討論，以發掘各種投射角色。透過扮演小孩、父母、甚至於較中性的成人角色，治療師協助團體成員去正視他們喪失（如，死亡與親職的棄置）與被拒（被小孩忽視或遺棄）等課題。

此外，治療師在處理其反移情課題時，也檢視自己幼稚的依賴需求、親職的撫助需求、以及其死亡與喪失的課題。

在第一章，我們曾簡略介紹 Susan Perlstein 為老年人休閒目的所發展的生命史劇，Perlstein 的作法也具有強烈的治療成份，而且在許多案例中均導致正向的改變。她透過即興演出與敘說故事的歷程，發展出一個成品，一個可以在社區中心公開演出、能滿足老年人需求的劇本。這些生命史劇的演化發展的源頭有二：首先是口述歷史，由曾經生活在某特定歷史片段的個人，述說其故事，以檢視過往。其次是生命回顧，一種由老化現象研究者 Robert Butler（1963）所發展的治療法，他檢視個人生命中曾有過的衝突，並將過去與現在整合起來。根據 Butler 的觀點，生命回顧歷程可指引人們對生命週期的體認，而發展出良性的關係，並有效因應悲傷、寂寞與抑鬱。Butler 與其他人曾運用

像照片簿這種道具，協助老年人憶及過往，並開始生命回顧的歷程。

Perlstein 將 Butler 的作法做更深一層的運用，她把生命史中重大的事件，在近似個人當時的情境中作戲劇演出。與口述歷史學者一樣，她的目的在找出「模塑個人的環境」之文化價值。她認爲歷史是「人們爭取權力的複雜歷程，伴隨有模塑時間與空間的想法、神話與儀式」。Perlstein 的目的在於將人類在政治、社會與神話的奮鬥事蹟，透過聚焦於個人生命中特殊片斷的事件，加以戲劇化演出。

爲了將生命回顧的內容帶入舞台，Perlstein 採取六個步驟：

1. 學習或教授適當的舞台技巧，
2. 挑選主題，
3. 蒐集故事及其他文化與歷史資訊，
4. 選擇某歷史事件，
5. 發展劇本、排演，並安排演出場景與其他事宜，
6. 正式表演。

Perlstein 研究工作的例證之一，展現在「木板路的燈火管制」（Blackout on the Boardwalk）一劇中，它是由座落於布魯克林，布來頓海濱之秀弗隆 Y 老人中心（Shorefront Y Senior Center in Brighton Beach, Brooklyn）的成員創作的。該老人中心大多數是東歐移民及納粹大屠殺的生還者，而該劇的口述史料部分是關於 1939-1945 年間團體成員的經歷。許多成員從未能夠回想他們在納粹占領歐洲期間的經歷與活動，他們發展出「倖存者的罪惡感」，一種爲親人在納粹集中營中滅絕、自己卻

逃亡美國而羞愧的感受。

該劇的生命回顧史料最後清楚地集中在 Sophie 的案例，茲引述 Perlstein 在她的臨床現場筆記所述：

Sophie，一位高瘦、灰髮，德國口音很重的女士，靜靜地將她的椅子移離團體中心。通常她會自我抽離，但是仍然會專注傾聽，似乎真誠關切其他成員。她很少談她自己，我知道她是獨居的……且從未結婚……Sophie 於 1939 年由德國的丹濟（Danzig）來到美國……她的家人在丹濟有幢賓館。起初，猶太人小孩被迫離校……接著猶太人的衣物、鞋子被充公，房舍被破壞，最後納粹近衛隊於午夜闖入逮捕房客……因此她們寫信給紐約的叔叔，請他寄給家人一份切結書，同意帶她父親的一些親人離開德國。可是母親的親友則全數死在集中營裡。Sophie 告訴團體說，這是多年來她首次說出這些可怕的事情。她陳述故事時相當客觀，她將痛苦深藏、按捺住憤恨與悲傷……活動階段結束時，她來找我，表示因無法表演而要離開團體……我告訴她，如果她不願意的話，可以不要表演，但是她在場，對團體及劇本的發展而言，是很重要的。她表示不以為然……我問她能否回來，不是參與工作，而只是當個觀眾，她答覆：可能會吧，不過她是不同於其他人，不會真正屬於團體的。此後幾個階段，她常遲到而在旁觀看……我問她，團體能否演出她的故事，她同意了。一位美國出生的猶太人 Essie 志願扮演 Sophie。當演到納粹近衛隊進來帶走房客的一幕時，Sophie 站起來說道：「事情不是這樣的」，她帶著一股匪夷所思的力量，邁著大步，衝向前去，穿過舞台，來到賓館前敲門。她象徵性地毆打一位房客（一張椅子），將他拖離地板，並以德語咒罵道：髒猶太、臭豬玀。當她

從那些恐怖的時刻解脫時，默然…害怕…驚訝，她嚇到自己……團體給予熱烈掌聲，宛如她是一位勇敢的女英雄而非外人……透過角色扮演與討論，Sophie 將她因倖存而懷有的絕望與罪惡感和眾人分享。她在生命史劇中，找到一個放棄難民角色的安全場所，同時以嶄新、更親密的方式參與群眾。她在年近古稀時，再度建立一個新的支持網絡，她自己選擇再度加入團體。

Sophie 曾對團體採取拉大距離的立場。經過治療師溫暖但堅決的鼓舞，終能藉由述說故事，跨出「涉入」的第一步。在敘述故事時所經驗到安全感後，她邁出最具戲劇化的一步：將她過去的衝突以戲劇方式重現。由於此次演出經驗距離恰當，且為自發的，它終於釋放出多年來的罪惡與孤苦。經由扮演魔鬼般的納粹、謀殺者角色所得到的情緒宣洩經驗，Sophie 終能找到平衡，而初次與團體中的其他人有所關聯，「她的場景」成了該劇相當突出的一幕，是她同時以尊嚴與恣情演出的一場戲。

Perlstein 在南布朗克斯之哈德森老人中心（Hodson Senior Center in the South Bronx）曾處理過一個不同文化的團體，其中有許多成員是貧窮的黑人。一位七十歲的黑人女士 Bernice，出現在團體時，身體狀況很紊亂：她無法自制、不整潔且退縮。她在外表與行為上極為不一致，例如，她歪戴頂假髮以致露出其下斑斑白髮；她穿著緊身迷你裙卻搭配一件寬鬆、邋遢的上衣；她參與團體的情形，也是從全然退縮、變動到在說故事時的滔滔不絕、完全投入。Bernice 獨居在臨近由社會安全與醫療機構支持、提供的房舍中。

當 Bernice 日漸長大時，她母親——一位牙買加裔移民，鼓勵她要在生活中力爭上游，並練習鋼琴，這是她母親自己從未有

過的機會。然而，她的父親，一位來自窮困、篤信宗教的家庭，卻相信音樂充滿罪惡，而要她女兒成爲一位傳統的家庭主婦。

在戲劇團體中，Perlstein 進行關於「工作的手」集體創作詩的蒐集。在此工作中，Bernice 向團體述說她的衝突：發展「彈鋼琴的手」相對於「祕書的手」，而祕書即是她職業婦女生涯時應有的工作。由本故事中產生一則涉及 Bernice 雙親爭議的戲劇主題。Bernice 在想像雙親角色後，將她生命中的主要衝突予以戲劇化。她透露曾在青少年時反抗她父親的計畫：在夜總會演奏 Jazz，並一度爲 Dizzy Gillespie 伴奏。但是，雖然身爲一位年輕女性，卻拒絕享受音樂的歡愉，否認所有的樂趣，而過著孤獨、淡漠的生活。根據 Perlstein（1983a）的感受指出，Bernice 乃「受困於 Jazz 與教堂音樂、壞的性感女性與好的家庭主婦、選擇一個有別於母親的獨立自主生活與傳統女性角色間的衝突之中。」

透過參與生命史回顧歷程，Bernice 逐漸開始覺得能夠接受並更肯定自己，她的外表與身體健康情形均有顯著改善，部分肇因於她已經能夠扮演創作的角色──爲該舞台作品鋼琴伴奏。她的創作才華在七十高齡時，在接納的氣氛中再度綻放；同時她的孤獨也在七十歲時迅速消失。

大多數戲劇治療師在臨床情境中與老年人相處時，會避免使用玩偶、面具、化妝以及現世技術，因爲這些技術常令人感覺孩子氣。面對此團體進行戲劇活動時，並不像其他團體需要拉大距離，因爲他們的主要焦點即在重新檢視過去以現實爲主的生活經驗。運用照片與錄影帶，似乎和說故事、將故事作戲劇化演出、以及舞台表演等，同樣都是最有效的戲劇治療方式。當然，我們

沒有必要讓老年人的臨床戲劇治療團體，停留在單純的戲劇創作經驗中，而成為安全的通俗劇作品，若要使該戲劇團體更深入發揮治療效果，治療師必須願意協助當事人回顧其生活，以發掘茫無目標的感受，揭露肇因於社會環境與個人抉擇的某些罪惡感與混亂，並抱持尊嚴與智慧而非失望與懊悔的感受，迎向死亡。

私人執業的戲劇治療師

在私人執業的場合中，治療師可以以個別、家族或團體的方式診療案主。在帶領兒童、青少年、成年人、或老年人等不同年齡層時，戲劇治療師必須考量下列問題：

1. 問題的呈現與案主的目標，
2. 案主的背景，包括文化、家庭以及個人的心理史，
3. 治療的時間長度與次數，
4. 治療的費用，
5. 適合運用的技術，
6. 衡鑑治療效果所必須的評估方法，
7. 與案主互動時產生的反轉移課題。

此外，戲劇治療者應隨時注意其治療目標與限制，一旦發現無法滿足當事人需要時，他必須讓當事人知悉，並告知其他協商管道。

在進行個別治療時，治療師可能選擇扮演一位距離較遠的旁觀者或詢問者角色，或者是一位較積極參與者。前者，他會著重於投射方法，鼓勵當事人在適當情況下，扮演虛構或與日常生活有關的角色；後者，則會演出較屬心理劇的表演：選擇一個與當

事人所扮演角色互補或對立的角色。積極的治療師也可以善用投射技術，經由互相說故事（Gardner, 1993）與把玩投射物，他可以作選擇性的介入。

私人執業者也可以選擇家族治療。Satir 與 Bowen 許多家族治療的要點，均可移植到投射或心理戲的技術中。家族系統圖，可以由每位成員透過玩偶演出、敘說故事，有些案例是經由家人實際扮演某虛構家庭角色的戲劇方式，創作出來。透過戲劇演出過程，檢視家族的動力歷程，治療得以找出團體的問題，並協助他們以另一種方式，詮釋其課題，以及和他人的關係。一個家族本身在許多方面，可被視為一角色系統，其中相互依存的部分，必須維持一種有效的平衡狀態。

團體戲劇治療的作法，與個別及家族戲劇治療的作法相似。透過心理劇、社會劇、各種戲劇形式，以及許多投射技術，戲劇治療師得以探索人們關係與溝通的課題。

私人的戲劇治療可以是一種短期的形式，治療那些面臨危機或特殊生活壓力事件者。經由在特定時空聚焦於特殊課題上，戲劇治療師提供適當的距離，一個安全、支持的環境，讓當事人得以重組不平衡的角色，與具同理心的傾聽者產生聯繫，並扼要整理其日常生活。戲劇治療師在面對短期治療的個案，應該留意別揭示案主發展史中較大的課題。

在治療長期的個案時，戲劇治療師則需要深入：處理重複顯現於夢境、遊戲與故事中的角色型式；不僅要將經由戲劇形式創作的意象，關聯到案主目前的生活，也要關係到過去的歷史，並力求整合到未來的生活中。

私人治療更進一步的革新作法，在於成立創作藝術治療門診

中心。此種中心，根據可以藉由自發性的藝術表演達到治療效果的概念，引用了在音樂、運動、視覺藝術、文學與戲劇中的各種技術，它們對特定社區中的個人福祉有著深遠的貢獻。因此，許多私人執業的創作藝術治療師，會自己覺得遠離主流，必須常常與外界的懷疑或訊息欠缺的心理衛生業界抗爭。若能使訓練有術的專業人員組成支持性團體，並讓他們共同經歷全力投入的藝術治療歷程，這些創作藝術治療師的壓力，起碼可以大家一起分擔。此外，此團體除了開業，還可以進行研究工作，以驗證創作藝術的治療成效。

第十章
應用於其他特殊羣體的戲劇
與劇場

要尋求戲劇治療可以進一步作運用的場所與群體，我們須強調一個之前提過的議題：作爲一種藝術或娛樂的戲劇或劇場，以及作爲一種治療的戲劇或劇場之間的界線常常是微妙的。Steren Hart 在寫到有關一個監獄場所的劇場團體——家庭劇場（The Family）的文章中提到（1981）：「一個試圖以藝術家來執行的計畫，雖然對治療與社會工作有助益，但它所面臨的困難是，經過最終的分析，藝術都不是這些事情其中的一個……假如家庭劇場沒有提供這些服務（治療與社會工作），它就會……迫使這些個人與社會上的益處，只能以成果製造爲導向。」

當一個沒有接受治療師訓練的藝術家在監獄、教會或其他社區組織進行戲劇／劇場計畫時，我們大可説治療上與／或社會上的益處就是以成果製造爲導向。但是，當這個計畫是由一個有訓練的戲劇治療師來執行時，社會與治療的效益就可能變成是最根本而重要的，假如此效益是團體的焦點時。

當我們和許多社區組織中的特殊群體工作時，劇場表演是最受歡迎的戲劇或劇場形式。它有四種基本取向可用來進行社區工作：

1. 接受以美學及／或娛樂爲目標的戲劇或劇場藝術形式訓練之領導者；

2.接受以社會及／或治療為目標的相同藝術形式訓練之領導者；

3.接受以社會及／或治療為目標的戲劇治療訓練之領導者；

4.接受以美學及／或娛樂為目標的相同戲劇治療訓練之領導者；

這四種狀況時常同時發生，例如，一個同時接受以美學及治療為目標的劇場與治療訓練的領導者。

目前，大部分為特殊群體所進行的戲劇／劇場上的社區計畫，其領導者都能符合上述四類中的一、二類。讓我們先審視獄中受刑犯人與肢體障礙群體的運用概況，然後再以拉丁美洲特殊的農民群體中，所進行的一個與戲劇治療工作有關的、相當獨特的社會實驗為例。雖然這幾個團體原本都不是以治療為導向的團體，但每一個團體至少都觸及了以社會、政治及／或治療為目標的運用方向。

戲劇／劇場在監所中的應用

像精神病院一樣，監獄常常是一個去人性化的環境。很多例子都顯示所謂的復健並不存在，受刑人因為某些制度而失去所有的尊嚴、自我價值，以及正向的社會關係等感覺。獄中的教育則傾向朝較好的方式來發展，以便打破這個制度系統，並加強防止受刑人產生這些不好的感覺。在大部分的監獄中，主要的娛樂包括競爭性的運動、健身，以及難以計數的看電視。

近幾年來劇場藝術家試圖提供給監獄成規之外的另一種方向。從 1967 年開始，「遺忘劇場」（the Forgotten）的表演，

已在整個紐約州的監獄普遍展開，共有超過 130 齣不同形式與內容的戲劇，包含了 Sacco 與 Vanzetti 的一齣社會政治劇場的呈現，以及 Murray Schisgal 所主導的較百老匯傳統的戲劇 *Luv*。同樣是這類導向的創建者 Akila Couloumbis 則採取一種獄中劇場的寫實立場，他表示：「監獄中的人寧可需要一個命運決定下的地獄，而不是一次劇場表演或一個工作坊。多年來我們已經強迫他們屈服於一個陳腐牢籠中。所以我們要花上同等的時間，用關心、瞭解以及耐心去導正這種扭曲。畢竟，我不再相信所謂的復健，能娛樂一些獄中的人總是好的。」

相對於 Couloumbis，從事街頭劇場馬戲團（the Street Theatre Caravan）表演的 Marketta Kimbrell，則將劇場視爲一種改造受刑人意識的革命過程，她認爲是受刑人受政治與社會歧視的一群」（Hart and Waren, 1983）。Kimbrell 提出如後的目標（Hart and Waren, 1983）：「我要改變世界、社會以及制度，我們不能指責獄中的工作人員（指對監獄的成效而言），（社會）制度不能處理其所製造的因果關係問題……除非娛樂能結合我所提出最深入的內在關注，否則娛樂是毫無意義的。」

街頭劇場馬戲團以集體創作的方式所發展出的政治劇本，巡迴美國各地演出。整個創作的風格類似史詩劇場，但又在劇中加入與當前政治現實有關的內容，迫使受刑人去思考某些政治上的宣言，以及可能的改變。

第三個與受刑人工作有關的主要劇場組織，叫做「細胞街區劇場」（the Cell Block Theatre），這個團體現在已經不存在了。該團的領導者 Ramon Gordon 一開始先在監獄中指導受刑

人如何演戲。之後，他爲這些受刑人與有前科者發展出一套密集的工作坊計畫，並以「教導他們如何去玩一個中產階級權力結構的遊戲」爲目標（Hart and Waren, 1983）。Gordon 的工作坊取向基本上是即興式的，且設計以基本的角色扮演技巧，試圖打破那些導致他們產生反社會行爲並因而入獄的強迫式的、近距離暴力的行爲模式。Gordon 運用即興方法來解決受刑人現實生活中特殊的衝突問題，執行這個計畫有三種規則：每一種衝突的解決方法不能訴諸暴力、不能報警、不能走開。Gordon 讓受刑人探索可能的解決方法，其目標是要教導他們以新的方式去思考與行動，因此受刑人也將能夠生活在一個講究正義的世界中。

　　比起其他監獄的劇場藝術家，Gordon 採取更直接的治療取向，他鼓勵受刑人表現並探索情緒，且幫助某些人能達到情緒宣洩與認同效果。他所做的活動包括了姓名遊戲，在這個遊戲中，案主必須站在團體成員前面，儘可能地大聲叫出他自己的姓名。Gordon 在探討姓名的力量時寫到（Ryan, 1976）：「起初，參加工作坊的團體成員都會害羞與不自在；……有一個人，在他的一生當中從未專注於自己……多數人是第一次做這種練習，都會緊張並且潛意識地抓緊他們自己所擁有的，好像要去確定他們仍然有所歸屬。」

　　Gordon 還要他的案主以三分鐘的時間說出他們生活中的故事。大部分的故事不到三十秒鐘就講完了，而且只提到他們所犯下的罪與入獄刑期減少的判決。不過，隨著時間進展，Gordon 將會幫助這個團體，更能關注他們生活中所存在的更正向的事物。

　　另一個與受刑人工作的團體——家庭劇場——也已經解散。

他們雖然強調弱勢者的重要社會議題，但卻不認同治療的目標。他們早期追求的目標是（Landy, 1982）：「發展訓練方法，增加與弱勢者有直接相關的戲劇製作，提出代替禁藥與犯罪的正向方法；藉由提供給他們投入劇場成為演員與導演的機會，並配合個人的工作諮商，以促進累犯者與前科犯能順利進入社會。」

在 1970 年代初期，家庭劇場的導演（Marvin Felix Camil-lo）曾在紐約的貝德福丘陵矯治所（Bedford Hills Correctional Facility）主持一系列的工作坊。在那裡，他和受刑人工作並發展出一齣叫《短視》（*Short Eyes*）的戲，是關於獄中生活的情緒與身體上的暴行。劇本是由一位家庭劇場的成員 Miguel Pinero 所寫，他寫過許多商業與地區劇場的劇本，且曾經廣為演出；但是，他卻仍然不能完全逃離犯罪生活的誘餌。從 1970 年代初期開始，家庭劇場已經對受刑人與前科犯這類特殊的群體發展出許多工作坊與劇場表演的製作經驗。他們的作品具體表現了音樂、遊戲、語言與街頭韻律，經由他們對戲劇／劇場過程的投入，進而為許多群體發展出另一種的家庭。這個團體的一位演員 Raymond Ruiz 在回答「為什麼戲劇與劇場是禁藥與犯罪以外如此重要的新選擇？」的問題時提到（Landy, 1982）：「它讓你有些事情可做，且要花掉你很多的時間。它用很多的時間去做有用的事，現在我真的不知道，如果我不投入家庭劇場，我將會到哪裡去……家庭劇場給我一個家可以去，而且讓我能一直對事物保持正向的思考。」

大部分的獄中劇場團體，最後都會直接避開劇場的目標與技術。少數團體會以玩偶、面具或其他易於進行幻想的工具來運用投射技術，探索較深入的個人議題。較常被運用的投射技術有說

故事、角色扮演，以及劇場製作。唯一例外的是 John Bergman 的群鵝劇團公司（Geese Teatre Company），該團運用面具與諷刺漫畫式的動作方法來探索囚犯的角色。

　　多數爲受刑人所做的劇場工作坊，仍停留在以獄中的現實生活爲工作依據的方式，並配合一些現成劇本的即興角色或劇中角色的扮演。心理劇技巧則只爲滿足獄中的某些特定目的時，才會偶爾用到（如：提供犯罪審判制度中罪犯團體與其他團體之間的互相覺察）。紐約市的約翰・傑犯罪審判學院（John Jay College of Criminal Justice）的 Richard Korn 就曾經實驗以心理劇與社會劇的方法，對整個審判制度中審訊嫌犯時的責任與控告議題進行檢視（Hart and Waren, 1983）。

　　許多劇團會對他們的工作被視爲具有治療性感到不安，他們傾向認爲這是一種政治與／或社會上的努力。在很多方面都可以說，走進監獄，舉辦戲劇工作坊，或者去開啟出獄者團體的門，這些行爲就是一種革命的行動，提供給那些在破碎家庭與陋巷黑街長大的人另一種希望，「那會讓你的創造力無限拓展，而不再沉迷於那些冰冷的、不自然、該死的化學藥品」（Camillo, 1975）。

　　戲劇治療可以公平地運用在任何階級與任何生活背景的人。相對於其他新的專業領域而言，有些人可能會不經意地就使用了它。這並不是說，所有監獄中的劇場藝術都是隱含戲劇治療有的效果，對那些贊同戲劇娛樂目標的人，就只能娛樂那些到觀光名勝旅館度假的人。不過，他們畢竟選擇了最荒涼的場所，以及最不受尊敬的群體。他們投入他們所選擇的，如果不是經由戲劇或劇場來獲得治療的效果，至少，他們還對這些處於身體與情感同

遭監禁狀況的人，提供了另一種正向的改變管道，就像是社會學家 Erving Goffman 所說的（1961）：「一連串的鄙視、墮落、屈辱，以及自我褻瀆」。

街頭劇場（Street Theatre）創辦人 Gray Smith 曾經對獄中戲劇或劇場提出了一個有力的辯證（Ryan, 1976）：「受刑人會告訴你，他們已經把生活演完了，通常，他們是指他們所演的某一個表面上已經高度發展的劇目；而工作坊所要做的就是打破這種表象，並試圖去發現什麼是真正的真實。」

不論監獄的劇場藝術家是否是戲劇治療師，是否使用即興或劇場表演的方式來工作，他們都已經能讓獄中的人自然發展出來的戲，用無數的面具、偽裝與角色，來幫助他們檢測真實與表現之間的關聯性。在某種程度上，他們可說已經成功地找到了角色間的距離與角色間的整合，二者的平衡位置，也真正地實踐了治療的目標。

肢體障礙者的戲劇或劇場

實　例

十八歲的 Bill 是一位重度肢體障礙的活潑男孩，他因為得了急性腦性麻痺，使得他需要他人協助進食、洗澡，以及處理個人衛生的事情。Bill 的四肢被綁在輪椅上，因為他無法控制自己的動作，又容易產生無法預期的姿勢，會傷害到自己或別人。Bill 的肢體世界就像是一個監獄，且沒有任何緩刑可言。當他參加一

個由南加州的地方校區所贊助的一個社區藝術課程時，他開始對戲劇感到興趣。在那裡，教戲劇的人起初對 Bill 的行動不便感到不能接受與挫折，後來他與 Bill 交談後，才發現他有豐富的想像力。Bill 來自書香世家，不但從小一直大量接觸文學與哲學作品，而且學會了幾種外文，他想像世界中的生命也已經帶他經歷了許多異國的旅程。Bill 從以心像爲基礎的暖身活動展開他的戲劇作品，戲劇指導者要他將身體各個部分的肌肉視覺化，並在想像中緊縮或放鬆肌肉。雖然 Bill 所上的一對一課程中包括了說故事方式，但大部分仍以心像爲基礎來進行。在一次特別的經驗中，他被要求去想像自己飄浮在雲端，但離開地面不遠，當雲開始上揚，他要專注於視覺、聽覺、嗅覺與聽覺等感覺。而當雲飄過屋宇及樹梢，Bill 的身體開始轉變成一隻鳥的身體，之後，Bill 則要去想像當成這隻鳥的形狀、大小以及身體特徵。最後當他真正變成了一隻鳥，他離開了雲朵並開始探索新的環境——這些全都是想像。戲劇指導者另外又加上一些更細微的部分，他要Bill 發出一些像鳥叫的聲音，並做一些鳥的動作。之後，這隻鳥又被哄騙回到了雲端，再漸漸變回一個人，最後並將這片雲帶回地面，結束這個活動。

　　有了這些戲劇經驗，Bill 覺得很愉快。他又變成是一隻黑烏鴉，非常晶亮且漂亮，他藉由動作來覓食，來找蚯蚓，那不是一隻饑腸轆轆的動物絕望地覓食，而是一種悠閒自得的過程。當時間到了，他必須變回一個人時，他並不會顯得遺憾；他對他能有一次自由的飛行感到滿足。這位受過戲劇與劇場教育的指導者並不是一位治療師，然而，他所做的，確實幫助了一個人能夠至少暫時地超越肢體的障礙。

　　先撇開各種由劇場藝術家或戲劇教育者主導的私人工作坊與課程不談，一些以社區爲基礎的組織，也已經投入肢體障礙者的工作。這些由私人或公家出資的團體，還包括加州柏克萊的獨立生活中心（the Center for Independent Living），紐約市的國家身心障礙者劇場工作坊（the National Theatre Workshop of Handicapped），俄亥俄州戴頓的鐵道車輛公司（the Rolling Stock Company），內華達州拉斯維加斯的彩虹公司（the Rainbow Company），加州聖塔芭芭拉的接近劇場（Access Theatre），以及舊金山的無限劇場（Theatre Unlimited）。

實　　例

　　Edward 是一個二十五歲，必須坐在輪椅上的肢體障礙男士，他在 1970 年代晚期參加了類似的戲劇團體。起初，Edward 非常害怕在眾人面前表演任何動作。在他的學校與社區經驗中，也有無數的躲藏，躲藏到一個對他自己而言是特別「安全」的地方。在工作坊中，他被要求要走出來，去表演，並被注視。經過一段時間後，Edward 獲得了較多的自尊，也開始嘗試經由這些戲劇的活動去展現他自己。因爲做了這些活動，他從一個過度疏遠的位置回到了平衡的位置，他最初接受的技術是說故事。

　　團體中的一個基本活動，就是說自己的故事。一開始，Edward 的故事很短，且集中於當天生活中外界所發生的事情上。但是，有一天，他卻能夠和大家分享一個在劇場活動中與他的自尊上，都已獲得重要改變的故事。以下就是他的故事，已稍做修改：

　　我去一家酒吧，我整天都感到寂寞，是需要和別人有所接觸
了。在那個酒吧中，有一個男士開始向我東扯西扯的，說了一會
兒後，他邀請我到他住的地方。我告訴他我很為難，我的輪椅、
我腳上的支架都令我無法自在移動。但他說沒問題，所以我就說
好吧，我們走吧。在他房裡，我感到緊張，有些事一直在發生，
時間也越來越晚。那個男士就問我會不會累，我說會，所以他就
說，你要在這裡睡嗎？我就想有什麼不可以，如果現在要離開，
恐怕會引起很多爭吵。所以，他幫助我上床，並問我，他能不能
脫掉我腳上的支架，我告訴他當然可以，有什麼不可以。但是，
他好像很好玩似地把手放在我的腿上，他不像大部分的人會離開
我，我突然有種很奇怪的感覺，所以我就告訴他，我只是想要有
人做伴而已，就只是個伴。他到處玩，越玩越多，而我的心隨著
每一分鐘的時間過去，就越飄越遠。但後來，他累了，在床上一
滾，就睡著了。我整夜都沒睡，也不敢移動，甚至擔心我的呼吸
太大聲。到了早上，我自己穿好衣服，套上腳支架，坐上輪椅回
家。這位男士則一直在睡，我希望他還好。

　　Edward 在說故事時，由一個較距離較遠的敍述者轉變到一
個很平衡的角色上，經由他的故事，他把過去的事件展現眼前，
並將他生命中複雜的時刻活生生地重現。這是 Edward 第一次在
戲劇團體中完全沒有被擊潰。隨著這個故事，他同時覺察到自己
過去與現在的存在——那個房間，以及這個表演的空間。

　　對這個團體的某些人而言，他的故事中對性的輕描淡寫，可
能就已經是一種威脅。但對大部分的人來說，那是一種很大的認

同作用以及痛苦解除的感受。很多人分享他寂寞與天真的經驗，以及對外在世界迷惑的遭遇。對 Edward 而言，劇場中的經驗確實具有治療的效果，他發現了許多角色可以會合在一起——小孩與大人，遭遺棄者與生還者，經由 Edward 勇敢地嘗試，他確定已經從團體中得到了支持，心理上有達成平衡的感覺，並且覺得他自己是個完整的個體。

Edward 與 Bill 的劇團都很注重劇場的藝術形式；然而，就如同我們所看到的，當個體體認到他生命中的重要議題，並導向一個全然功能性的存在面向時，治療上以這種成果製造爲導向，常常會變成這類計畫中最突顯的部分。

其他以社區爲基礎的戲劇／劇場實驗，就比較是朝確認作用的方向來運作，並改以較娛樂的、比較注重觀眾而非演員的、更在意社會的而非個體的方向來運作。爲了審視此類工作，我們要轉移焦點到另一個文化與政治制度上——社會主義國家的古巴。

伊斯喀布雷劇場——一個因應社會變遷並以社區為基礎的劇場

1959 年古巴的社會主義革命，帶給這個國家在教育、土地改革、保健以及經濟上快速的變革，但在藝術上的變化卻顯得緩慢。在 1960 年代初期，一些劇團開始創作很激進的戲，並對古典藝術作激烈的闡釋，同時，劇院的低票價政策也首度嘉惠了許多城市中的勞工階級。然而，對古巴人來說，劇場卻不再是這個新的改革社會中，可以對生活上諸多問題暢所欲言的地方。而且，劇場藝術家仍然受困在他們都市裡的劇場中。

在 1960 年代早期，古巴中部一個丘陵地上的農業省 Es-
cambray 地區，因爲成了支持政府與反政府兩派的交戰地而出
名。大部分的家庭都因爲男人需從軍沙場而被迫兩地相隔，有時
還要追捕自己的親兄弟。Escambray 中的小鎮，儼然像是早年
美國西部。

1967 年，Escambray 劇場由一群曾經在哈瓦那（Havana）
接受古典劇場訓練的人組成，他們想達成的目標是，把劇場從純
粹娛樂的目的，轉變成可以用來檢討並解決社會、政治問題的目
的。這個先鋒團體由 Sergio Corrieri 與 Hilda Hernandez 這兩
位古巴知名的劇場／電影導演與演員所領導，並駐進 Es-
cambray 地區，開始和當地的農場工作者一起進行抗爭，而讓該
團漸漸知名。他們把注意力集中在研討像是持續的內戰這樣的問
題，並且編創劇本，想要讓當地的觀眾，能一起討論與他們的生
命切身相關的問題。

原本 Escambray 劇場是計畫在每戲終了時，以演員與觀眾
彼此的討論作結。對部分看戲人來說，從來不曾經驗過這種開放
式的生活劇場，而就在表演當中，觀眾開始會對演員直接說話，
打破了第四堵牆神聖的傳統，這些受過訓練的演員，卻在表演進
行中，不知如何去回應觀眾才好。之後，該團開始分析如何處理
觀眾打斷表演的情況，於是決定改變他們的演出形式，把爭議性
的討論片斷加入戲中。在討論與爭辯的過程中，演員還是要保持
在角色裡，並根據他們所飾演的角色個性，來回應觀眾問題的論
點。

在根據真實案例所改編成的《審判》（El Juicio／The
Trial）一劇中，一位從事因反革命運動而入獄的人，經過多年

的牢獄生活後，返鄉回家。戲一開始，就需要從觀眾當中挑幾個
人扮演法官，讓他們決定是否允許這個人可以繼續留在他的家
鄉。全劇中，演員需要把這個主角在家鄉中對他人從事反革命活
動的效果以戲劇的方式演出。有幾個場景是表現因政治上的衝
突，而造成多數人生活痛苦不堪的後果，對觀眾來說，可說是特
別地難過；其中也包括幾個場景，是描述導致這個人變成一位反
革命者的社會狀況。根據主角家鄉中目擊村民的證詞，那些法官
與觀眾在詢問目擊者後，清楚說明他爲什麼會做出那些反革命的
行爲。法官經過一起的討論，最後決定了解決的方法，有些人選
擇和解，另一些人則支持將他放逐。有一個法官因父親曾遭強盜
殺死，則說這個男人應該被槍決。但在大部分人的主導下，決定
判決他流落他鄉。

　　該團的其他戲劇提到了宗教、教育、性以及女性主義議題。
Escambray 劇場所做的這些作品很清楚是娛樂性的，也同時將
一些對農民來說熟悉的音樂與故事傳統形式，具體地表現出來；
但是，我卻很難確定，這種開放式結局的戲劇辯證本質，如何直
接影響觀眾的生活，並導致一種社會意識改變的產生。據一位團
員表示，有些戲劇確實曾經讓觀眾立即產生社會行動的後果。
《櫥窗》（La Vitrina/*The Showcase*）一劇，提到有關古巴政
府的土地改革計畫，土地重新配發給農民，再將農民安置到新
的、能自給自足的社區中。在 Escambray 地區，許多農民拒絕
遷離他們的老家，這戲提出了他們再遷居的議題，呈現了新社區
的種種好處，並鼓勵觀眾對這個議題進行爭論。隨著《櫥窗》持
續地上演，演 Escambray 地區再遷居的過程也加速了。甚至，
這些新社區的居民開始隨著 Escambray 劇場的模式，發展出他

們自己的業餘劇團，圍繞著更多切合實際的社會議題，繼續進行
爭論。

　　雖然 Escambray 劇場致力於對話與變化多端的社會議題，
他們並不想讓這些戲劇與討論變成是一些道德倫理的規訓，他們
要的是一種辯證的方式。Escambray 劇場經常對革命過程中的
缺失提出批判，對個人想獲得更好的生活與整個系統需要犧牲小
我之間所存在的衝突，以及對革命行動的理想中個體經常被迫要
以犯罪來獲取生存的情況，都有所著墨。後一個議題在《風車》
（Molinos de Viento/*Windmills*）這戲中有極佳的再現，劇中
有三個青少年，因為每天從早上六點到晚上十點的工讀制度壓力
過大，被迫到老師那裡偷取一份重要的試題，只為了考到夠資格
的分數，能獲准進入大學。

　　Escambray 劇場引發了社會主義中重要的議題與潛藏的矛
盾，儼然成了一個革命性的劇場。它的治療效果是社會的，它的
目標則是政治與美學的。它更是一個以社區為基礎的劇場，由一
群想把革命理想具體實踐的藝術家所創作。但是，從某些方面來
說，由劇本所製造出來的團體成果與由個別表演者所發展成的團
體過程，兩者之間並不是平衡的。如果摒除心理學界的觀點不
談，改以社會學的馬克斯主義來思考，個人發展的概念就會被忽
略。

　　Escambray 劇場以實際的方式解決了實際的問題，所有團
體成員都是以既有的問題為導向，藉由戲劇的結構來進行問題的
解決。對 Freud 以及其他深度心理學家而言，經由治療而解決
的問題，都是那些潛藏於個體存在狀態中的衝突問題，且是無法
徹底解決的。雖然 Escambray 劇場經常用開放的方式與觀眾進

行直接對話，但是，也往往因爲焦點太過廣泛與大眾化，而讓許多特別的、私領域的議題遭到忽略。

練習活動

在和 Escambray 劇場一起進行戲劇治療工作坊的期間，治療師運用了社會劇的練習活動（參見第七章），並集中於認同作用與特別社會議題的探討。當他們被要求確定他們劇團中的社會議題時，治療師發現他們的劇中主題多數來自較大範圍的社區，而不是把焦點集中在這個團體本身。其中有一個被反覆提出但仍舊是隱晦不明的主題——關於男人與女人間的緊張關係——治療師就建議他們探討這個性別的衝突議題。一開始，許多人非常抗拒，並期望以較遠距離的方式來解決問題，使之與個人的問題較不相干。但是，當團體內部的女人圈形成後，每一個人開始要針對一個面臨特殊社會情境下的特定女性，去建構一個個人的故事，治療的過程就開始進行了。普遍性的「民眾的」問題不再被提起，從她們的家庭問題中，分出一個生活在離家五小時遠的社區劇團中、一個女人的特定議題；以及從一個豐富的性生活與家庭生活中，抽出了某些離婚與疏離的議題。社會劇中個人痛苦經驗的陳述也是一種革命的行動，女人述說著自己，不只是關心群體，也關心個體；沒有劇本，也沒事先的控制規則。演員所組成的社區，是用熱情來解決鉅大的社會問題，並已經超越了個人的痛楚，到達一個更有可能性的狀態，在馬克思與佛洛依德之間，在民眾與個人之間，在所有女性與個別女性之間，都取得了平衡。

　　Escambray 劇場是古巴革命高度理想中的一個例證。經由研究與開放討論的過程，這個團體已經協助人們確認並説出他們生活中的困境議題，就像英國與美國最好的教育劇場團體一樣，他們都關注一種結構性的、正向社會變遷。如此，Escambray 劇場可説是一個治療式的劇場。然而，社會性的治療效果有它的限制，因爲，這類團體成員很少能審視自己，並以個人的方式提出他們生活中所面臨的問題。

　　重要的是，從本書的第一版到現在，古巴的政經環境已經有明顯的變化。古巴的革命精神，所激起的像 Escambray 劇場這類的團體，已經不再風光，原因是古巴的經濟，在美蘇冷戰時代結束以及政治結盟產生變化後，變得非常艱困。這樣一個特殊的劇團未來如何能安然渡過危機，狀況仍然不明，因爲在古巴這樣的國家裡，以社區爲基礎的劇場生命，必然會與它國家的政治生命密不可分。

　　因應社會變遷而成立的劇場已經有一段悠久的歷史，而且會在 1980 年代的 Soweto 與 1990 年代的 Sarajevo 戰火連綿的社區裡，以及在 1960 年代的古巴與 1970 年代的尼加拉瓜的革命團體中，繼續綿延下去。反過來說，美國多數以治療目標爲導向的劇場，的確常常會忽視社會與政治的現實狀況。像要處理受刑人、精神病患者、老人等群體，戲劇治療師或劇場藝術家如果能注意到，社會與政治的現實狀況對案主的重要影響力，將會使他們在治療目標上所要求的改變，出現更好的效果。戲劇治療師如果要發掘個體與政治之間的適當平衡點，是可以轉而對人類的現況，做更深刻且更真誠的檢視。

第五篇

戲劇治療的研究

第十一章
當前研究之探討

戲劇治療仍然是一個較爲新興的學派。在此一嬰兒期，本領域的相關研究主要係爲戲劇治療歷程的描述（見 Schattner and Courtney, 1981）。雖然，這些描述性資料對於學習實務工作者了解特殊案主的處處工作相當有用，但這些描述似較爲主觀，多稱揚戲劇治療技術的效果，卻未論及任何標準或概念性的解釋，以及如何和爲何有效。

較早期的一些論述，更試圖要與社會科學中的研究策略並駕齊驅，借用了傳統心理學的工具與統計，來斷定戲劇治療經驗在案主身上所產生的效果（Irwin, Levy, and Shapiro, 1972; Dequine and Pearson-Davis, 1983）。此一研究取向在量化與類推的趨向上，當然是值得敬重的；然而，由於一味遵循實驗心理學家的領導，戲劇治療師也可能因之看不到他們作爲創作藝術家的獨特性。

許多社會科學研究係爲量化的、統計的研究。當代許多心理健康行政人員經常會詢問與一般機構執行人員同樣的問題：我們如何在最短時間、花最少的錢，去接觸最多的人？數字和百分比可用來回答此類問題。然而，對於一個注重非觀察可及的、主觀現象——情感、印象、價值和創作歷程——的學派而言，數字往往會失去意義。戲劇與治療二者皆是歷程，迥異於傳統的量化取向。作爲一個合成的學派，戲劇治療必須以體認出現實的研究策

略來發展其身分認定。

研究，如同再創造和再呈現，顯示了與現實有所距離的行動歷程。研究者係從一個觀察者的角度觀點，來重新省視現實。於此同時，他也在自身和所觀察事件之間，創造了一些距離。實驗室中的科學家，透過顯微鏡來觀察細胞的成長，即是研究者與研究事件之間具高度距離關係的實例。而劇場藝術家評價一項行動技術在其演出中的效果時，即代表最不受距離阻隔的實例。當他在其演員角色與觀察者角色間求取平衡時，他必須達成必要的客觀性，以類推事件；同時也要具備必要的主觀性，以個別化其經驗。

在 Freud 的研究中，他經常在實際治療病人的同時，也觀察其治療在病人身上所顯現的效果。他不可能總是在他與病人之間維持一個平衡的位置，因爲他自己反移情（counter- transferential issues）的情況會經常浮現出來。在他透過夢所進行的自我分析中，Freud 也從他自身的潛意識生活中找到證據，以確證並／或修正其理論。

Freud 的研究方法一直受爭論，指其憑藉的是主觀、直覺，而非科學（Postman, 1984）。這些年來，更多的科學研究者已無法再測量潛意識、移情性精神官能症等心理分析的概念，故許多此類概念仍是觀察者的視力所不能及的，並且甚難轉譯成一組可觀察的行動。

如同心理分析研究者，戲劇治療研究者必須在治療互動關係之內或之外——觀察其他治療者的工作中，找到一個平衡點。而且，如同他心理分析的夥伴一般，他也必須發現足以具現心靈建構而不粉碎其複雜性的方法。

　　大部分的研究者，無論是科學的或藝術的，或二者的結合，總在尋找幾個共通問題的答案。這些問題是：

　　1.研究的參考架構或概念基礎是什麼？

　　2.那些一般性論題或特定問題最為顯著，須加以探究的？

　　3.探究的過程要如何推展？

　　4.研究發現要如何詮釋？

　　5.研究結果如何？

　　6.這些結果對於較大的知識領域具有什麼顯著意義？

　　第一個問題適用於研究之理論模式的選擇，第二個問題與研究問題和假設的形成有關，第三個問題是方法論問題，第四則是分析方法、工具的問題，第五與第六個問題代表了研究結果及結論。現在就讓我們以此類別為基礎，來審視戲劇治療中過去及現在的研究。

理論性模式

　　本書第四章呈現了從數個學派所衍生而出的一些概念，對於理解戲劇治療切切相關。此一理論的核心，是最具有代表性卻矛盾弔詭的戲劇歷程。戲劇歷程可透過距離化和角色理論來釐清，但在戲劇治療領域內，僅有極少數的研究奠基於此距離。不過，在社會心理學的相關領域中，Thomas Scheff（1979, 1991）已藉由距離理論的應用，來研究幽默、憤怒及羞愧的性質。而Landy（1990, 1991, 1992, 1993）也發展角色理論成為一綜合性模式，影響了戲劇治療實務。應用性研究有必要進一步來支持此一模式。

戲劇治療領域中最多產的研究者之一，David Johnson應用了數個理論模式，爲其研究提供了參考架構。其中最傑出者爲奠基於客體關係理論（theory of object relations）（見Kernberg, 1976）及心理發展理論（見Piaget, 1962; Erikson, 1963）的發展性模式。對於Johnson而言，Erikson的發展性模式，提供人類成長與發展全程——由出生至老年的整體性觀點，而且提供一朝向改變與自我實現的不斷演進的歷程。Johnson將此一發展性模式延伸至以經驗創傷後壓力失調者爲對象的研究中（Johnson James, in Press）。

Johnson進行了相當豐富的研究，以了解戲劇治療經驗對精神分裂症患者的影響效果。他採用了一個以角色理論爲基礎的相關模式，據此發展出一個結構式角色模式，並以下四項條件作爲即興式角色扮演的特徵：非個人的（impersonal）、個人內的（intrapersonal）、個人外的（extrapersonal）以及人際間的（interpersonal）。如我們所見，此一模式在與精神分裂者的界域混淆有關的論題中甚爲有用。Johnson及其合作者Quinlan應用了角色扮演模式，作爲區辨妄想性與非妄想性精神分裂者團體的工具（1980）。

Johnson同時也應用了一個社會政治模式，即社群共同體（communitas），於其在退伍軍人醫院中對精神病患的研究。他將「社群共同體」定義爲（1984）：「隸屬於一社群的感覺，或體認到在一個具有共同目的的單位中將人們連結在一起之共通契約的感覺」。Johnson社群共同體的概念是奠基於Robert Almond（1974）的工作，及其他如Fritz Redl（1959）等視心理健康機構爲一治療的社區或具治療性的社會環境。

　　Eleanor Irwin 及其同事則在其戲劇治療研究中，採用了一不同的取向。他們以 Anna Freud, Melanie Klein, 及 Margaret Lowenfeld 等人的遊戲治療工作爲基礎，而整合爲一心理分析的模式。Irwin 認爲，由於心理分析模式可以解釋壓抑的感覺爲何及如何藉由遊戲式的、自發性的活動而以象徵的形式出現，故可應用於戲劇治療的研究中。Irwin （1983）寫道：「兒童在治療中自發性的演出其關注，是一種需加以檢視和了解的語言」。Irwin 的模式直接導至探索諸如玩偶劇、沙上遊戲及說故事等投射技術，在不同的情緒困擾團體及溝通障礙兒童中的效果。

　　Sue Jennings 在發展戲劇治療的理論上，已有長足的進展，她係從發展論、分析論、劇場論及人類學等數個理論取向上來整合戲劇治療理論。在許多方面，她亦受到其以色列同事 Mooli Lahad（1992）所提出之「多元模式」（multi-modal）取向的影響。這一折衷的取向涵蓋了許多理論本源，整合了下列元素：信念、情感、社會、想像、認知及體能，並取各元素之字首而稱之爲 BASIC PH。

　　Jennings 發展得最完整的模式，是具現—投射—角色（Embodiment-Projection-Role, EPR）。在具現—投射—角色中，Jennings 提供了一個發展性典範，從體能及感官式遊戲，延伸至投射式遊戲，以及被充分理解的角色扮演和即興創作中。

　　上述七個模式——距離、角色、發展、社群共同體、心理分析、BASIC PH 及 EPR——無論是單獨應用或結合應用，皆被高度接受爲引導戲劇治療研究的工具。

研究問題

奠基於上述模式的戲劇治療研究者，已開始重視幾個一般性論題及特定的難題。在 Johnson 對精神分裂症患者的工作中，主要的論題是即興式角色扮演、精神病學內之發展、及人際界限間的關係。廣泛地說，他注意自我之迷失的問題，以及戲劇治療對尋復自我之潛在可能性。Johnson 並將此一一般性論題，轉化爲數個特定的、可研究的問題，包括：即興式角色扮演技術的應用，是否有助於區分妄想性及非妄想性精神分裂患者之行爲（Johnson and Quinlan, 1980）？即興式角色扮演技術是否有助於精神分裂患者體認到一整組複雜的人際關係（Johnson, 1981）？戲劇創作對醫院中精神患者之生活，產生什麼影響（Johnson, 1980）？治療社群取向（如社群共同體）是否能轉化嚴重精神患者行爲（Johnson, 1984）？

自其對精神分裂症患者的研究之後，Johnson 即轉而進行對老人團體（Sandel and Johnson, 1987）、創傷後壓力失調（Johnson and James, in Press），及一般精神官能症（Johnson 1991）的工作。在每一種團體中，他仍然堅持上述的一般性研究關注，不斷嘗試去探索自我之迷失與復原的問題。

至於 Irwin 及其同事，因其關注焦點是對情緒困擾兒童之工作，其主要的研究論題是投射技術對兒童自我肯定（self-esteem）發展的影響。特定的研究問題則包括：戲劇扮演如何協助學習障礙兒童發展其認知技巧（Iwin & Framk, 1977）？戲劇和藝術如何交互地應用於兒童輔導中心，以作爲診斷的工具

（Rubin & Irwin, 1975）？戲劇經驗是否能積極地影響情緒困擾兒童發展溝通情感及與他人作適當互動的能力（Irwin, Levy & Shapiro 1972）？

其他由 Emunah（1983; Emunah & Johnson, 1983）、Breitenbach（1979, 1984）、Jones（1991, 1993）及其他人所作的進一步研究，定期地出刊於一國際性期刊《心理治療中的藝術》（The Arts in Psychotherapy）及英國期刊《戲劇治療》（Dramatherapy）中。戲劇治療的領域，即使已超越了嬰兒期，但仍然無法以豐富的研究作品自誇。許多在此領域中的研究者，如 Landy 和 Johnson, Jennings 和 Gersie，皆將其關注焦點集中於建立理論，及呈現可支持其理論觀點的個案。他們的研究問題傾向於暗示：演出如何且為何具有治癒效果？

研究方法論

在 Richard Courtney（1982）《重演：戲劇在教育中的研究》（Re-play: Studies of Drama in Education）一書中，他區分了經驗性（experiential）及省察性（reflective）研究的差異。

在經驗性研究中，研究對象（主體）成為他自身探索的客體，他是參與者同時也是觀察者。例如，一個演員在一場演出中的經驗，是由該位同樣的演員來研究。經驗研究於是經常是一團體歷程。在整個 1960 與 1970 年代，幾個傑出的實驗劇團都從事於經驗性研究，並視之為創作戲劇演出的方法。雖然研究的歷程經常受導演所指引，它仍是以整個團體的實體實驗為基礎。實例

如紐約之開放劇場（Open Theatre）及生活劇場（The Living Theatre），舊金山之滑稽劇團（Mime Troupe）以及加州之太虛劇場（Pro Visional Theatre）等。

　　經驗性研究通常是藝術家們所偏好的方法，據以發現藝術創作之創造性歷程。投入於經驗性研究的創作藝術家，多聚焦於此時此地、自發性的時刻，以發現能深埋其情感的適當形式。經驗性研究也經常透過嘗試錯誤的歷程，由部分至全體地逐步進行歸納。

　　Courtney（1982）將省察性研究稱爲「對角色演出的探究」。研究者採取一較遠離事件的研究位置，不再是參與者，而只是一位純粹的觀察者。在戲劇治療中已採用了幾個省察性研究方法的形式，如一些研究者運用一描述性方法，記述其在診所、社區或學校情境中與特殊群體的工作經驗。他們的描述性研究，經常奠基於對戲劇治療單元過程之觀察後，所寫下的實地札記（field note），這在描繪特殊情境中戲劇治療實務工作之技術與策略時，是極具價值的。然而，描述性研究很少以理論爲根基，且時以模糊的標準爲基礎來宣稱其發現。

　　另一項省察性研究的方法，是個案研究或實地研究。藉由此一取向，研究者聚焦於一個個人或小團體，來闡述一理論性觀點，或探討一特殊戲劇處理策略的效果。在 Johnson（1981）《戲劇治療及精神分裂症》（Drama therapy and the Schizophrenic Condition）一書中，他引用了個別性的個案研究爲參考資料，來闡述其結構式角色模式。同樣地，Eleanor Irwin 和 Marvin Shapiro 也運用個案實例，來說明玩偶訪談（Puppetry Interview）在診斷及治療中的應用（Irwin and

Shapiro, 1975）。Elaine Portner（1981）的著作《治療中的戲劇：一個十歲兒童的經驗》（Drama in Therapy：Experiences of a Ten year Old），完全是一位情緒困擾兒童的個案研究，描述其生活如何受戲劇治療處理的影響。Landy （1993）提供了一篇幅甚長的單一個案研究，示例以角色處理法及角色理論作為治療的概念性基礎。Gersie （1991）也舉出一些個案，來闡述其故事創作（storymaking）的方法，在《為真實而演──戲劇治療的歷程、技術及表現》（Acting for Real-Drama Therapy Process, Technique and Performance）一書中，Renee Emunah （1994）亦藉幾個個案實例來說明他的整合性架構。

當個案研究植基於理論時，如同上述一些實例，他們可提供對戲劇治療經驗的一複雜觀點。個案研究法雖然侷限於單一對象或小團體，但對該研究對象作一深度的（in depth）、質的（qualitative）省視。在心理學領域的研究者和理論學者，如Freud 和 Piaget，經常要仰賴個案研究，作為驗證或修正其發展中理論的方法。

計量的、實證性的方法也被應用於戲劇治療的研究中。此一取向的研究者會將其研究問題轉譯為可觀察、可考驗的假設，以決定在一特殊治療策略下是否能產生效果。然後，他須選擇或發展一項研究工具，以評量戲劇治療經驗對個人或案主團體的影響效果。實證研究者也經常要比較實驗組及控制組的異同，進而應用統計來分析其資料，並預測一特殊治療策略的可能效果。

在對情緒困擾兒童的兩項實證研究（Irwin, Levy, and shapiro, 1972; Dequine and Pearson Davis, 1983）及對精神

分裂症成人患者的一項研究（Johnson and Quinlan, 1980）中，研究者應用了心理學上的工具，以檢驗戲劇治療經驗對其研究對象的影響。將結果報告如下：

　　實證研究多是線性的，且顯示兩變項之間的因果關係。但是，一般心理分析及特殊之戲劇治療的歷程，在當事人與治療者關係間許多不斷變化的角色中，存在著複雜廣泛的人類變項，所以經常無法發現證據支持直接的因果關係。除非這些複雜廣泛的變項均可能被明確清晰地描繪與量化，否則在戲劇治療中使用實證研究方法，將會受到許多限制。

　　由 Irwin 及其同事所發展的一個質的研究方法，是戲劇與玩偶訪談的質的研究（Irwin & Shaprro, 1975 & Rubin, 1976）。在其研究中，兒童藉著玩偶或自己說出或演出一虛構的故事，在說故事或演出的過程中，治療者投入於與研究對象的對話中，協助他推衍他的故事。然後，由研究者依故事的形式和內容來分析該故事，這分析提供了診斷當事人與斷定治療策略之效果的方法。如同 Piaget 及其同事經常使用的臨床訪談一般，戲劇和玩偶訪談亦試圖提出思想和情感的模式，而非特定的行為。這是一個深度的描述性取向，研究者可置身於研究對象的開放式對談之中。

　　戲劇治療的另一項省察性研究取向，是建立與實地關係密切的理論。如前述所知，許多戲劇治療者持續地發展理論觀點，每一項理論都提供更進一步探究的基礎。

　　在創作藝術治療的領域中，已有許多有意義的嘗試來擴展新的研究典範。Junge 和 Linesch（1993）說明許多質的研究取向在藝術治療中的效能，包括現象學、民俗誌及詮釋學。戲劇治療

研究者也已應用了這些與後現代主義理論關係密切的特殊取向，他們同時也涉入與戲劇經驗之主觀性息息相關的哲學觀。

資料的分析與結果

在一些個案中，戲劇治療研究者已能應用標準化心理學上的工具，來分析研究對象的行為。當傳統取向已被證實不足以評量戲劇經驗的效果時，研究者也發展了新的工具。

Irwin 及其同事同時運用了新舊兩種分析方法。當初次分析兒童所呈現的玩偶故事時，Irwin 和 Shapiro（1975）檢視了故事的形式與內容。他們的分析是一般性的，且以軼聞呈現於個案研究文本內，在 Irwin 及 Kovacs（1979）的後續研究中，他們發展出更特定的標準來分析故事，將故事內容分解成類目如：主角（main character）、主題（theme）、情境（setting）、情感基調（affective tone）及結局（ending）。

依據一些標準化工具如羅夏克壓抑風格索引（Rorschach Index of Repressive Style, RIRS）與語義差異（semantic differential），Irwin 和其同事已能夠分析戲劇治療經驗，對情緒困擾兒童的影響效果。在分析兒童故事的形式時，Irwin 和 Rubil（1975）轉而以量化的分析方法，依據九項類目來評定故事（如：組織／無組織，清晰／混淆，和完整／不完整）。在一項檢驗戲劇治療對兒童輔導情境中情緒困擾兒童之影響效果的複雜研究中，Irwin、Levy 和 Shapiro（1972）應用了幾項標準化分析工具：RIRS、語言流暢測驗（Verbal Fluency Test）、語義差異，及父母職能量表（parent competency scale）。其

結果顯示戲劇治療的一些正面效果，如在戲劇處理之後顯示 RIRS 分數低的兒童，證實在其語言運用中較少壓抑，且較多表現與想像。但語義差異的評量並未支持戲劇團體與控制團體兒童的自我概念，具任何顯著差異。甚至，依據父母職能量表的評量，父母看待這些兒童的方法亦無可證實的改變。

　　Johnson 和 Quinlan（1980）則發展新的工具來評量妄想症與非妄想症精神分裂患者，在角色扮演作業上的行為。他們的工具──流動疆界、量表（Fluid Boundary Scale）與固定疆界、量表（Rigid Boundary Scale）──區辨妄想症團體與非妄想症團體的差別，並評量個人與角色、個人與他人、個人與環境間的距離。流動疆界量表上的題項，包括：分裂角色（breaking role）、流動性（fluidity）、侵擾（intruasion）、自我參照（self-inference）、距離迷失（loss of distance），及融合（fusion）。而固定疆界域量表則包括：言行反覆（perseveration）、具象替代（boundary）、第三人稱之記述（narration），以及在劇情中運用電話與他人互動。

　　研究的發現證實了他們的假設，即妄想症精神分裂患者其角色扮演中創造較為固定的疆界，而非妄想症精神分裂患者則創造較流動的疆界。他們的結論是，即興式角色扮演是評量與分辨不同團體精神分裂患者之疆界的有效方法。

　　在進一步闡釋上述發現的後續研究中，Johnson 和 Quinlan（1985）又利用即興式角色扮演，來檢驗精神分裂患者的代表性疆界。他們應用了 Johnson（1980）先前所發展的工具：戲劇式角色扮演測驗，評量研究對象進行角色扮演的九個層面：組織、行動的表徵、行動的整合、動機、互動、結局、正確性、內容及

動作。此一戲劇式角色扮演測驗，後被更名為診斷性角色扮演測驗（diagnostic role-playing text），由於以戲劇的藝術形式為基礎，與戲劇治療研究特別有關。在立意上，它接近於兩項非治療性的戲劇式工具，其一是由 Sutton-Smith 和 Lazier（1971）所發展的戲劇投入評量表（Assessment of Dramatic Involvement Scale），該量表界定了角色扮演情況中須被評量的九項行為，包括：焦點、完整性、想像客體的運用、精緻程度、空間的運用、臉部表情、身體動作、聲調表情、及社會關係。其次是由 Lazier 和 Karioth（1972）在後一年所發展的戲劇行為量表（Inventory of Dramatic Behavior），由一位演員橫貫依據下列項目來評量戲劇式角色扮演：時間、空間橫貫、停止次數、戲劇性事件、小說式戲劇事件、戲劇演出行動、重複劇情（repeated scenes），以及被創造的角色。

Johnson（1980）也進行了劇場對醫院成人精神病患之影響的研究，他採用了兩項臨床工具：社會接觸量表（social contact scale）和臨床狀態量表（clinical state scale）。看護人員在兩場演劇之前、期間及之後，分別評定這些研究對象，結果發現：實驗組病患在第一次演劇中表現出比控制組更多的社會接觸，且在排練時有更正面的臨床狀態，而控制組僅是觀賞醫院中定期的娛樂節目。然而演劇之後的四星期期間，實驗組卻變得更退縮，且出現更多臨床癥候。為了彌補此一退化現象，Johnson 在第二次演劇之後，增加了一個每星期一次的支持團體，他發現第二次演劇之後的臨床狀態有顯著的改善，即使在同一段期間社會接觸卻減少了。

對於戲劇治療領域中的許多藝術家和研究者而言，了解他們

所使用的技巧如何及為何有效，其鎖鑰在於藝術歷程（artistic process）本身。謹記此點，我們將轉向未來，去推敲研究者搜尋戲劇治療之意義與功能的方向。

第十二章
未來研究方向

英國社會學家 Robert Witkin （1974）將創作歷程的概念界定爲一種情感的智識。對於 Witkin 而言，創作歷程是辯證的，爲認知與情感同時發生的歷程。它是造成秩序的方法，爲基本上無形式的感覺狀態賦予形式。Witkin（1974）說道：「情感形式是主觀的、省察性行動的產物，依此，個人內在運作中的困擾會投射於一媒介物，而被撩起。」當這些「個人內在中的紛擾」被壓抑著或不表達出來時，即可能導致功能失調的行爲。創作經驗的本質，或爲情感賦予形式的本質，廣義來說，即具治療性的。如同其他應用距離或角色模式來推展其治療或研究的戲劇治療者，Witkin 提出了一個平衡的典範。創造性表現的時刻，即是在情感和思考間，情感性和認知性角色之間，發現平衡的時刻。當情感找到一適當形式時，情感會成爲智識性的，而且在將此情感投射成形式時，研究對象即朝向整合移動。

於提出戲劇治療的研究策略時，奠基於使情感智識化和使思考情感化之創作性歷程的距離模式（the model of distancing），以及奠基於一整合性角色系統的角色模式（the model of role），均可作爲發展研究問題、方法論及分析的極佳導引。

理論模式的再省思

　　戲劇治療的未來研究者，可能會持續地從傳統心理治療模式或從由 Lahad 之 BASIC PH 所代表的折衷模式進行其工作。然而，發展戲劇治療所適用的模式，似乎也具同等的重要性，即發展完全根基於戲劇式藝術形式的理論。距離模式最具成功的希望。它是戲劇式的，在於它將個人、角色及他人之間的關係加以概念化，距離模式的應用，並未意謂著對心理分析、社會學或發展性概念的拒斥；相反地，情感轉移、投射、認同和模倣等概念，皆適用於距離模式中，好似它們與生俱有的戲劇性，亦反應於在雙重實體（dual realities）間取得平衡的觀點。

　　戲劇治療的未來研究，也應該以從戲劇中衍生的理論爲基礎。當傳統的心理學或社會學模式被應用於戲劇治療研究時，它們亦應涵蓋戲劇歷程中具代表性的概念。距離和角色理論，是戲劇中較本源性的兩個理論實例，相關的理論亦可能從行動與儀式、具體化與認同的戲劇歷程中構思發展。

　　戲劇治療——爲一個相對上自足的學派，是否需要大量的理論，仍在爭論中；然而，由於這個領域仍在其發展的形成性階段，理論的萌芽即是成長的充分訊息。無論是將戲劇治療視爲幾類戲劇式的治療法——如與心理劇和完形治療相關的治療法的其中一類，或是幾類創作藝術治療法的其中之一，均是有助於研究者擴展其視野的。如此，一個較多一般性的理論可能會被發展出來，涵蓋許多以藝術方法來進行治療爲目標的許多相關學派。

研究問題的再省思

在形成未來的研究問題和難題時，一個一般性的焦點仍是不變的。使得戲劇性的創作歷程具有治療性的是什麼？假設我們能獲得滿意的回答，需求的問題仍是：真有對戲劇治療的需求嗎？已經過度充塞著大量藝術和科學形式的心理治療專業，爲什麼應該還要認可另一個形式呢？戲劇能做什麼其他治療法所不能做的嗎？

這些一般性的研究問題，需要被轉譯爲較特定而可研究的問題，以探索戲劇治療經驗在治療思緒紛亂支離的、困擾不安的、或殘障個人上的獨特性。Johnson 也已著手於證實角色扮演在診斷和處理精神分裂患者時的有效性。同樣地，Irwin 的工作也集中於證實玩偶劇與遊戲治療技術在處理兒童上的微妙力量。兩位研究者欲探討的問題，皆不同於他們的心理分析論和發展論的同事，在於他們的導向係朝向由角色扮演歷程所中介的直接行動。

第四章中所描繪的許多概念，可被應用對特殊群體的研究中。例如情感轉移的概念，可作爲研究情緒困擾兒童的基礎，研究者必須提出可傳達其對情感轉移之探索的特定問題，且由於治療是戲劇式的，這些問題可能包括：情感轉移如何在戲劇治療中被直接而立即地證實？促使情感轉移的戲劇角色結構是什麼？情感轉移，一旦被喚起之後，如何在角色扮演的結構中被處理？

Eliaz（1988）在其博士論文及相關文章中，提出了一些戲劇性情感轉移，比心理分析論所理解的情感轉移更具有包容性及綜合性。

角色的概念，也產生了許多與角色理論之發展有關的研究問
題。Landy（1993）以相當長的篇幅討論了原創性、類型、風格
與角色功能等問題。

在發展以一些相關的概念（如投射、認同和情緒宣洩）爲基
礎的研究問題時，戲劇治療研究者可能會朝向去檢驗戲劇治療的
概念性基礎之有效性。爲此，他必須明確地證實每一項概念的本
有戲劇性質。

方法論的再省思

如果戲劇治療本質上是一項藝術，即使是一種跨各學科間的
藝術和科學，則其主要的研究方法，應該要具有藝術性。一位數
學家和哲學家 P.D. Ouspensky 寫道（1971）：「如同科學和哲
學，藝術是知識的一限定方式。……一項不流露神祕性……不產
生新知識之藝術，只是藝術的拙劣仿作……。」

當治療歷程奠基於藝術性經驗——戲劇經驗時，我們仍須省
視那些流露神祕性與產生新知識的戲劇方法。這意謂著研究行動
可能遠離最拘限性的量化行爲研究，而朝向較質的、深度的方
法。個案研究和臨床訪談方法，在戲劇治療中具有高度的可能
性，二者皆採用了深度、開放式取向。個案研究法不只重視戲劇
治療經驗在個人身上所產生的影響，而且亦看重對個人發展具影
響力的歷史和社會因素。

如前所述，新的研究典範已從藝術與人文中的後現代批判性
思考發展出來。這些與創作藝術治療有關的研究方法論，包括：
詮釋論的、整合式的和民俗誌的取向。詮釋論的研究者藉由投入

於與研究文本或對象的對話，尋找在一特殊文本、藝術工作，表演或治療經驗中所蘊示的意義。在此類研究中，研究者被視爲與其文化和經驗背景相關連的特殊偏見，如音樂治療（Loewy, 1994）和藝術治療（Junge and Linesch, 1993）的研究者，已應用詮釋方法論於其研究中。詮釋分析亦可能被運用於戲劇治療，以探索在一特殊治療團體中、在家庭中，或在一治療歷程中，個人所扮演的角色。

發現式研究在本質上是現象學的（phenomenological），涵括了研究者的內在經驗，當他探索一特定現象時，現象亦衝擊他自身的內在歷程。發現式研究已在藝術治療中實施（Junge & Linesch, 1993），熱衷於該取向的戲劇治療研究，可以藉由以延伸的戲劇改編爲基礎的團體歷程，而應用於檢驗對角色之矛盾衝突情感。治療者／研究者可以文件記錄該團體歷程，而其方式也反映出他闡釋自身角色的矛盾衝突情感。

民俗誌取向衍生自人類學的實地研究中，研究者置身於一特殊文化中，從其參考者觀察者的雙重角色觀點，形成其對該文化的結論。如以戲劇治療團體作爲一文化，以治療者角色出現的研究者，當其主動參與於團體文化中時，也能同時分析該團體的動力。民俗誌研究在藝術治療的相關學派中，已有了一些實證性資料（Junge & Linesch, 1993）。

然而，上述這些及其他社會科學方法仍未能完全回應 Ouspensky 的挑戰。建立一種藝術性方法，意指朝向創作行動本身之範疇移動，從內部來進行經驗性研究。所以，研究者成爲他自身研究的一部分，一位參與觀察者，一位在創作藝術之同時觀察其歷程的藝術家。這位戲劇治療中的藝術家／研究者，可能同時

擔任了演員、導演與設計師等數個角色。

　　作爲一位演員，他可能獨立工作，創作一自傳式的表演，以檢視其生活中特別艱難的時期。當投入於歷程，尋找可用以揭露其論題的適當媒介，例如故事、聲音、動作、影帶時，他必須創造足夠的距離，以記錄他每一時刻的觀察。

　　表演的創作是一直接的研究方法。但其歷程的記錄更爲困難，因爲它會打斷行動的自然法程，要求研究對象同時扮演演員和觀察者的角色，且同時進行直覺和理性的思考模式。

　　雖然創作歷程因研究對象而有顯著的差異，仍有一些特定的基本元素可被指認。在創作表演時，研究對象可能開始於一情感狀態或感覺。Filmmaker Ingmar Bergman 將此創作歷程的早期描述如下（ 1960 ）：

　　「對我而言，這是始於一些模糊事件的影片──一個機會或一小段會話，一個無關於任何特殊情境的模糊但可同意的事件。它可能是一小段音樂，一道穿越街道的光芒。有時候，在我於劇場的工作中，我構想了一些未曾扮演的角色，這些瞬間即逝的印象，卻留下一個像心情般愉快的夢想。它是一個心理狀態，不是真實的故事，而是一個充滿豐富聯想和形象的故事。總而言之，它是從潛意識的黑布袋中伸展出的色彩亮麗的綠線。」

　　研究對象可能記錄下這些感覺、情感或形象，並且注意到其如何提供朝向下一階段移動的動力：尋找足以容納這些感覺、情感、形象的特定形式。Bergman 說：

　　「原始的核心極致力要達成明確的形式，以可能是懶散且半

睡眠的方式移動。它的流動伴隨著每一部影片所特有的共鳴和節奏。影像的次序於是依據這些節奏而成爲一個組型,遵循著由我的原始刺激所衍生且制約的規律。」

在自傳式表演中要表達情感和發現形式的早期掙扎,可能伴隨著內在流動和傷痛情感的揭露。對許多創作藝術家而言,這些原始的情感是次要的,一個職業性危險,熟悉但凹凸不平的地域,是要儘快通過的。對戲劇治療中的經驗性研究者而言,這些情感是主要的,是注意力的一個主要焦點,爲了記錄這些情感,研究對象可能要留意幾個潛意識來源。他可能將發生於其創作歷程間的夢想拍寫出來,然後仔細分析該想像情境;他也可能覺察到在他與別人關係中出現投射、認同和情感轉移的重要時刻,因其可能更進一步洩露他必須藉由表演片段來探索的形式和主題。該研究對象也可能留意其意識來源,注意到當他要奮力找出適當情感形式時的行爲、身體狀態和社會互動。進而言之,他可能依據角色理論,明確界定他所要選擇的角色類型、品質、功能和演出風格。

當創作歷程推展時,Bergman 注意到幾個其他階段:節奏、心情和音調轉型爲文字和語句;形象的持續性或次序;以及劇情以其完整的形式現實——對觀眾展示藝術工作。對於戲劇治療的經驗性研究者而言,這些階段也由抗拒(resistance)和流暢(flow)的時刻所標記。在記錄此一繼續性歷程時,他將特別留意這些時刻。在同儕團體的表演時,他將此經驗反映出來,重新檢驗其文字記錄,並導向於回答下述問題:一場表演的創作和執行,如何產生對戲劇式治療歷程的新知識?而更特定的問題是:這些被創造出來的虛構角色,如何關連於或闡明表演者的日

常生活？

　　作爲一位導演，這位藝術家／研究者可能與一特殊團體共同工作，引導參與者發展延伸性的戲劇經驗，或發展一較爲正式的劇場表演。他的焦點將集中於藉著塑造一可揭露其自身現實觀的表徵性世界之創作歷程，揭露其生活的艱難層面。在扮演導演角色時，研究者將透過寫作或錄影來記錄其經驗。如果可行，錄影將提供一絕佳的記錄方法，因爲它不會直接干擾創作的歷程，在此一延伸性戲劇經驗或表演經驗之後，他將再次反映出此創作歷程的心理元素，方法之一是檢視那些被扮演的角色，與演員或導演生活的關聯。

　　在作爲設計師的角色中，該藝術家／研究者可能透過個人的經驗而工作。藉著一系列在一段時間中，對不同對象所建構的世界圖片，研究對象可透過演劇、影片或想像屋中的房間，設計許多「組」圖片。文字記錄的歷程，也可能發生於這組建構的期間，攝影機的使用最有助於揭露被創造的形象，且能詳實記錄選擇物體、安排物體和空間，和完成圖片的歷程。在建構期間，研究對象可能清晰地陳述他的想法，亦將被記錄下來，研究對象於是接著回顧這些錄影帶，依據角色和距離，分析創作歷程和被創造的最後形象。

分析策略的再省思

　　當從世界圖片和表演分析資料時，研究者必須利用或發明奠基於戲劇和／或有用於分析戲劇式歷程的工具。Johnson 的診斷式角色扮演測驗可測量一研究對象從事即興式角色扮演的能力，

在省察性研究中最為有用。

在分析經驗性研究，以及可檢驗特殊戲劇投射技巧對團體之影響的一些反省性研究形式時，研究者也可能以距離模式爲基礎，發展一新的工具。如此的一項工具，將依據一從距離過遠、距離平衡、距離過近不足之連續向度，來衡量研究對象的自發性創作歷程和表演。每一評量點上的標準，都必須被謹慎地發展和考驗，然而，由於該模式係奠基於一藝術歷程，很難以完全描繪可觀察的標準，特別是平衡的中點更難設定標準。於是，研究者可能必須轉向非科學性來源，如文學和藝術，以證驗距離的平衡點。如 Edward Bullough （ 1964 ）的平衡觀是：「在距離未曾消失的情況下，距離減至最少。」雖然這些時刻無法輕易地被轉譯成分析量表上的項目，它們仍可被用爲引導質的分析工具之發展。

或者，戲劇治療研究者可能轉而以角色理論作爲有價值的工具之來源（見 Landy, 1993 ），研究者應用了戲劇角色方法來評鑑一些項目，如喚起和命名角色的能力、賦予角色品質和功能的能力。

在以距離或角色模式爲基礎，發展有價值的工具時，戲劇治療研究者既要求科學方法的客觀精確性，同時也矛盾地要求創作歷程的主觀性。如缺乏前者，他的工具也許會太模糊、不精確、主觀，且純印象派的；如缺乏後者，他的工具則可能太流於表面化、客觀、但機械化的。結合這兩種社會科學和藝術的方法論取向時，研究者可能朝向評鑑的方法移動，以反應戲劇治療的跨學派性質。

以戲劇治療作為重建平衡的方法

平衡的形象於本書一再地被重複提及。在戲劇治療歷程中，平衡不僅被應用於診斷和治療，而且也應用於理論和研究。戲劇治療歷程的目的，是再認知經驗，達成藝術性距離，更自發且完整地扮演單一的角色，並且發展一整合的角色體系，這些衍生自健康人是平衡的尋求者的形象。功能不良的人是失去平衡的人。他是過度距離化或距離過近，受特定自我破壞角色（self-destructive role）所控制，當遭遇角色矛盾衝突（role ambivalence）時會感到困惑或焦慮。

平衡的時刻，是其他人稱之為領悟洞察、情緒宣洩、自發性、轉換、信賴、融會、個別化、啟蒙、超越等的時刻，它是一個具有無限可能性的時刻。作為一個治療目標，它相當適用於戲劇式方法，因為在戲劇中，所有的演出者——主角與對手戲者，以及與自我抗爭的個人——均被懸置於一生殖的空間，等待被孕育生長。當英雄遭遇惡徒，愛人們與其夥伴和自身的厭惡感抗衡時，以及不平衡的勢力和混亂奮戰著秩序和平衡的勢力時，戲劇發生了，孕育也成形了。

當一個人失去其日常生活中的平衡時，同樣的戲劇性衝突即出現，以 Erikson（1963）的話來說，是角色認同與角色混淆（role confusion）之間的抗衡。當生活中的重要他人改變了，角色也在質與量上產生變化，每個人將會消失，然後以轉型了的、發展的或退化的角色再出現。當這項無可避免的改變歷程，高度威脅著個人的平衡感時，意即，當個人已無法擴展舊有的角

色或採行新的角色時，治療的形式將能有助於重建平衡狀態。以
角色理論爲基礎，並提供明確之平衡模式的戲劇治療，最適用於
此項任務。

　　接下來的任務是去證實戲劇治療在重建個人內和個人之間平
衡時的有效性。爲了達成這項目標，幾個彼此相關的方向必須要
加以探索。其一，治療策略和技術必須要藉由文字記錄和精確的
研究來加以評鑑，這些策略應在不同情境中對不同的群體實施，
以考驗其有效性。同時，理論概念和模式，必須要進一步加以界
定，以指明治療策略和提供研究方法。研究策略的發展，亦應奠
基於戲劇之創作藝術的治療可能性。

　　如「全國戲劇治療協會」（National Association for
Drama Therapy）等組織，必須爲戲劇治療者的註冊和訓練方
案的資格證書，繼續發展嚴格但具彈性的標準。在全國性的層次
上，創作藝術治療者必須讓立法者明白他們工作的價值，且遊說
立法機關承認，創作藝術治療者爲一重要的心理健康專業，應獲
得與其訓練相當的職位和薪資。

　　戲劇治療的實務工作者、遊說人員、研究者和訓練師等必須
結合其努力，以證驗這個領域的發展性及重要性。接下來的艱鉅
任務，是要在許多方面對目前的心理健康體系作一回顧探討與批
判。訓練戲劇治療師出版研究論文、發展理論和技術，目前仍有
所不足。所有置身其中的，都必定親歷過一個充斥著難題的體
系，如經費萎縮，缺失效率之官僚單位、政治上不平等，和經常
只處理明顯癥狀的方法。他們必須從內部去提供一個能存續的替
代方案，一個著重個人內在和人們之間不平衡論題的方案，一個
將人們視爲全人（whole human beings）的方案。從這樣一個

完形的觀照取向，一個人的健康乃取決於思想和情感、社會化、想像力、身體和心靈的融會一體。

　　這項尚待完成的任務，不應是孤立的。戲劇治療師不能也不應該獨自與分離主義等官僚單位奮戰。當藝術、戲劇、舞蹈、音樂和詩文治療協同合作時，能發出比單一創作藝術治療更強而有力的聲音。這聲音即使來自於許多語言，仍提供一重要的訊息——透過投入於創造性媒體，而轉化痛苦、焦慮和能力障礙的可能性。

　　戲劇曾被描述爲一個可孕育生命的生殖空間。延伸這個想像，本書要以生育的最佳創作行動來作結語。下述是對一個戲劇治療團體單元的描述，這個團體包括五個成人，他們已在一起工作了將近一年之久。

　　這個團體的一位成員 Rhea 即將結束她的團體參與。她已懷胎九月，正準備迎接她第一個孩子的來臨。在她最後一個單元期間，她提供了一個夢：

　　我正與一位朋友坐著，她是一位藝術家，在現實中，正掙扎於其創作歷程中。她曾一度視爲不可言說的生活經驗，現在則揭露於她的工作中。我們曾一起分享了一些我成長中最深刻的經驗，我是在她的工作室裡，討論著她在藝術上所面臨的征戰。工作室的窗子朝向種滿蔬菜的田野大開著，我突然間興起和她做愛的衝動，這衝動令我感覺到既是性慾的，也是母性的。我想要讓她從其掙扎中釋放出來，我想要向她保證她事實上正走到一重要的路徑上。我看到她在冒險，我也想要冒險。她就坐在那兒，腰部以下一絲不掛。當我移向她做愛時，我突然間發現自己正置身在一個狹窄而透明的塑膠管中，它像極了我在清醒的生活中用來

收藏嬰兒衣物的盒子。這管子幾乎就套著我的頭部，管子裡沒有絲毫空氣，我就要窒息了。我再也無法知覺到我朋友的整個身體，她的陰道懸在這長管子的另外一端離我甚遠的地方，像一個珍貴的雕像。由於無法呼吸，我發現自己根本沒辦法靠近她，和她做愛。我感到害怕，我覺得自己像個失敗者。

這個團體將這個夢戲劇化。Rhea 指認了三個角色：生育的母親——她稱為 Lilly、藝術家、和塑膠管子——她稱為「生育甬道」。她指派團體中的兩位女性扮演藝術家和 Lilly，卻對生育甬道的角色遲疑，於是她同意治療師的提議，由治療師扮演那個角色。

Rhea 開始為藝術家造形，讓她兩腳岔開跨坐在一個木箱上，兩手捧著垂頭喪氣的臉龐。她讓 Lilly 躺在地板上，與藝術家成垂直的角度。她用一條絲巾捆緊 Lilly 的鼻子和嘴巴，以製造缺乏氧氣的感覺。Lilly 被告知要盡一切努力靠近藝術家。

她教扮演生育甬道的治療師，要找一個靠近 Lilly 的位置，以便能在肢體上拘限她，抵抗她向前移動的努力。

在演出中，一切行動則自發地產生，不受 Rhea 的指揮，藝術家催促 Lilly 走向她，用充滿著意圖與期待的聲音說道：「我已被絕望和害怕所擊敗了，趕快來，給我一些希望吧！」

生育甬道也說話了，他的聲音是急切的：「放手吧！你必須放棄，這掙扎太痛苦了，你做不到的，放手吧！放手吧！」他代表著壓抑的聲音。

藝術家伸手碰到了 Lilly，試圖把她拉向前，但生育甬道緊抓不放，阻止她的行動。Lilly 奮力採扎著，她被困住了，無法呼吸，但仍緊張掙扎；試圖衝破阻礙，但仍無法找出方向。壓抑

的聲音愈加尖銳，她最後只好接受失敗，她非常衰弱，就要完全
屈服了。

突然間，生育甬道讓開了路，藝術家立即伸出手臂擁著
Lilly，像是擁著一個珍寶。生育甬道寂然地脫離了這一幕。
Lilly 疲倦極了，她躺在藝術家的懷裡，藝術家輕拍著她、安撫
她，歡迎她發展新關係。

Rhea 以需要被確認肯定的心情，走進這一幕，輕觸著其他
人。此刻她感到肯定，她事實上是一個有能力生育孩子的母親。
她邀請團體中唯一的男士成員進入劇場中，請他加入其他人的演
出。這三個團體成員一起輕柔地撫觸著 Lilly，安定靜謐的氣氛
瀰漫在整個空間。Rhea 注視著，一切心領神會。

Rhea 反省了這次的經驗，說道：「這個團體已變成了這位
生育的母親」。即使是唯一的男性成員——本身是一位專業藝術
家，Rhea 過去認為與他有身體和情緒上的距離——也投注其
中，扮演了生育母親的角色。

Rhea 也認知到藝術家角色和母親角色間的連結，兩位創造
者都在與他們對終結和生產的害怕奮戰，兩位完美主義者都在害
怕那不可避免的產後失敗感。

Rhea 也進一步認知到性和懷孕之間，照顧者／母親的角色
和需要照顧且脆弱的孩童之間，具有著矛盾弔詭的關係。她對這
歷程的最後反省是：

在這次演劇的當晚，我的未來已向我走來。我看到自己如我
所有——既有缺點，也有天賦。這次歷程，讓我感到揭露了隱蔽
的自我，也更有生氣活力了。

當戲劇治療師能夠促進如愛人、藝術家、母親和壓抑勢力等

重要角色的會合時，案主即有機會看到自己如其所是。所有戲劇
治療中的案主都被鼓勵，傾注其努力於生育新的或修正的自我形
象的希望中，此一自我形象即便有其缺點，但也有其天賦。否
則，一個人終其一生可能會失去愛人、藝術家和母親的創造力
量，也可能失去對前進的渴望。

　　然而，當失去的恐懼能被無所懼地戲劇化與反省時，另一個
可能性即隨之而生——整合的可能性。「整合」是一個平衡的所
在，一個讓所有重要的且經常衝突的人格特質可能融合的會合
點。在這個整合與平衡的所在，愛人會愛她自己，如同母親生育
她自己，而藝術家創造她自己一般，包容自己所有的矛盾衝突。

參考書目

Agler, C. F.: Psychodrama and the criminally insane, *Group Psychotherapy, 19:*176–182, 1966.

Almond, Richard: *The Healing Community.* New York, Aronson, 1974.

Amchin, Jesse: *Psychiatric Diagnosis: A Biopsychosocial Approach Using DSM-III-R.* Washington, D.C.: American Psychiatric Press, 1991.

American Psychiatric Association: *Diagnostic and Statistical Manual for Mental Disorders,* fourth ed. Washington. D.C., American Psychiatric Association, 1994.

Artaud, Antonin: *The Theatre and Its Double.* New York, Grove, 1958.

Axline, Virginia: *Play Therapy.* Boston, Houghton-Mifflin, 1947.

Bandura, Albert; and Walters, R. H.: *Social Learning and Personality Development.* New York, Holt, Rinehart and Winston, 1965.

Beck, Julian: *The Life of the Theatre.* San Francisco, City Lights, 1972.

Beckett, Samuel: *Waiting for Godot.* New York, Grove, 1954.

Bergman, Ingmar: *Four Screenplays of Ingmar Bergman.* New York, Simon and Schuster, 1960.

Berne, Eric: *Transactional Analysis in Psychotherapy.* New York, Grove Press, 1961.

Bettleheim, Bruno: *The Uses of Enchantment.* New York, Knopf, 1976.

Bloom, Benjamin; Krathwohl, David R.; and Masia, Bernard B.: *Taxonomy of Educational Objectives Handbook I: Cognitive Domain.* New York, David McKay, 1956.

Blumer, Herbert: Society as symbolic interaction. In Rose, A. M. (Ed.): *Human Behavior and Social Processes.* New York, Houghton-Mifflin, 1962.

Boal, Augusto: *Theatre of the Oppressed.* New York, Urizen, 1979.

Bolgar, Hedda; and Fischer, L. K.: Personality projection in the world test. *American Journal of Orthopsychiatry, 17:*117–128, 1947.

Bolton, Gavin: *Towards a Theory of Drama in Education.* London, Longman, 1979.

Borisoff, Deborah and Landy, Robert J.: *Reach for Speech: a Guide to Teaching Oral Communication Skills through Sociodrama.* New York City Board of Education, 1988.

Bowen, Murray: *Family Therapy in Clinical Practice.* New York, J. Aronson, 1985.

Brawner, Brandy and Emunah, Renee: *Caring for the Inner One—Self-Expression and Self Acceptance in Drama Therapy.* video. San Francisco, California Institute for Integral Studies, 1992.

Breitenbach, Nancy: Secret faces. *Dramatherapy. 2:*18–23, 1979.

——: Identity development during creative makeup sessions. *The Arts in Psychotherapy,* *11:*101–107, 1984.

Breuer, Josef; and Freud, Sigmund: *Studies in Hysteria.* London, Hogarth, 1936.

British Association for Dramatherapists: Statement of goals. *Dramatherapy, 2:*19, 1979.

Brookes, J. M.: Producing Marat/Sade: theatre in a psychiatric hospital. *Hospital and Community Psychiatry. 26:*429–435, 1975.

Bruner, Jerome; Jolly, Alison; and Sylva, Kathy (Eds.): *Play — Its Role in Development and Evolution.* New York, Basic Books, 1976.

Bruner, Jerome; and Sherwood, V.: Peekaboo and the learning of rule structures (1975). In Bruner. Jerome, Jolly, Alison, and Sylva, Kathy (Eds.): *Play — Its Role in Development and Evolution.* New York, Basic Books, 1976.

Buber, Martin: *I and Thou.* New York, Scribner's, 1937.

Bullough, Edward: "Psychical distance" as a factor in art and an esthetic principle. In Rader, Melvin (Ed.): *A Modern Book of Esthetics,* 3rd ed. New York, Holt, Rinehart and Winston, 1964.

Butler, Robert: The life review: an interpretation of reminiscence in the aged. *Psychiatry, 20:*65–76, 1963.

Camillo, Marvin F.: Introduction. In Piñero, Miguel: *Short Eyes.* New York, Hill and Wang, 1975.

Cattanach, Ann: *Play Therapy — Where the Sky Meets the Underworld.* London, Jessica Kingsley, 1994.

Chambers. E. K.: *The Medieval Stage.* London, Oxford, 1903.

Cooley. Charles: *Human Nature and Social Order.* New York, Scribner's, 1922.

Courtney, Richard: *Play. Drama and Thought.* New York, Drama Book Specialists, 1974.

——: *The Dramatic Curriculum.* New York, Drama Book Specialists, 1980.

——: *Re-play: Studies of Drama in Education.* Toronto. Ontario Institute for Studies in Education, 1982.

Cox, Murray, ed.: *Shakespeare Comes to Broadmoor.* London, Jessica Kingsley, 1992.

Davidson. Jonathan and Foa. Edna, eds.: *Posttraumatic Stress Disorder: DSM IV and Beyond.* Washington, D.C., American Psychiatric Press, 1994.

Dequine, Elizabeth and Pearson-Davis, Susan: Videotaped improvisational drama with emotionally disturbed adolescents: a pilot study. *The Arts in Psychotherapy, 10:*15–22, 1983.

Dewey, John: *Democracy in Education.* New York, Free Press, 1966.

Eliaz, Eliran: *Transference in Drama Therapy,* Ph.D. dissertation, New York University, 1988.

Emunah, Renée: Drama therapy with adult psychiatric patients. *The Arts in Psychotherapy, 10:*77, 1983.

Emunah, Renée: *Acting for Real — Drama Therapy Process, Technique, and Performance.* New York, Brunner/Mazel. 1994.

Emunah. Renée; and Johnson, David: The impact of theatrical performance on the self-image of psychiatric patients. *The Arts in Psychotherapy, 10:*233–239, 1983.

Erikson, Erik H.: Studies in the interpretation of play. *Genetic Psychological Monograph,* 22:557-671, 1940.

——: *Childhood and Society.* New York, Norton, 1963.

Ferri-Grant, Carson: *Sociodrama as a Technique for Developing Interpersonal Competence with Sex Offenders.* Unpublished M.A. thesis. Storrs, University of Connecticut, 1984.

Fox, Jonathan: *The Essential Moreno.* New York, Springer, 1987.

——: "Playback Theatre: the community sees itself," in Schattner, Gertrud and Courtney, Richard, eds.: *Drama in Therapy,* Vol. II. New York, Drama Book Specialists, 1981.

Frank, Jerome: *Persuasion and Healing: A Comparative Study of Psychotherapy,* 3rd ed. Baltimore, Johns Hopkins University Press, 1991.

Freud, Sigmund: The relation of the poet to daydreaming (1908). In *Collected Papers, IV.* London, Hogarth, 1953.

——: *A General Introduction to Psychoanalysis.* Garden City, Garden City Publishing Company, 1943.

——: *The Interpretation of Dreams.* New York, Avon, 1965.

Fryrear, Jerry L., and Fleshman, Bob (Eds.): *Videotherapy in Mental Health.* Springfield, Thomas, 1981.

Gardner, Richard: *Storytelling in Psychotherapy with Children.* Northvale, N.J., J. Aronson, 1993.

Gersie, Alida: *Storymaking in Bereavement: Dragons Fight in the Meadows.* London, Jessica Kingsley, 1991.

——: *Earth Tales.* London, Green Press, 1992.

Gersie, Alida and King, Nancy: *Storymaking in Education and Therapy.* London, Jessica Kingsley, 1990.

Goffman, Erving: *The Presentation of Self in Everyday Life.* Garden City, Doubleday, 1959.

——: *Asylums.* New York, Doubleday, 1961.

Gregoric, Linda and Michael: Sociodrama: video in social action. In Fryrear, Jerry L., and Fleshman, Bob (Eds.): *Videotherapy in Mental Health.* Springfield, Thomas, 1981.

Hart, Steven E.: *The Family: A Theatre Company Working with Prison Inmates and Ex-Inmates.* Unpublished Ph.D dissertation. New York, City University of New York, 1981.

Hart, Steven E., and Waren, Mark (Eds.): *The Arts in Prison.* New York, CASTA, City University, 1983.

Hillman, James: *Healing Fiction.* Barrytown, N.Y., Station Hill, 1983.

Hoehn-Saric, Rudolf, and McLeod, Daniel, eds.: *Biology of Anxiety Disorders.* Washington, D.C., American Psychiatric Press, 1994.

Homburger, Erik: Configurations in play—clinical notes. *Psychoanalytic Quarterly,* 6:139-214, 1937.

Huizinga, Johan: *Homo Ludens.* Boston, Beacon, 1955.

Irwin, Eleanor C.: Drama therapy with the handicapped. In Shaw, Ann; and

Stevens, C. J. (Eds.): *Drama, Theatre and the Handicapped.* Washington, D.C., American Theatre Association, 1979.

——: Externalizing and improvising imagery through drama therapy: A psychoanalytic view, *Journal of Mental Imagery, 9:*33-42, 1985.

——: Puppets in therapy: An assessment procedure. *American Journal of Psychotherapy, 39:*389-400, 1985a.

——: The diagnostic and therapeutic use of pretend-play. In Schaefer, Charles; and O'Connor. Kevin (Eds.): *Handbook of Play Therapy.* New York, Wiley, 1983.

Irwin, Eleanor C.; Levy, Paul; and Shapiro, Marvin: Assessment of drama therapy in a child guidance setting. *Group Psychotherapy and Psychodrama, 25:*105-116, 1972.

Irwin, Eleanor and Malloy. Elaine: Family puppet interview, *Family Process, 14:* 179-191. 1975.

Irwin, Eleanor C.; and Shapiro, Marvin: Puppetry as a diagnostic and therapeutic technique. In Jakab, Irene (Ed.): *Transcultural Aspects of Psychiatric Art,* Vol. 4. Basel, Karger. 1975.

Irwin, Eleanor C.. and Rubin, Judith: Art and drama interviews: decoding symbolic messages. *The Arts in Psychotherapy, 3:*169-175, 1976.

Irwin, Eleanor C.. and Frank, Mary: Facilitating the play process with learning disabled children. *Academic Therapy, 12:*435-444, 1977.

Irwin, Eleanor C.; and Kovacs. Alberta: Analysis of children's drawings and stories. *Journal of the Association for the Care of Children in Hospitals, 8:*39-48, 1979.

Jackins, Harvey: *The Human Side of Human Beings.* Seattle, Rational Island, 1965.

James, William: *Psychology.* New York, World, 1948.

Janov, Arthur: *The Primal Scream.* New York, Putnam. 1970.

Jennings. Sue: *Remedial Drama.* London, Pitman. 1973.

——: *Playtherapy with Children: A Practitioner's Guide.* Oxford. Blackwell, 1993.

——: *Drama. Ritual and Transformation.* London, Routledge. 1994.

Jennings. Sue. and Minde. Asa: *Art Therapy and Dramatherapy: Masks of the Soul.* London, Jessica Kingsley, 1993.

Jennings, Sue. Cattanach, Ann. Mitchell, Steve, Chesner, Anna, and Meldrum. Brenda: *The Handbook of Dramatherapy.* London and New York, Routledge. 1994.

Johnson. David: Effects of a theatre experience on hospitalized psychiatric patients. *The Arts in Psychotherapy, 7:*265-272, 1980.

——: *Cognitive Organization in Paranoid and Nonparanoid Schizophrenia.* Unpublished Ph.D. dissertation. New Haven. Yale University. 1980a.

——: Drama therapy and the schizophrenic condition. In Schattner, Gertrud; and Courtney. Richard (Eds.); *Drama in Therapy,* Vol. 2. New York, Drama Book Specialists. 1981.

——: Principles and techniques of drama therapy. *The Arts in Psychotherapy, 9:*83-90, 1982.

——: Developmental approaches in drama therapy. *The Arts in Psychotherapy, 9:*183-190. 1982a.

——: Expressive group psychotherapy with the elderly: a drama therapy approach. *International Journal of Group Psychotherapy, 35:*109–128, 1985.

——: The arts and communitas. *Design, 86:*36–39, 1984.

——: The theory and technique of transformations in drama therapy, *The Arts in Psychotherapy, 18:*285–300, 1991.

Johnson, David and James, Miller: Drama therapy in the treatment of PTSD, in Irwin, Eleanor, ed.: *Theoretical Approaches to Drama Therapy.* Springfield, IL, Charles C Thomas, in press.

Johnson, David; and Munich, Richard: Increasing hospital-community contact through a theatre program in a psychiatric hospital. *Hospital and Community Psychiatry, 26:*435–438, 1975.

Johnson, David; and Quinlan, Donald: Fluid and rigid boundaries of paranoid and nonparanoid schizophrenics on a role-playing task. *Journal of Personality Assessment, 44:*523–531, 1980.

——: Representational boundaries in the role portrayals among paranoid and nonparanoid schizophrenics. *Journal of Abnormal Psychology, 94:*498–506, 1985.

Jones, Phil: Dramatherapy: five core processes, *Dramatherapy, 14:*1, 1991.

——: The active witness: the acquisition of meaning in dramatherapy, in Payne. Helen ed.: *One River, Many Currents.* London, Jessica Kingsley, 1993.

Jung, Carl C.: *Analytic Psychology: Its Theory and Practice.* New York, Random, 1968.

——: *Man and His Symbols.* Garden City, Doubleday, 1964.

Jung, C. G.: *Psychological Types.* Princeton, N.J., Princeton University Press, 1971.

Junge, Maxine, and Linesch, Debra: "Our own voices: new paradigms for art therapy research," *The Arts in Psychotherapy, 20:*61–67, 1993.

Kalff, Dora: *Sandplay: A Psychotherapeutic Approach to the Psyche.* Boston, Sigo, 1981.

Kernberg, Otto: *Object Relations Theory and Clinical Psychoanalysis.* New York, Aronson. 1976.

Klein, Melanie: *The Psychoanalysis of Childhood.* London, Hogarth, 1932.

Klein, Melanie; Heimann, Paula; Isaacs, Susan; and Rivière, Joan: *Developments in Psychoanalysis.* London, Hogarth, 1952.

Knott, Barbara: *A Study of Sandplay as a Drama Therapy Technique.* Ph.D. dissertation. New York University, 1994.

Knott, Charles: *Archetypal Enactment in Drama Therapy.* Ph.D. dissertation, New York University, 1994.

Kovel, Joel: *A Complete Guide to Therapy.* New York, Pantheon, 1976.

Krathwohl, David R.; Bloom, Benjamin S.; and Masia, Bernard B.: *Taxonomy of Educational Objectives, Handbook II. Affective Domain.* New York, David McKay. 1964.

Krauss, David; and Fryrear, Jerry L. (Eds.): *Phototherapy in Mental Health.* Springfield. Thomas, 1983.

Kris, Ernst: *Psychoanalytic Explorations in Art.* London, Allen & Unwin, 1953.

Kübler-Ross, Elisabeth: *On Death and Dying.* New York, Macmillan, 1969.

Lahad, Mooli: Storymaking: an assessment method for coping with stress, in Jennings. Sue, ed.: *Dramatherapy Theory and Practice 2.* London, Routledge, 1992.

Laing, R. D.: *The Politics of Experience.* New York, Pantheon, 1967.

Landy, Robert: *Handbook of Educational Drama and Theatre.* Westport, Greenwood, 1982.

——: Training the drama therapist—a four-part model. *The Arts in Psychotherapy,* 9:91–100, 1982.

——: The use of distancing in drama therapy. *The Arts in Psychotherapy, 10:*175–185, 1983.

——: The concept of role in drama therapy, *The Arts in Psychotherapy, 17:*223–230, 1990.

——: The dramatic basis of role theory, *The Arts in Psychotherapy, 18:*29–41, 1991.

——: The taxonomy of roles: a blueprint for the possibilities of being, *The Arts in Psychotherapy, 18:*419–431, 1992.

——: *Persona and Performance — The Meaning of Role in Drama, Therapy and Everyday Life.* N.Y., Guilford and London, Jessica Kingsley, 1993.

Landy, Robert, and Borisoff, Deborah: Reach for speech—enhancing communication skills through sociodrama, *English Journal,* 6:68–71, 1987.

Lazier, Gil; and Karioth, E. J.: The inventory of dramatic behavior: a content analysis technique for creative dramatics. Theatre Science Laboratory, Florida State University, 1972.

Leaf, Linaya: Drama, theatre, and the handicapped: a review of the literature. In Shaw, Ann; and Stevens, C. J. (Eds.): *Drama, Theatre and the Handicapped.* Washington, D.C., American Theatre Association, 1979.

——: *Identification and Classification of the Educational Objectives of Creative Dramatics when it is done with Handicapped Persons Ages Five-Eighteen in the United States.* Unpublished Ph.D. dissertation. Eugene, University of Oregon, 1980.

Levy, Fran: *Dance/Movement Therapy—A Healing Art.* Reston, VA, American Alliance for Health, Physical Education, Recreation and Dance, 1988.

Lippard, Lucy: Time will tell. *Village Voice, 102,* June 19, 1984.

Loewy, Joanne: *Music Therapy Inquiry: a Field Study in Assessment of the Emotionally Handicapped Child.* Ph.D. dissertation, New York University, 1994.

Lowen, Alexander: *The Betrayal of the Body.* London, Collier, 1967.

Lowenfeld, Margaret: The world pictures of children. *British Journal of Medical Psychology, 18:*65–101, 1939.

May, Rollo: *Existential Psychology* New York, Random House, 1969.

MacKay, Barbara: Uncovering buried roles through face-painting and storytelling. *The Arts in Psychotherapy, 14:*201–208, 1987.

Mead, George H.: *Mind, Self and Society.* Chicago, University of Chicago, 1934.

Michael, J. C., and Buehler, Charlotte: Experiences with personality testing in the neuropsychiatric department of a general hospital. *Diseases of the Nervous System,* 6:205–211, 1945.

Miller, N. E., and Dollard, John: *Social Learning and Imitation.* New Haven, Yale, 1941.

Minuchin, Salvadore: *Family Kaleidoscope.* Cambridge, MA, Harvard University Press, 1984.

Mitchell, E. D., and Mason, B. S.: *The Theory of Play.* New York, Ronald Press, 1948.

Moffett, James: *Teaching the Universe of Discourse.* Boston, Houghton-Mifflin, 1968.

Moffett, James; and Wagner, Betty Jane: *Student-Centered Language Arts and Reading,*
K-13. A Handbook for Teachers, 2nd ed. Boston, Houghton-Mifflin, 1976.

Moreno, Jacob L.: *Psychodrama*, Vols. I and II. New York, Beacon House, 1946, 1959.

——: *Sociodrama as a Method for the Analysis of Social Conflicts.* Beacon, Beacon
House, 1944.

——: *The Words of the Father.* Beacon, N.Y., Beacon House, 1941.

Mowrer, O. H.: *Learning Theory and the Symbolic Process.* New York, Wiley, 1960.

Murray, Henry A.: *Explorations in Personality.* New York, Oxford, 1938.

——: *In Nomine Diaboli. New England Quarterly, 24:*435–452, 1951.

Ouspensky, P. D.: *A New Model of the Universe.* New York, Vintage, 1971.

Obeyesekere, Ranjini and Gananath: Comic dramas in Sri Lanka. *The Drama Review,
20:*5–19, 1976.

Opie, Iona and Peter: *Children's Games in Street and Playground.* London, Oxford, 1969.

Padden, Carol: *Deaf in America: Voices from a Culture.* Cambridge, MA, Harvard
University Press, 1988.

Parker-Lewis, Penny: A Jungian/object relations approach in drama therapy assess-
ment and process, paper presented at the National Association for Drama
Therapy conference, Pittsburgh, PA, 1989.

Pellegrino, Vincent: *The Mask as a Means of Supporting Health Professionals Who Work
with People with AIDS,* Ph.D. dissertation, New York University, 1992.

Piaget, Jean: *Play, Dreams and Imitation in Childhood.* New York, Norton, 1962.

Piaget, Jean; and Inhelder, Barbel: *The Psychology of the Child.* New York, Basic
Books, 1969.

Perls, Frederick S.: *Gestalt Therapy Verbatim.* Moab, Real People Press, 1969.

Perlstein, Susan: *A Stage for Memory-Life History Plays by Older Adults.* New York,
Teachers and Writers, 1981.

——: *Sophie's choice: a tale of adaptation.* Unpublished paper, 1983.

——: *Social, cultural, psychological and biological factors in human behavior, a character
study.* Unpublished paper, 1983a.

Pipinelli, Artemis: The use of the mask in drama therapy with the elderly, MA
thesis, New York University, 1989.

Portner, Elaine: Drama in therapy: experiences of a ten year old. In Schattner,
Gertrud; and Courtney, Richard (Eds.): *Drama in Therapy,* Vol. I. New York,
Drama Book Specialists, 1981.

Postman, Neil: Social science as theology. *Et Cetera, 41:*22–33, 1984.

Redl, Fritz; and Wineman, David: *Children Who Hate.* New York, Free Press, 1951.

Redl, Fritz; and Wineman, David: *Controls from Within.* New York, Free Press, 1952.

Reich, Wilheim: *Character Analysis,* 3rd ed. New York, Farrar, Straus, and Cudahy,
1961.

Rogers, Carl: *On Becoming a Person.* Boston, Houghton-Mifflin, 1961.

Róheim, Geza: *The Riddle of the Sphynx.* London, Hogarth, 1934.

Rose, Scott: Producing *Our Town:* therapeutic theatre in a psychiatric hospital.
*Hospital and Community Psychiatry, 33:*1018–1020, 1982.

Rubin, Judith; and Irwin, Eleanor: Art and drama: parts of a puzzle. In Jakab, Irene
(Ed.): *Psychiatry and Art,* Vol. 4. Basel, Karger, 1975.

Ryan, Paul R.: Theatre as prison therapy. *The Drama Review, 20:*31–42, 1976.

Salas, Jo: *Improvising Real Life: Personal Story in Playback Theatre.* Dubuque, IA, Kendall/Hunt, 1993.

Sandel, Susan and Johnson, David: *Waiting at the Gate: Creativity and Hope in the Nursing Home.* New York, Haworth, 1987.

Sander, August: *Men Without Masks: Face of Germany 1910-1938.* Greenwich, CT, N.Y. Graphic Society, 1973.

Sarbin, Theodore: Role theory. In Lindzey, Gardner (Ed.): *Handbook of Social Psychology,* Vol. I. Cambridge, Addison-Wesley, 1954.

Satir, Virginia: *Conjoint Family Therapy.* Palo Alto, Science and Behavior Books, 1967.

Schaefer, Charles E.; and O'Connor, Kevin J. (Eds.): *Handbook of Play Therapy.* New York, Wiley, 1983.

Schattner, Gertrud; and Courtney, Richard (Eds.): *Drama in Therapy,* Vols. I and II. New York, Drama Book Specialists, 1981.

Schein, Jerome: Group techniques applied to deaf and hearing-impaired persons. In Seligman, Milton (Ed.): *Textbook of Group Psychotherapy and Counseling with Special Populations.* Baltimore, University Park, 1982.

Scheff, Thomas J.: *Catharsis in Healing, Ritual, and Drama.* Berkeley, University of California, 1979.

—— : The distancing of emotion in psychotherapy. *Psychotherapy: Theory, Research and Practice, 18:*46–53, 1981.

Scheff, Thomas, and Retzinger, Suzanne: *Emotions and Violence — Shame and Rage in Destructive Conflicts.* Lexington, MA, Lexington Books, 1991.

Selman, Robert: *The Growth of Interpersonal Understanding: Developmental and Clinical Analyses.* London and New York, Academic Press, 1980.

Selman, Robert: Taking another's perspective: role-taking development in early childhood. *Child Development, 42:*1721–1734, 1971.

Shaw, Ann: *A Development of a Taxonomy of Educational Objectives in Creative Dramatics.* Unpublished Ed.D. dissertation. New York, Columbia University, 1968.

Skinner, B. F.: *Contingencies of Reinforcement.* New York, Appleton-Century-Crofts, 1969.

Slade, Peter: *Child Drama.* London, University of London, 1954.

Smith, Susan: *The Mask in Modern Drama.* Berkeley, University of California, 1984.

Spolin, Viola: *Improvisation for the Theatre.* Evanston, Northwestern University, 1963.

Stanislavski, Constantin: *An Actor Prepares.* New York, Theatre Arts, 1936.

—— : *Building a Character.* New York, Theatre Arts, 1949.

Sternberg, Patricia, and Garcia, Antonina: *Sociodrama — Who's in Your Shoes?* Westport, CT, Praeger, 1989.

Stevens, Wallace: *Collected Poems.* New York, Knopf, 1954.

Sullivan, Harry S.: *The Interpersonal Theory of Psychiatry.* New York, Norton, 1953.

Sutton-Smith, Brian; and Lazier, Gil: Psychology and drama. *Empirical Research in the Theatre, 1:*38–47, 1971.

Wagner, Betty Jane: *Dorothy Heathcote — Drama as a Learning Medium.* Washington, D.C., National Education Association, 1976.

Way, Brian: *Development through Drama.* London, Longman, 1967.

Weiner, Hannah: Return from splendid isolation — the uses of psychodrama, socio-drama, and drama in the process of recovery from substance addiction, in Schattner, Gertrud and Courtney, Richard, eds. *Drama in Therapy,* Vol. II. New York, Drama Book Specialists, 1981.

Weiser, Judy: *PhotoTherapy Techniques — Exploring the Secrets of Personal Snapshots and Family Albums.* San Francisco, Jossey-Bass, 1993.

The White House Conference on Handicapped Individuals, Vol. Three: Implementation Plan: Washington, D.C., Superintendent of Documents, U.S. Government Printing Office, 1978.

Winn, Linda: *Posttraumatic Stress Disorder and Dramatherapy.* London, Jessica Kingsley, 1994.2

Witkin, Robert: *The Intelligence of Feeling.* London, Heineman, 1974.

Wolpe, Joseph; and Lazarus, Arnold: *Behavior Therapy Techniques.* New York, Pergamon, 1966.

Willett, John (Ed.): *Brecht on Theatre.* New York, Hill and Wang, 1964.

Yalom, Irvin: *Love's Executioner.* New York, Harper Collins, 1989.

英文索引

A

C

D

I

L

M

O

P

Q

R

中文索引

十劃

十三劃

人名索引

A

B

F

G

H

Sutton-Smith, Brian　306

W

Wallace, Lea　250,251

Ward, Winifred　12

Watson, J. B.　39

Way, Brain　146,153

Winn, Linda　262-263

Winnicott, D. W.　79,80,

Witkin, Robert　308,

Wolpe, Joseph　39,260

Wordsworth, William　153

Y

Yagoda, Eileen　250

Yalom, Irvin　29

國家圖書館出版品預行編目（CIP）資料

戲劇治療：概念、理論與實務／Robert J. Landy 原作；
　洪光遠等譯 --初版.-- 臺北市：心理, 1998（民 87）
　　面；　公分.--（心理治療系列；22005）
　譯自：Drama therapy: concepts, theories, and practices
　ISBN 978-957-702-295-0（平裝）

　1.藝術療法　　2.心理治療

418.986　　　　　　　　　　　　　　87015512

心理治療系列 22005

戲劇治療：概念、理論與實務

作　　　者：Robert J. Landy

校 閱 者：王秋絨、吳芝儀

譯　　　者：洪光遠、李百齡、吳士宏、曾蕙瑜、吳芝儀

總 編 輯：林敬堯

發 行 人：洪有義

出 版 者：心理出版社股份有限公司

地　　　址：231026 新北市新店區光明街 288 號 7 樓

電　　　話：(02) 29150566

傳　　　真：(02) 29152928

郵撥帳號：19293172　心理出版社股份有限公司

網　　　址：https://www.psy.com.tw

電子信箱：psychoco@ms15.hinet.net

印 刷 者：容大印刷有限公司

初版一刷：1998 年 12 月

初版九刷：2024 年 1 月

Ｉ Ｓ Ｂ Ｎ：978-957-702-295-0

定　　　價：新台幣 380 元